物联网数创中国系列丛书
中国物联网产业发展文丛

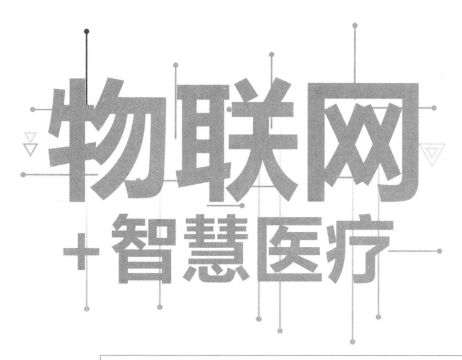

物联网
+智慧医疗

中国通信工业协会物联网应用分会◎主编
刘利达　董苏薇◎编著

U0233210

电子工业出版社.

Publishing House of Electronics Industry

北京·BEIJING

内 容 简 介

近年来，随着我国大力推进"新基建"战略，互联网信息技术和医疗技术也在快速发展，对卫生健康领域产生了重大的影响。物联网、大数据、5G、人工智能等现代信息技术与医疗紧密融合，让智慧医院建设进入高速发展阶段，智慧医院和智慧医疗成为当下及未来发展的必然趋势。

本书立足我国医疗信息化建设的现状，直面现阶段智慧医院建设的痛点，以问题为导向，认真分析了智慧医院发展面临的新形势和新挑战，涵盖了从智慧医疗、智慧服务到智慧运营、智慧后勤的整体建设内容，为医疗从业者提供了翔实的建设方案和宝贵的案例经验。

希望通过本书的出版，能为我国的医疗机构和管理单位准确把握医院信息化建设方向，并为智慧医院的科学规划和建设提供重要的工作支撑和借鉴。

图书在版编目（CIP）数据

物联网+智慧医疗 / 中国通信工业协会物联网应用分会主编；刘利达等编著. —北京：电子工业出版社，2023.1

（物联网数创中国系列丛书）

ISBN 978-7-121-44818-8

Ⅰ．①物… Ⅱ．①中… ②刘… Ⅲ．①物联网－应用－医疗卫生服务－研究－中国 Ⅳ．①R199.2-39

中国版本图书馆 CIP 数据核字（2022）第 254008 号

责任编辑：刘志红（lzhmails@163.com）　　　　特约编辑：张思博
印　　刷：天津画中画印刷有限公司
装　　订：天津画中画印刷有限公司
出版发行：电子工业出版社
　　　　　北京市海淀区万寿路 173 信箱　邮编　100036
开　　本：787×980　1/16　印张：17.5　字数：448 千字
版　　次：2023 年 1 月第 1 版
印　　次：2023 年 1 月第 1 次印刷
定　　价：128.00 元

凡所购买电子工业出版社图书有缺损问题，请向购买书店调换。若书店售缺，请与本社发行部联系，联系及邮购电话：（010）88254888，88258888。

质量投诉请发邮件至 zlts@phei.com.cn，盗版侵权举报请发邮件至 dbqq@phei.com.cn。

本书咨询联系方式：18614084788，lzhmails@163.com。

丛书编委会

李广乾　国务院发展研究中心研究员

朱红松　中国科学院信息工程研究所研究员

卓 兰　中国电子技术标准化研究院副主任

刘大成　清华大学互联网产业研究院副院长

张飞舟　北京大学教授

王 东　上海交通大学教授

易卫东　中国科学院大学教授

王志良　北京科技大学教授

程卫东　北京交通大学教授

马 严　北京邮电大学教授

田有亮　贵州大学教授

于大鹏　解放军信息工程大学教授

工作委员会

总 主 编：韩举科

副总主编：曹福庆

编委成员：万 云　　滕莉莉　　胡泽锋　　张元元　　陈 浩

参编人员：候德梁　　董世新　　李 强　　李 苏　　宋 军

　　　　　祁松强　　赖 震　　沈启松　　张 强　　程心玲

　　　　　陈 持　　张剑萍　　姜富鹏　　孙丽娟　　王湛博

　　　　　姜 涛　　魏泽元　　唐立岷　　胡德建　　刘及江

　　　　　苏 杰　　聂文平　　曹双清　　施荣汉　　牛牧青

　　　　　白 冰　　张宏雨

《物联网数创中国系列丛书》

　　《物联网数创中国系列丛书》最早的名称是《物联十年·创新中国——中国物联网文丛》，是由中国通信工业协会物联网应用分会组织编撰的物联网系列丛书。丛书作了细化和分类，分别由物联网技术应用和物联网产业发展两部分构成。丛书初步拟定出版全套二十册。物联网技术应用部分由《物联网+5G》、《物联网+BIM》、《物联网+智能密码》、《物联网+人工智能》等组成；物联网产业发展部分由《物联网+智慧医疗》、《物联网+智慧农业》、《物联网+智慧社区》、《物联网+智慧养老》、《物联网+智慧电网》等组成。

　　《物联网数创中国系列丛书》自立项以来，从物联网技术应用和物联网产业发展的角度，编委会分别组织编写了《物联网+5G》、《物联网+BIM》、《物联网+智能密码》、《物联网+人工智能》、《物联网+智慧医疗》、《物联网+智慧农业》、《物联网+智慧社区》等图书，其中，《物联网+5G》、《物联网+BIM》已出版上市，其余将陆续面市。

　　随着近两年我国数字经济的迅猛发展和数字中国建设的持续推进，物联网作为新型基础设施的重要组成部分，作用日益凸显，为体现丛书与我国数字化建设同步的时代特征，书系名称调整为《物联网数创中国系列丛书》。《物联网数创中国系列丛书》是《物联十年·创新中国——中国物联网文丛》的延伸和继续，全部拟定书目将按计划陆续推出上市。

　　丛书的定位是物联网通识普及读物，以新一代信息技术所涉及的新学科知识普及为主，力图结合物联网技术应用和物联网产业发展的不同维度，全景展现我国物联网的发展脉络和产业图景，可以基本满足广大读者对获取以物联网为代表的新一代信息技术基础知识的要求。

　　作为新一代信息技术的重要基础组成单元，物联网是现代信息技术发展到一定阶段后出现的一种聚合性应用与技术提升，将各种感知技术、现代网络技术和人工智能与自动化技术聚合与集成应用，使人与物由智能到智慧的交互，创造一个智慧的世界,物联网已经成为世界各大国共同选择的国家战略。

　　从 2009 开始，我国开启了以物联网为代表的新一代信息技术的孕育萌芽与成长征程，

物联网+智慧医疗

到 2019 年 5G 商用与 AI 的全面启动，我国物联网产业已经走完第一个十年。十年里，中国物联网产业从开启认知到广泛应用，见证了新一代信息技术在我国的蓬勃迅猛发展。作为一种协同创新的聚合性应用联接技术，物联网一方面作为大数据、云计算、人工智能等数字化的基础支撑；同时又是工业互联网、智能交通、智慧农业、智慧医疗等垂直行业应用的支撑。随着物联网技术的广泛应用，物联网节点由短距离传输到大场景覆盖，作为新型数字基础设施的重要组成部分，未来新十年物联网产业的发展将更加值得期待。

自 2020 年始，中国物联网产业新十年茁壮成长的黄金时期已经启航。每一个高歌猛进的时代都应该被记录。站在承前启后的历史节点上，中国通信工业协会物联网应用分会特别组织编撰《物联网数创中国系列丛书》，谨以此总结和回顾中国物联网产业在过去所取得的成绩与经验，并为迎接未来作记录点滴，以资借鉴。

本系列丛书定位目的明确，作为物联网通识普及读物，一方面要体现通识性，同时作为新一代信息技术所涉及的新学科也要科学地体现专业的高度，尽量呈现通识读物深入浅出的特点。

为了保证丛书的整体学术质量，丛书编委会特别邀请了中国工程院院士邬贺铨、中国科学院院士张钹、中国工程院院士孙玉、中国工程院院士李伯虎、中国科学院院士姚建铨、中国工程院院士倪光南、中国工程院院士张平、国际欧亚科学院院士毕思文、国家物联网基础标准工作组秘书长张晖、住房和城乡建设部 IC 卡应用服务中心副主任张永刚、北京大学教授张飞舟、上海交通大学教授王东、中国科学院大学教授易卫东、北京科技大学教授王志良、北京交通大学教授程卫东、北京邮电大学教授马严、贵州大学教授田有亮、解放军信息工程大学教授于大鹏等学者教授作为丛书编委会委员。

《物联网数创中国系列丛书》将陆续推出，我们希望这套丛书的出版既能满足对新一代信息技术的普及需求，又能为中国物联网产业发展做好见证与记录。

2022 年 4 月

2022 年，对于医院建设与管理者来说是一个转折之年。其一，新冠肺炎疫情给医院带来了新的挑战，让我们更多地思考未来医院的定位、建设与运营模式；其二，信息技术的飞速发展，给医院带来了全新的机遇，智慧医院发展更趋明确，传统医疗向智慧医疗不断转换。

近年来，随着互联网技术、传感器网络等科学技术的迅猛发展，物联网被广泛提上日程。以物联网为基础的五横三纵系统框架和 7 个领域、30 个场景的物联网应用体系也在国内大型城市开始试点研究。医疗卫生事业作为现代化程度较高的领域，对物联网的应用和普及要求更为迫切。

智慧医疗是一门新兴学科，也是一门交叉学科，融合了生命科学和信息技术。智慧医疗关键技术是现代医学和通信技术的重要组成部分。智慧医院是一种载体及集合的应用场景。

本书将根据智慧医院的建设需求、总体架构、建设要素展开讲述。

智慧医院依据国家电子病历分级评价标准、智慧服务评审标准，并在充分利用信息化技术积累的成果、整合医院的医疗信息基础上，以全新的技术架构进行医院信息化整体规划、建设。它包括面向医务人员的"智慧临床"，打造以电子病历为核心的信息化建设；面向患者的"智慧服务"，为患者提供更加便捷的就诊服务；面向医院的"智慧管理"，使管理者实时掌握全院运转的状态。

智慧医院将"互联网+"、云计算、物联网、移动支付、人工智能、大数据及 5G 等新技术融入医院系统的建设，旨在帮助医院更好地管理复杂的业务流程，提高运营效率，降低运营成本，进一步满足人民群众不断增长的多层次、多样化医疗服务需求。

在理念方面，本书深入剖析了智慧医疗与相关概念间的关联，尝试着从多方面回答如何建设智慧医疗和如何运营智慧医疗项目，以期构建智慧医疗持续发展的体系框架。

在应用方面，本书着重增加了物联网医疗的内容，以期对当下智慧医疗领域关注的几个焦点进行界定和阐述，比如移动医疗、远程医疗、智慧康养。

在案例方面，本书选取了若干案例，以期使各位对智慧医疗的实践能有所借鉴和启示。

本书的编写力求内容全面、观点前瞻、深入浅出、图文并茂、点面结合，注重理论与实际相结合。

感谢本书参编单位和电子工业出版社的大力支持，尤其要感谢编写组成员卓有成效的工作。希望本书不仅能让大家对智慧医疗有全面深刻的了解，也能为国内的医院提供参考借鉴。

中国通信工业协会物联网应用分会

2022 年 8 月

PREFACE

前　言

智慧医疗是一个近几年兴起的理念，智慧医疗理论和体系在人们对智慧医疗的探索和实践中发展迅速。智慧医疗的本质是打通患者与医务人员、医疗机构、医疗设备的关联，建立健康档案区域医疗信息平台，利用物联网技术，逐步达到信息化。

我国的医疗问题一直停留在"医疗体系效率低下、医疗服务质量欠佳、看病难且贵"的阶段。公共医疗管理系统的不完善，医疗成本高、渠道少、覆盖面窄等问题一直困扰着大众。大医院人满为患，社区医院无人问津，病人就诊手续烦琐，令就医体验极差，这些都是医疗信息不畅、医疗资源分配不均匀造成的。建立一套智慧的医疗信息网络平台体系，可以大大缩短就医时间，降低就医费用，让就诊者享受安全、便利、优质的诊疗服务，从根本上解决"看病难、看病贵"等问题。

当前，我国智慧医疗的建设体现在医疗信息化的建设上。2010—2016 年我国医疗信息化市场规模不断增加，2016 年市场规模为 380.5 亿元，较 2015 年增加 62.5 亿元，同比增长 19.65%。2010—2016 年年均复合增长率为 22.75%。我国不断加大对医疗信息化的投入，推动智慧医疗的发展。

为满足医院工作人员对智慧医疗的理论需求，立足发展实践，本书应运而生。关于如何编写本书，编委会也进行了多次讨论，一致认为，本书应着眼于智慧医疗发展的现实，重点解决行业内普遍存在的问题。

我们认为，对医疗行业而言，智慧医疗与物联网的结合，在融合应用服务、制造新型终端、开放平台构建等方面已经具备良好基础，只要抓住机遇，优化升级，就可以促进各种融合应用的快速发展。智慧医疗在技术、机制两个层面上突破了互联网医疗的局限：在技术上，智慧医疗充分运用了新一代网络信息技术的优势，传感器、物联网、人工智能、区块链、大数据等新技术的广泛使用，远远超越了传统互联网的范畴；在机制上，智慧医疗强调以网络信息技术与传统医疗的各个环节紧密结合，实现了融合发展，而非替代和颠覆。

本书围绕智慧医疗组成部分，从智慧医院、智慧服务到智慧运营、智慧后勤，结合实践案例，闭环式形成前后端的衔接与梳理，让读者清晰地了解智慧医疗的建设重点与发展趋势。

物联网+智慧医疗

本书提到的案例均为医院中应用实践的真实内容，有的甚至获得了行业的认可与嘉许。在如火如荼的医改进程中，它们结合当前中国政府出台的众多举措，鲜明地体现了智慧医疗的政策导向。医疗与信息产业之间，传统医疗体系内外，也呈现出日益明显的融合趋势。

虽然智慧医疗在中国的发展仍处于初级阶段，面临诸多痛点和亟待突破的障碍，但是我们深信，以智慧医疗作为医改的实施抓手，建立融合共生的新型医疗生态体系，中国有能力亦有潜力实现。

本书编写组结合医院实际工作，抓住智慧医疗组成部分这条主线，分析和提出了一系列建议，供医院同人参考。因本书内容涵盖面较广，参与编写的单位和个人众多，若有疏漏的地方，希望读者及时反馈，方便我们修订与改正。

编著者

2022 年 6 月

第 **1** 章／绪　论

1.1 **我国医疗卫生产业发展历程**

党的十八大以来，习近平总书记就医疗卫生事业发展提出一系列重要论述。习近平总书记指出，"没有全民健康，就没有全民小康""推进健康中国建设，是我们党对人民的郑重承诺""要坚持正确的卫生与健康工作方针，以基层为重点，以改革创新为动力，预防为主，中西医并重，将健康融入所有政策，人民共建共享"。

新中国成立以来，我国的经济飞速发展，与此同时，我国的医疗卫生事业也取得了很大的进步。医疗保险覆盖的人群逐渐扩大，医疗服务水平不断提升，人民群众的健康水平不断提高。按照世界卫生组织确定的标准，衡量一个国家居民健康水平主要有三大指标：一是人均预期寿命，二是婴儿死亡率，三是孕产妇死亡率。新中国建立初期，全国人均预期寿命为 35 岁，至 2020 年已提高到 77.3 岁（美国、印度、尼日利亚分别为 77 岁、68.3 岁、54.5 岁）；婴儿死亡率新中国成立初期为 200‰，至 2020 年下降到 5.4‰（美国、印度、尼日利亚分别为 5.68‰、29.85‰、35.5‰）；孕产妇死亡率新中国成立初期为 1500 例/10 万例，目前下降到 2020 年的 16.9 例/10 万例（美国、印度、尼日利亚分别为 23.8 例/10 万例、174 例/10 万例、917 例/10 万例）。这三大指标的变化，标志着我国国民的健康水平已经达到了发展中国家的较高水平。

在计划经济时期，我国卫生事业成绩突出。长期以来，各级各类医疗卫生机构的服务目标定位明确，为提高公众健康水平做好医疗服务，不以营利为目的。政府确保医疗卫生事业的资金投入，医疗卫生服务收入与个人经济利益不挂钩。而且，当时的医疗保障体制基本上能惠及全民。这一时期的不足主要在于：投入有限，医疗卫生服务总体技术水平较低，收入分配制度僵化。改革开放以来，医疗卫生体制也开始走向商业化、市场化。医疗卫生机构的所有制结构从单一公有制变为多种所有制并存：医疗机构之间开始全面竞争，服务目标从追求公益目标为主向追求经济目标转变。

我国已经基本建立起遍及城乡的医疗卫生服务体系。经过几十年的努力，目前覆盖全国城乡的医疗、预防、保健、监督等各级各类医疗卫生机构近 30 万个，基本上满足了城乡居民医疗卫生需求；初步建立了城镇职工医疗保险制度，履行了新型农村合作医疗制度；妇女儿童卫生保健水平进一步提高，实现了高生育率和低死亡率的良性循环。

我国医疗卫生事业取得的成就是举世公认的。世界卫生组织曾经赞誉中国用低廉的成本保护了世界上最多人口的健康。但是，用"以人为本"和科学发展观重新审视我国的卫生事业，就会发现卫生事业发展滞后于经济和其他社会事业发展，卫生医疗服务体系与人民日益增长的健康需求不适应的矛盾还相当突出，卫生事业发展存在着不全面、不协调的问题。概括起来，有以下几个方面。

一是卫生资源总体不足，卫生发展落后于经济发展。中国有 14 亿人口，占世界总人口的 22%，而卫生总费用仅占世界卫生总费用的 2%。过去我们经常说，中国的卫生事业走的是低投入高产出、低成本高效益的路子。但用科学发展观审视，这是以损害群众利益和加重医疗卫生人员（特别是优秀医务人员）的负担为代价的。

二是医疗卫生资源配置不合理，农村和城市社区医院缺医少药的状况没有完全改变。中国的医疗卫生服务应该走低投入、广覆盖的路子，医疗卫生资源配置应该是金字塔型的，而目前则呈现倒金字塔型，高新技术、优秀卫生人才基本上都集中在城市的大医院。农村群众患病在当地难以有效就诊，只能到外地或大医院就诊，不仅加重了大医院负担，也增加了患者的经济负担。

三是医疗保障体系不健全，相当多的群众靠自费就医。虽然已建立了城镇职工医疗保障体系，但覆盖面太小。城市下岗职工、失业人员、低保人员没有医疗保障。"新农合"试点目前受益 4 亿多人，但筹资力度小，一般每人每年仅 50 元，保障力度不够大。还有近一半的城镇人口和农村人口没有任何医疗保障，看病靠自费。

四是医疗卫生管理体制与人民健康需求不适应。一个国家健全的医疗卫生体系，应该包括医疗卫生服务体系、基本医疗保障体系、药品和医用器材供应体系、医药费用价格管理体系、财政经费保障体系及卫生监督管理体系等。从中国国情出发，这些工作仅靠一个部门是管不了的，也是管不好的。需要加强部门之间的协调，形成合力，齐抓共管。

五是药品和医用器材生产流通秩序混乱，价格过高。中国的生产流通企业数量多、规模小、监管难度大，由于各种原因难以实施有效监管。"看病贵"的问题屡见不鲜。

六是社会资金进入医疗卫生领域困难，与此相对应的法律、法规、政策等不健全，多渠道办医院的格局没有形成。应该通过政府、社会、个人多渠道筹资的办法，发展医疗卫生事业。但是经过 10 多年的医疗服务体制改革，多渠道办医的格局还没有形成。

上述问题影响了人民群众的利益，影响了社会和谐，也影响了卫生事业的发展，应调动社会各方面的力量，齐心协力，逐步解决。未来我国的医疗条件会更加优越，人民的健康保障水平会不断提高。

1.2 国内外医院信息化建设发展现状

医院的信息化建设起源于美国。20 世纪 50 年代，美国最先将计算机技术应用于医院的财务管理。20 世纪 60 年代末到 70 年代初，美国已经充分认识到医院信息化建设的重要性，随之进入到建设初期阶段，至今已经经历了 4 个不同的阶段。第 1 阶段：20 世纪 70 年代，以收费系统为主的医院信息系统建设。第 2 阶段：20 世纪 70 年代末到 80 年代，美国医院开始推广一些具有相应功能的临床系统，1977 年发布 1CD-9 和 DRGs 标准，1985 年发布 DICOM 标准，1987 年发布 HL-7 标准。第 3 阶段：20 世纪 90 年代，美国医院信息化逐步实现了高级临床系统推广，包括 PACS 系统、LIS 系统、EMR 系统及临床路径（CP）。1996 年克林顿总统签署的 HIPAA 法案也积极推动了医院信息化发展。第 4 阶段：2000 年以后，美国将电子病历作为信息化建设的主要内容。布什总统 2004 年提出 10 年内每人拥有健康档案（HER）计划，奥巴马总统投入 200 亿美元推广使用医疗信息技术，并启动了相应的奖励计划。这些项目的产出，使美国医师通过电子病历特别是医嘱录入系统（CPOE）、电子化处方和药品知识库获取用药差错自动核查等信息，降低了医疗成本。同时，美国政府提出建立国家健康信息网络（NHIN），实现医疗机构之间信息共享。

中国在 20 世纪 70 年代开始了计算机在医院业务中的应用。1973 年，中国医学科学院肿瘤医院成立计算机室，开展了全国肿瘤疾病死因调查数据统计处理工作；1978 年原南京军区总医院引进 DJS-130 小型机开展药品管理工作。

1986 年中华人民共和国卫生部（以下简称卫生部）成立计算机领导小组，将医院信息化建设工作提升到政府主管层面（2000 年，卫生部将信息化领导工作统一归口"信息化领导小组"）。1989 年，卫生部在等级医院评审时，提出各医疗机构成立信息部门的要求，极大地促进了医院信息化的发展。1990 年中国人民解放军总后勤部卫生部（以下简称总后卫生部）提出"需求推动，顶层设计"的工作思路，实现了全军病案首页和医疗统计数据的统一上报。

1993 年，卫生部医院管理研究所开始组织实施国家"八五"重点攻关项目"医院综合信息系统研究"，1995 年中国人民解放军总后勤部组织研发"军字一号工程"，1997 年卫生部发布《医院信息系统软件评审管理办法（试行）》，通过了《卫生系统信息化建设"九五"规划及 2010 年远景目标（纲要）》，并且提出了具体量化目标：到 2000 年，50%以上省级医院实现信息化管理，30%以上中心城市医院实现信息化管理。这是卫生部首份医院信息化的纲领性文件。1998 年卫生部发布了《医院信息系统（HIS）软件基本功能规范》，详细规定了医院信息系统遵循的数据标准和 16 个基本功能模块。2002 年卫生部发布《医院信息系统基本功能规范》。2003 年卫生部颁布《全国卫生信息化发展规划纲要（2003—2010）》。2007 年卫生部公布了首批 20 家数字化试点示范医院，期望通过示范医院发挥带动作用，将现代化科学管理模式引入医院管理体系，推进全国医院信息化发展。

2009 年国家《中共中央国务院关于深化医药卫生体制改革的意见》（简称"新医改"）方案出台，关于医疗卫生信息化，"新医改"要求建立实用共享的医药卫生信息系统。方案指出："大力推进医药卫生信息化建设。以推进公共卫生、医疗、医保、药品、财务监管信息化建设为着力点，整合资源，加强信息标准化和公共服务信息平台建设，逐步实现统一高效、互联互通。加快医疗卫生信息系统建设。完善以疾病控制网络为主体的公共卫生信息系统，提高预测预警和分析报告能力；以建立居民健康档案为重点，构建乡村和社区卫生信息网络平台；以医院管理和电子病历为重点，推进医院信息化建设；利用网络信息技术，促进城市医院与社区卫生服务机构的合作。积极发展面向农村及边远地区的远程医疗。建立和完善医疗保障信息系统，加快基金管理、费用结算与控制、医疗行为管理与监督、参保单位和个人管理服务等具有复合功能的医疗保障信息系统建设。加强城镇职工基本医疗保险、城镇居民基本医疗保险、新型农村合作医疗和医疗救助信息系统建设，实现与医疗机构信息系统的对接，积极推广'一卡通'等办法，方便参保（合）人员就医，增加医疗服务的透明度。建立和完善国家、省、市三级药品监管、药品检验检测、药品不良反应监测信息网络。建立基本药物供求信息系统。"在被形象地比喻为"一顶、四梁、八柱"的"新医改"方案中，信息化成为其中一大支柱。医疗改革目标的实现离不开信息化的支持。唯有通过信息化手段，建立共享服务，在医疗卫生服务全环节中实现协同和整合，才能推动医患资源的灵活流动和结构优化，实现"六位一体"的医改目标。

2010 年卫生部发布了《电子病历基本规范（试行）》和《电子病历系统功能规范（试行）》，出台了《电子病历试点工作方案》，极大地促进了我国医院电子病历系统的发展；制定了《卫生信息化建设指导意见与发展规划（2011—2015）》，提出了国家"十二五"期间卫生信息化建设的总体框架，即"3521 工程"：建设国家、省和地（市、县）3 级卫生信息平台；加强公共卫生、医疗服务、医疗保障、药品供应保障和综合管理 5 项业务应用；建设居民电子健康档案、电子病历 2 个基础数据库；健全覆盖全行业的卫生信息网络，推动居民健康卡建设，加强信息标准和信息安全体系建设。

2011 年卫生部颁布了《电子病历系统功能应用水平分级评价方法及标准（试行）》，2012 年卫生部统计信息中心启动"卫生信息互联互通标准化成熟度测试"工作。

2015 年李克强总理在《政府工作报告》中提出"互联网+"行动计划，国务院办公厅下发《关于印发全国医疗卫生服务体系规划纲要（2015—2020 年）》的通知，要求开展健康中国云服务计划：应用移动互联网、物联网、云计算、可穿戴设备、健康大数据，转变医疗服务模式，提高服务能力和管理水平。

2016 年习近平主持政治局会议审议《"健康中国 2030"规划纲要》中提出建设健康信息化服务体系，发挥信息化引领支撑作用，创新医疗卫生服务供给模式，提升医疗服务水平和质量。

2021 年，国务院办公厅印发《关于推动公立医院高质量发展的意见》。其明确指出要强化信息化支撑作用，具体包括：推动云计算、大数据、物联网、区块链、第五代移动通信（5G）等新一代信息技术与医疗服务深度融合；推进电子病历、智慧服务、智慧管理"三位一体"的智慧医院建设和医院信息标准化建设；大力发展远程医疗和互联网诊疗；推动手术机器人等智能医疗设备和智能辅助诊疗系统的研发与应用；建立药品追溯制度，探索公立医院处方信息与药品零售消费信息互联互通。

1.3 物联网背景下医院信息化的发展趋势和挑战

很多人对医院信息化建设的认识有误区，以为医院信息化建设就是建设信息系统，这是错误的。医院信息化建设内容不但指信息系统的建设，还包括支撑信息系统运行的基础设施和信息安全保障机制，以及配套的信息化组织机制和管理制度，最后还有对信息数据的挖掘利用，最重要的一点是服务于医院的战略目标。信息化建设是随着医院的整体战略定位走的，必须有明确的目标。如果医院定位于智能化医院、精细化管理，信息化建设就要按照前面的目标逐步展开。因此，现代医院的信息化建设已经从收费管理（HIS）、临床数据采集与共享（EMR）扩展到数字化手术室、医疗质量的闭环管理、楼宇自控、智能照明、门禁与安防智能化，还有数据集成平台和大数据的挖掘利用。系统也从院内延伸到医院之间（医联体），患者的数据也从门急诊、住院延伸到社区和二级医院。而且，医院信息化建设还有一个非常重要的趋势就是精细化管理服务。目前越来越多的医院积极参与国际医疗卫生机构认证联合委员会（Joint Commission on Accreditation of Healthcare Organizations，JCAHO）用于对美国以外的医疗机构进行认证的附属机构 JCI 的评审，国内已经有多家医院通过了医疗卫生信息与管理系统协会（Healthcare Information and Management Systems Society，HIMSS）7级，它们的共同特点就是强调患者安全，医疗过程的精细化管理，强调规范化、标准化和流程追踪。

当前，以依托新技术为核心搭建服务平台的智慧医院建设正在全国展开。总体而言，这些平台的功能体系尚不完善，影响了智慧医院建设的应用与推广。其突出表现在以下两方面：一是在功能构建、服务机制建立等方面，尚未形成完善的功能体系，这在很大程度上影响了智慧医院的深入建设；二是投入欠缺，无论是在人才保障，还是在资源配置等方面，都缺乏充分的资金投入，导致平台建设相对缓慢。

因此，在智慧医院的建设中，加快平台构建、完善功能体系，是当前的工作重点。为了解决这些难题，必须要转变观念、改革现有的医疗服务体系、创新服务模式，注重从实际出发，在平台搭建、系统建设两个方面，加大投入力度，使智慧医院尽快落地生根，开花结果。

第 **2** 章／智慧医院概述

2.1 智慧医院的概念

互联网和数字化已给众多行业带来颠覆性变革，医疗健康领域也不例外。在供给侧，人工智能、机器人、精准医疗、3D 打印、虚拟现实、远程医疗等新技术正逐步应用在医疗服务中，以控制成本、提升效率和优化质量。在需求侧，科技不断改变患者对医疗的期望，越来越多的患者希望在日常生活场景中得到更高效、便捷、舒适的医疗服务。在此背景下，作为医疗服务体系的核心，医院通过"智慧升级"进行自我变革的时刻已到。

"智慧医院"这个概念在全球被提出来至今大概只有 10 年的时间，自这个概念被提出以来，全球各个医院都进行了不同探索，把互联网技术、智能技术，包括现在人工智能的一些技术都用在医疗服务的各个领域。我们国家在这个方面进行的探索跟全球的基本上是同步的。

智慧医院是以人为中心，依托物联网、大数据、云计算等新一代信息技术及生物技术，实现资源融合，通过互联共享和制度文化的创新，形成环境舒适、流程便捷、服务优质、运营高效的医院管理与服务新模式。

现在圈定的智慧医院的范围主要包括以下领域。

第一个领域是面向医务人员的"智慧医疗"。以电子病历为核心的信息化建设，电子病历和影像、检验等其他系统互联互通。

第二个领域是面向患者的"智慧服务"。很多医院的一体机、自助机收费、手机结算、预约挂号、预约诊疗、信息提醒，以及衍生出来的一些服务，比如停车信息的推送、提示等都让患者感到方便和快捷。

第三个领域是面向医院的"智慧管理"。医院精细化管理很重要的一个方面是精细化成本核算，用于这些医院内部后勤的管理。管理者用手机或电脑就可以看到全院运转的状态，包括办公自动化（OA）的办公系统。

2.2 智慧医院建设需求

2.2.1 社会原因

自改革开放以来，我国在经济社会发展上创造了诸多奇迹。与此同时，我国现阶段也遇到了一系列新的挑战。在医疗卫生体制方面，我国面临着城镇化进程迅速、人口老龄化、人口结构不合理、慢性病患病率增加等带来的巨大挑战。

（1）城镇化的快速持续推进加剧了城乡医疗水平的不均衡，城市医院寻求智慧化手段缓解日益增大的就诊压力，我国城镇化率发展情况见图2-1。

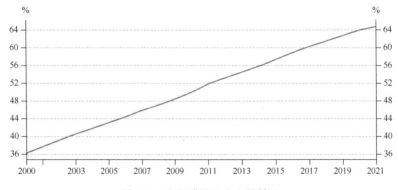

图 2-1　我国城镇化率发展情况

我国经济的发展和人民生活水平的提高促进了农村人口不断向城镇流动，从而使城镇人口急剧增加，直接加大了城镇的医疗需求。此外，随着城镇化建设的高速推进，空气、水污染等因素引起的健康问题导致城市人口对医疗卫生的需求进一步提升，给城市医院带来更加巨大的压力。而在非城市地区，受生活水平、伦理观念、健康意识等的影响，加上农村地区医疗水平不高、患者对基层医疗水平不信任等因素，使患者的就医行为发生改变，小病大治、舍近求远，造成城市医院"车水马龙"，基层医院"门可罗雀"。

城镇化造成的城乡差异给城市医院带来了巨大的运营压力，城市医院不仅需要面对因为环境问题而日益增多的本市患者，还需要接诊由于不信任基层医疗而舍近求远的周边乃至全国范围内的农村患者。面对数量庞大的患者，城市医院一方面需要不断加大建设、扩张床位、引进人才，另一方面需要通过智慧化手段提高运行接诊效率。

（2）提前并加速进入老龄化社会加剧了我国医疗卫生供需矛盾，传统医院已无法满足日益增长的医疗需求，智慧化建设势在必行。

统计局统计数据显示，中国已成为世界第一个老年人口超过 1 亿的国家，而我国 60 岁及以上老年人占总人口的比重还在继续上升。2017 年，全国 60 岁及以上老年人口有 2.41 亿人，占总人口的 17.3%；2020 年 11 月，60 岁及以上老年人口达到 2.64 亿人，老龄化水平达到 18.70%；预计到 2025 年，60 岁及以上老年人口达到 3 亿人，中国成为超老年型国家（人口老龄化预测见图 2-2）。而由于之前实施的计划生育政策，多数年轻夫妻肩负 4 个老年人的养老重担，没有足够的精力和时间照料，使老年人对社会医疗和养护的需求不断增加（双独家庭面临养老和育儿的双重压力见图 2-3）。

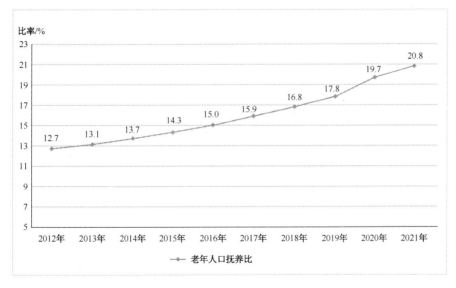

图 2-2　人口老龄化预测

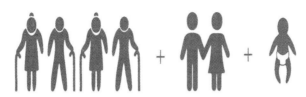

图 2-3　双独家庭面临养老和育儿的双重压力

我国在进入发达社会之前提前进入老龄化社会，这对我国的医疗体制发起了巨大挑战，原本就供给不足的医疗服务必须满足飞速增长的需求。为解决这一根深蒂固的供需矛盾，除需推进相应的医疗体制改革外，医院作为提供医疗服务的主体，更需要通过智慧化建设提升运营及资源利用效率。

（3）慢性病成为我国居民健康的首要威胁，其病情延续时间长、病因复杂、需要频繁的医患交流等特点对医患双方均造成巨大压力，传统医院需向智慧型健康管理机构转变。

据统计，目前我国成人高血压病患病率为 18%，患者人数将近 2 亿人。在 20 岁以上的成年人中，大约每 10 个人中就有 1 个是糖尿病患者。2017 年，以心血管疾病和糖尿病为首的慢性病致死人数占据了所有死亡人数的 86.6%，并且慢性病在我国疾病负担中所占比例超过 70%。慢性病已经成为我国居民健康的首要威胁，对我国医疗卫生体系造成了极大的压力。

由于慢性病形成时间长，需要长期治疗，甚至终身服药，因此应对慢性病最好的措施就是预防。然而，目前以医院为主体的医疗机构仍然以治疗为核心，在应对日益增多的慢性病患者群体时倍感压力。对此，医院当下迫切需要转变运营方式，通过互联网、大数据、人工智能等手段延伸服务，从治疗者向健康管理者转变。

2.2.2 技术原因

医院智慧化建设离不开技术的支持，而随着移动互联网、物联网、大数据、云计算等新一代信息技术的迅猛发展，我国医院智慧化建设已有了较为完善的技术基础。2015 年，国务院发布的《全国卫生服务体系规划纲要（2015—2020 年）》明确了物联网、云计算、移动互联网、大数据等技术对于医疗服务模式和管理转变的作用。

（1）物联网使设备互联互操作成为可能，打通了物理设备/空间与医疗业务的壁垒，有助于提高运营效率。

从广义上来讲，物联网可以通过各种传感设备实时采集任何需要监控、连接、互动的物体或过程信息，并与互联网结合形成一个巨大的交互网络。对于医院来讲，通过物联网技术可以更好、更高效地管理硬件设施及医护流程。比如，作为医院载体的医院大楼本身，通过融合物联网、信息通信、自动化控制、建筑信息模型（BIM）等技术，可以更好地掌握医院大楼的运行状态，并根据具体情况自动进行硬件设施的设置与调整，时刻为医护及患者提供更为便捷、人性化的环境。

（2）大数据、云计算、人工智能（AI）的发展使计算机处理数据的能力得到数量级的增长，众多辅助决策、辅助医疗手段成为可能。

在诊疗方面，AI 及云计算技术通过对海量数据进行医学分析，辅助医护人员进行诊断，如 AI 辅助影像信息处理可以协助进行食管癌、肺癌、乳腺癌等的早期筛查，为医生决策提供数据支持。而在医院运营决策方面，AI 结合物联网提供的大数据可以让医院大楼根据天气的变化做出恰当的运行调整，保证舒适安全的医疗环境。

（3）信息化及移动互联网技术进一步提高了人与人、人与物的沟通效率，助力医院运营效率的大幅提升。

信息化技术为医院的管理运营效率提升提供了巨大帮助，众多管理系统、软件极大地提升了医院的管理效率。而移动互联网从通信终端出发，使医院联合医疗保险、社会服务等部门，依托微信、支付宝等第三方平台，在诊前、诊中、诊后及医疗支持等各个环节对患者就医及医院服务流程进行简化，显著提升了医院运营效率。

2.2.3 政策导向

中共中央、国务院于 2009 年正式发布了《关于深化医药卫生体制改革的意见》和《国务院关于印发医药卫生体制改革近期重点实施方案（2009—2011 年）的通知》，把卫生信息化建设作为深化医改的八大支撑之一，要求建立实用共享的医药卫生信息系统，大力推进医药卫生信息化建设，以推进公共卫生、医疗、医保、药品、财务监管信息化建设为着力点，整合资源，加强信息标准化和公共服务信息平台建设，逐步实现统一高效、互联互通的目标。

2015 年，国务院在《促进智慧城市健康发展的指导意见》中提出要推进智慧医院、远程医疗建设，普及电子健康档案和电子病历的应用。2019 年 3 月 21 日，国家卫生健康委员会将"智慧医院"的范围圈定为面向医务人员的"智慧医疗"、面向患者的"智慧服务"，以及面向医院管理的"智慧管理"三个领域。近年来，随着云计算、大数据、人工智能、互联网等信息技术深入应用于医疗行业，人们对"智慧医院"的定义理解各不相同，医院的智能化建设也迎来了新的需求与变革。以下是与智慧医院建设相关的政府出台文件清单：

《"健康中国 2030"规划纲要》；

《国民经济和社会发展第十三个五年规划纲要》；

《"十三五"卫生与健康规划》；

《中共中央国务院关于深化医药卫生体制改革的意见》（中发（2009）6 号）；

《国家卫生计生委、国家中医药管理局关于加快推进人口健康信息化建设的指导意见》（国卫规划发（2013）32 号）；

《国家电子政务工程建设项目管理暂行办法》（国家发改（2007）55 号令）；

《信息安全等级保护管理办法》（公通字（2007）43 号）；

《中华人民共和国计算机信息系统安全保护条例》（国务院 147 号令）；

《关于信息安全等级保护工作的实施意见》（公通字（2004）66 号）；

《关于促进"互联网+医疗健康"发展的意见》；

《全国医院信息化建设标准与规范（试行）》；

《卫生系统电子认证服务规范》；

《三级综合医院评审标准》；

《三级综合医院评审标准实施细则》；

《电子病历系统功能应用水平分级评价方法及标准》（2018 年）；

《医院信息互联互通标准化成熟度测评相关标准》（2017 年）；

《基于电子病历的医院信息平台建设技术解决方案（1.0）》；

《电子病历系统功能应用水平分级评价方法及标准》；

《医疗环境电子数据交换标准 HL7v3.0》；

《医疗机构内部价格管理暂行规定》（卫规财发〔2011〕32 号）；

《信息安全等级保护管理办法》（公通字〔2007〕43 号）。

2.3　智慧医院总体架构

　　智慧医院总体架构图如图 2-4 所示。智慧医院的最终目标是以患者为中心，实现"卓越的医疗服务"。这一最终目标可以分解为智慧医疗、智慧服务和智慧管理三个方面。智慧医院需要了解采用何种技术及如何应用技术解决方案来实现这三个方面的目标。通信技术、物联网技术、人工智能技术等新兴技术的智能化系统与信息化系统的有机结合，使智慧医院集诊疗、管理和决策为一体，成为一个能优化配置医疗资源，持续进行服务创新的高效生态系统。

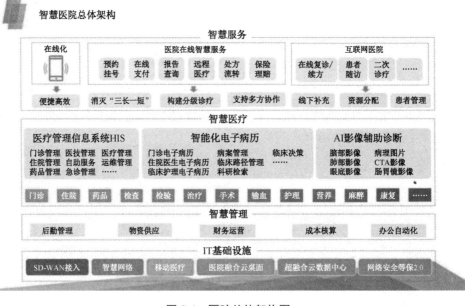

图 2-4　医院总体架构图

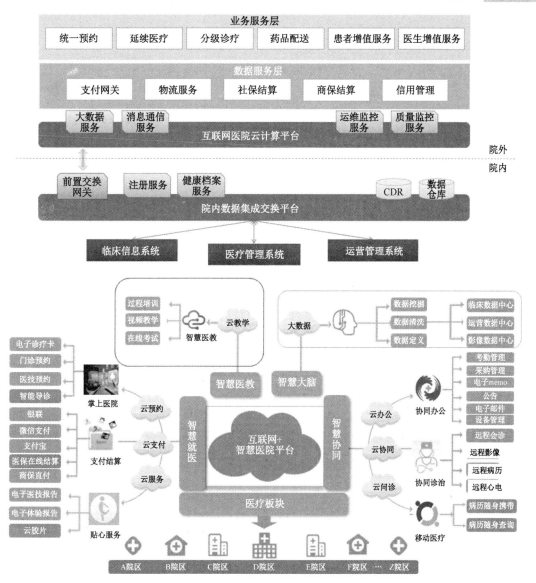

图 2-4　医院总体架构图（续）

　　智慧医院建设框架（图 2-5）是实现智慧医院建设总体要求的参考模型。智慧医院建设应以患者为中心，建立智慧服务体系、智慧医疗体系和智慧管理体系，可通过建设医院信息系统、智慧应用系统和智慧决策系统，实现智慧服务、智慧医疗和智慧管理；而新一代信息技术的应用和基础设施建设，是智慧医院的重要支撑；安全体系建设是智慧医院的重要保障。

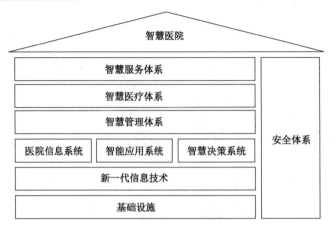

图 2-5　智慧医院建设框架

2.4　智慧医院建设要素

2.4.1　医疗业务体系建设

在智慧医院建设过程中，医疗业务体系的建设是以电子病历系统为核心的业务系统建设，核心目的是建设一个提升诊疗质量、保障医疗安全的医疗服务体系，在遵循医学的基础上通过大数据、AI、物联网、云计算、5G等技术手段的加持，保证医生、护士、药师、治疗师、技师等人员的诊疗质量和诊疗安全。例如：搭建专病研讨、5G远程医疗、AI影像辅助、远程示教、多学科会诊、用血管理、AI临床辅助等系统可以有效提升医疗诊疗质量；搭建移动护理、智能输液、合理用药、药品溯源、用药指导、风险预测、健康宣教等系统或功能可以有效保障医疗安全。智慧医院医疗业务体系建设能帮助医护人员更加快速准确地诊断，更精准化地提出并制订治疗方案，并且有效降低医疗风险。

2.4.2　患者服务体系建设

在智慧医院建设过程中，患者服务体系的建设主要是以智慧服务为核心业务的系统建设，核心目的是将患者就医从诊中延伸到诊前和诊后，提升患者就医体验、优化医院服务流程。在遵循医学的基础上，通过互联网、物联网、AI、云计算、5G等技术手段的加持，保证患者及家属的就医服务体验感，优化工作流程，例如：搭建线上问诊、候诊提醒、移动端报告查询、院内就医导航、智能导诊、在线支付等业务系统或功能，有效提升患者及家属的就医体验感；搭建院前急救、线上随访、用药指导、电子处方、智能的住院计划、自助服务等系统或功能，有效优化医院服务流程，提升医护人员的工作效率。智慧医院患者服务体系建设最终将实现以患者为中心的全流程诊疗服务，使患者从之前的院间诊疗向健康服务发展。

2.4.3 运营管理体系建设

随着新医改政策的发展和落地，精细化管理在医院质量控制中发挥的重要作用已成为医院长远发展的关键所在。实行精细化管理，不仅是医院实践科学发展观的重要组成部分，同时也是打造品牌医院、实现医院跨越式发展的必要条件。现代医院要解决长期以来形成的医疗成本居高不下的现状，就必须建立科学的组织架构、完善的管理制度、规范的业务流程，以规则和流程驱动医院的各项业务发展。从"粗放式"转向"精细化"管理与经营是解决医院管理现状的有效行为。医院精细化管理可以从人力资源管理、全成本核算与控制、质量和服务精细化管理等方面全面推进。

2.4.4 互联互通体系建设

在智慧医院建设中，互联互通体系的建设可谓是一个庞大且复杂的系统工程。如果说临床应用系统部署建设属于信息化初级阶段，那么互联互通就属于中高级阶段。因此，要让医院信息化建设有序高效地推进，实现互联互通并取得实效，首先需要成立专门的信息化建设领导小组，而且要由"一把手"亲自担任组长，统一协调、共同协作，才能让信息化建设有坚强保障。

医疗业务体系、患者服务体系及运营管理体系的建设可以实现医院医疗业务系统的建设、智慧服务的业务建设及精细化管理的业务系统的建设。由于这些系统一定是不同时期、不同阶段医院上线使用的信息系统，会有来自不同软件公司的产品，如此一来就容易存在架构不同、数据源不同等异构系统问题，这些问题也将是医院需要解决的。目前针对这个问题的解决措施就是建设医院信息集成平台，通过构建信息集成平台实现多业务系统间的整合、扩展和集成，提供统一的数据交换和协同交互的平台，打通医院现有不同信息系统间的数据流通的壁垒，核心是以电子病历系统为核心的集成。

2.4.5 数据中心/平台体系建设

在智慧医院建设中，随着医院信息化水平的提升，诊断的结果和管理的决策都离不开数据的支持，在当今信息社会说"数据驱动医疗业务"也毫不为过。大数据会重塑未来医疗格局。临床数据中心就是要依托大数据技术，通过一定标准、规范和规则，围绕患者的诊疗和健康管理，将分布在不同业务系统、生产系统的临床数据进行归集、转换与整合，并进行统一管理。临床数据中心是信息集成平台建设的基础平台，更是其中的重要组成部分，配合集成平台，可以提供标准化的流程以满足医院业务需求，既能促进信息互联互通，又能充分利用好数据资源，让数据变现，为医院管理者提供发展所需的决策支持。我们建议医院依据实际需求建设临床数据中心（CDR）和运营数据中心（ODR），用以辅助临床决策和精细化管理。

2.4.6 区域医疗协同体系建设

医疗协同联合体在医院刚起步阶段，其帮助作用是显而易见的，同时也能起到专业学科互补和利益互补的作用。构建分级医疗、急慢分治、双向转诊的诊疗模式，促进分工协作，合理利用资源，方便患者就医，医院可以通过搭建双向转诊、远程会诊、远程影像、远程病理、远程心电、远程检验等系统中的若干个协同系统作为区域医疗协同的基础业务系统支撑。

2.4.7 运行支撑体系建设

智慧医院建设的基础需要稳定安全的数据基石作为医院整体运行的支撑保障，医院的运行支撑体系包括了一切业务应用所需的计算、存储、网络及灾备资源的建设。

计算资源方面主要是满足业务应用系统的正常运行，其中核心的业务系统，如 HIS、影像归档和通信系统（PACS）、计算机病历系统（EMR）等，需要单台甚至多台高性能服务器的支持。

存储资源方面主要是满足业务应用系统产生的数据的存储要求，一般是以数据库为主的业务应用和文件形式的业务应用存储。通常 PACS 的存储需求量最大，以影像文件形式存储为主，需要单独设计。

网络作为医院信息化建设的基石，是医院信息化能否做好的决定要素。网络建设将通过最新的信息技术，包括无线、有线、物联网等，实现人、事、物随时随地接入，满足多维度、多层次的用户需求。同时为了提升终端用户使用体验和运营效率，最终实现业务、数据、运营的深度融合。

数据是整个系统运作的核心。由于人为的操作错误、软件缺陷、硬件故障、计算机病毒、黑客攻击、自然灾难等诸多因素，均有可能造成数据的丢失，从而给整个系统造成无法估量的损失，所以灾备的建设至关重要。

第 **3** 章 / 智慧医疗

3.1 智慧医疗概述

智慧医疗英文简称 WITMED，是最近兴起的专有医疗名词，是一套融合物联网、云计算等技术并以患者数据为中心的医疗服务模式。智慧医疗采用新型传感器、物联网、通信等技术结合现代医学理念，构建出以电子健康档案为中心的区域医疗信息平台，将医院之间的业务流程进行整合，优化了区域医疗资源，实现跨医疗机构的在线预约和双向转诊，缩短病患就诊流程，缩减相关手续，使医疗资源合理化分配，真正做到以患者为中心。

智慧医疗由三部分组成，分别为智慧医院系统、区域卫生系统，以及家庭健康系统。

（1）智慧医院系统。

智慧医院系统由数字医院和提升应用两部分组成。

医生工作站的核心工作是采集、存储、传输、处理和利用患者健康状况和医疗信息。医生工作站是包括门诊和住院诊疗的接诊、检查、诊断、治疗、处方和医疗医嘱、病程记录、会诊、转科、手术、出院、病案生成等全部医疗过程的工作平台。

（2）区域卫生系统。

区域卫生系统由区域卫生平台和公共卫生系统两部分组成。

（3）家庭健康系统。

家庭健康系统包括针对行动不便、无法送往医院进行救治患者的视讯医疗，对慢性病及老幼患者远程的照护，对智障、残障、传染病等特殊人群的健康监测，还包括自动提示用药时间、服用禁忌、剩余药量等智能服务。

3.2 智慧医院系统

3.2.1 医院信息系统（HIS）

1. 挂号信息系统

挂号信息系统是医院业务的重要组成部分，也是大中型医院患者诊疗的初始入口。它在完成挂号业务收费功能的同时，也积累了患者的基本信息。挂号信息系统主要使用对象为挂号收费员和财务科统计员。

挂号信息系统能满足医院日常挂号业务的要求，包括专家挂号、门急诊挂号、挂号退号、挂号发票重打、门诊病人信息修改，同时提供预约挂号登记、网上预约挂号数据导入、预约医师变更等多样化的挂号方式，满足患者多样化的就医需求。系统支持医保卡、银行卡和现金等多种费用结算方式，并且如果医院启用了健康卡业务，则可以刷卡直接挂号，方便病人持卡就诊。挂号信息系统支持的卡类型包括条形码卡、磁卡、IC卡等，方便医院选择卡类型。系统开放发票格式，同时提供有效的发票管理机制，挂号发票和机内发票可做到一一对应，不仅方便操作员及时发现操作中的问题，也方便了财务监督科室对挂号发票领用人员发票使用情况的监督和核查。系统提供按科室、按医师和按类别挂号费用报表统计功能，同时提供灵活报表功能，开放的报表自定义系统使医院报表需求能自主定制。系统提供方便的查询功能，包括挂号收费查询和挂号退费查询，同时能够定制查询方案和预制查询方式，方便操作员操作，查询结果可更改打印标题作为报表使用。

挂号信息系统功能特点如下。

支持普通病人挂号、专家挂号、急诊挂号等多种挂号方式。

支持对医保、公费、自费等多种身份的病人挂号。

支持网上预约、电话预约、窗口预约等多种预约挂号方式。

支持健康管理（就诊）卡挂号。

支持健康管理（就诊）卡通过自助机挂号。

支持通过刷第二代身份证读取病人信息（代替就诊卡功能）。

支持病人退号业务。

支持门诊分诊/挂号管理和分时段预约，与门诊分诊台和门诊医生站有机结合，优化就诊流程。

支持后挂号管理，患者可先就医，待收费时自动收取挂号费，方便患者就诊。

灵活强大的查询/统计功能，可按多种条件和不同角度查询或统计挂号费用。

2. 门急诊医生工作站

门急诊医生工作站是门急诊管理系统的核心，是门急诊患者信息的主要提供者。其首要目标是服务于门急诊医生的日常工作，减轻门急诊医生书写工作量，规范门急诊医疗文书，为其开展诊疗工作提供各种辅助工具以促进其诊治水平的提高，实现门急诊病历电子化，并与门急诊其他系统协同工作，通过合理规划门急诊业务流程，规范门急诊业务，缩短患者的排队等候时间，提高门急诊效率，从根本上消除困扰医院门诊的"三长一短"问题。除此之外，门急诊医生工作站系统还向其他系统提供患者诊疗信息，为医院的卫生经济管理服务，提供患者在诊室发生的费用信息，为医疗体制改革服务和医院门急诊实施医疗保险提供强有力的支持。

门急诊医生工作站系统主要针对门急诊医生，帮助门急诊医生录入患者的主要诊断信息和开药品处方，填写检查检验申请单，填写病历，同时帮助门急诊医生传递处方、门诊手术单、检验单，并提供检验结果查询等功能。具备查询患者以往的电子诊疗记录，提供有关统计数据的功能。

门急诊医生工作站系统能满足门急诊医生日常的业务功能，包括处方录入、填写检查检验申请单、维护病历模板和书写门急诊病历等功能。首要目标是减轻门急诊医生的书写工作量；实现门急诊病历电子化；规范门急诊医疗文书；提供各种辅助工具，促进诊治水平的提高。总体来说，门急诊医生工作站通过与其他系统协同工作，合理规划门急诊医生的工作。门急诊医生工作站系统的功能特点如下。

自动获取患者挂号基本信息、诊疗科室相关信息、挂号医生信息及费用相关信息。

支持医生处理门急诊病历记录、检查、检验、诊断、处方、治疗处置、卫生材料等诊疗活动。

自动向有关部门传送检查、检验、诊断、治疗处置等诊疗信息，以及相关的费用信息，保证医嘱指令顺利执行。

提供打印功能，如处方、检查检验申请单和门诊病历等。

医生权限分级管理：实现了处方的安全管理制度。

模板功能：帮助建立科室病历模板、个人病历模块及公用模板，加快医嘱下达速度，并且对常见病病情进行整理和收藏，方便医生借鉴和书写病历。

3. 分诊管理系统

分诊管理系统提供了医院分诊台管理的功能，使用本系统代替传统的手工分诊，可以减轻分诊人员的工作量，提高分诊工作的速度和效率，改善服务，方便患者的就诊。工作流程：分诊管理系统主要与门诊挂号预约和门诊医生站两个子系统有关，分诊主要起到连接挂号和门诊医生站的功能。

4．门诊收费系统

门诊收费系统是集划价收费、处方管理、药房及进销存一体化的管理系统。门诊的划价收费管理与药品、医生管理紧密结合在一起。门诊收费系统支持多费用类别、多货币、多种结算方式为患者提供方便快捷的服务；可实现针对不同患者类型进行相应的优惠打折，计算机自动计算，收费一次完成；系统可根据实际工作需求增加、修改、删除操作员，根据操作员职责赋予不同的工作权限，责权明确。门诊收费系统有完善的发票管理功能，提供有效的发票管理机制，门诊发票和系统内发票可做到一一对应，不仅方便操作员及时发现操作中的问题，还方便财务监督科室对门诊发票领用人员发票使用情况的监督和核查。系统还有完善的报表统计功能，自动生成门诊交款报表、门诊收入统计报表等各类统计报表，全方位的工作量统计报表，使医院计发薪水有理有据，真正服务于门诊经营决策，并且报表格式可以随意调整，报表数据可以导出不同格式的文件进行存储。此外，门诊收费系统有强大的预警及容错功能，提供药品库存不足预警、药品资料容错输入功能；支持条形码、药品编码、快捷码、拼音码、五笔码查询输入；系统界面友好直观，操作方便易懂。门诊收费系统基于 Windows 操作系统标准化设计，功能按钮的编排井井有条、符合流程，通过鼠标或键盘均可完成门诊收费的业务操作。

门诊收费系统使用对象为门诊收费员、门诊退费员、财务科统计员。

功能特点如下。

（1）划价处理。

系统实现了对划价单据的金额控制。

实现了对过期划价单据的自动处理。

（2）收费处理。

系统支持直接录入患者信息收费。

实现通过门诊号或者诊疗号自动获取患者处方信息收费。

实现通过读卡对医保患者收费。

实现明细项目收费，实现多个划价单据同时收费（可以实现不同收费项目自动分别出票）。

实现现金、健康（就诊）卡、医保卡等多种方式收费。

实现语音报价/显示屏显示收费服务（可通过显示屏等工具向患者提示收费金额，完善服务)。

5. 门急诊处方发药

当采用门急诊医生工作站时，生成的电子处方自动发往门急诊收费处和门急诊药房，在患者去收费处交费的同时，相应的门急诊药房生成摆药单（可专设打印机打印），药房摆药师按摆药单提前进行摆药，从而缩短患者取药的等待时间。

门急诊患者交费后到相应药房取药，持卡患者凭卡取药，无卡患者凭收据取药。发药师复核处方，核对后台摆药师摆出的药品是否与处方内容相一致，确认后发药，并减少药品的库存。

门急诊患者在收费窗口交费后，若出现药房库存不足或其他情况，可能需要办理退药。医院信息系统的门急诊退药有两种情况：一种是药品没确认发药前进行退药，药房人员只在处方上签字，患者直接在收费处进行退费即可；另一种是已确认发药后退药，药房人员需要办理退药操作后，增加药品的库存，然后在处方或收据上签字确认，患者去收费窗口办理退费手续。

6. 门急诊输液室系统

通过患者门诊号、一卡通卡号、患者 ID 号等方式调取患者基本信息，读取门急诊医生下达处方生成的注射单、输液单、输液瓶签，防止出现医疗差错；自动生成护士工作量统计报表。

门急诊输液室系统流程如下。

（1）患者在门急诊输液护士站将要输液的药品交给护士。

（2）护士根据患者 ID 号调取患者信息。

（3）直接提取处方信息，自动生成输液单、输液瓶签。

7. 住院登记系统

住院登记系统主要帮助医院处理住院登记处的日常工作，其功能如下。

（1）入院管理。

（2）预约入院登记。

（3）建病案首页。

（4）病案首页患者基本信息录入。

（5）支持医保患者按医保规定程序办理入院登记。

8. 住院收费

（1）住院预交金管理。

交纳预交金，打印预交金收据凭证。

预交金日结，并打印清单。

按照不同方式统计预交金，并打印清单。

按照不同方式查询预交金，并打印清单。

每日预交金动态管理：期初值+本期增加值-本期减少值=期末值。

（2）费用管理。

医保病人费用管理：

医保病人预结算；

医保病人医嘱项目系统自动导入功能；

医保病人月底费用统计；

医保对账功能。

医嘱计价管理：

接收临床护理工作站传来的医嘱信息，以及其他工作站传来的非医嘱信息，自动累加固定费用（床位、诊疗、取暖费），计费后扣减预交金，更新预交金余额；

可通过后台定时接收医嘱，也可针对患者单独接收医嘱。

提供费用录入功能：

费用录入查询（一般情况下为正数费用录入，即收取费用）；

可选定某操作员及日期查询录入费用情况；

按金额排序统计全部录入费用等；

按录入员统计全部录入费用等；

查询人员可根据需要自行选择统计及排序方式；

应具备负数费用录入功能，相当于退费功能（应有权限控制）。

病人费用查询：

查询任意科室、任意患者的费用情况，可查看患者的总账、结算账、细目账、预交金、医嘱、药品、检查结果，以及入出转院情况，并提供欠费患者催款功能；

包括在院病人费用浏览，有余额未结算出院病人医疗费用报表，出院未结算欠款病人医疗费用报表，漏费情况报表（出院已结算）。

（3）出院结算。

提供中间结算、出院结算、出院召回重结算，不允许更改结算日期。

可根据细目账按日期、收费项目、金额状态、操作员、顺序号、病房科室、账单码、医嘱号排序。

支持按任意时段分账结算。

结算时应明示患者有什么项目尚未结算，控制漏费。

结算收退款情况查询。

为病人（包括医保患者）办理出院，而且出院日期可以更改。

如果病人出院结算后发现费用有错误，收款员可以取消病人出院结算（当日可以直接取消，非当日需要加账页重新结算）。医生对错误的医嘱调整后，收费员重新计算病人的费用总额和自付费用等，重新办理病人出院结算。

退款后的发票须在系统中做标记（原发票必须收回）。

出院清床。

（4）发票管理。

同门急诊收费发票管理。

（5）病人欠费管理。

住院病人预交金使用最低限额警告功能，统一最低限额并可维护。

查询与打印按给定条件（病房、费别及控制门限）低于最低限额的病人清单。

对欠费病人进行成批催交（催欠金额可设定为默认值）。

欠费病人提示功能在相应工作站（医生工作站、护士工作站等）体现。

（6）出纳。

出纳录入：

对结账病人进行结算并打印发票，支持发票号修改，并在系统中记录操作痕迹。

其他收费处理：

出院带药直接记账，退药（出院带药记账后退药）。

查询统计：

可查询预交金：显示预交金录入人员的操作情况（时间、类型、状态、操作员、收据号等可自由组合统计并打印）。

自动生成送往医院财务系统的住院病人凭单日报和现金日报，自动生成送往医院核算系统的核算月报。

支持银行卡付费功能。

（7）报表与查询。

医院相关报表。

核算报表。

二级核算表。

按病区分页统计表。

新预交金报表（明细）。

住院收费日报表。

住院预收款动态报表。

结算余额清退单。

本院职工费用报表。

病人费用明细表。

介入组收费报表。

监护室手术费明细表。

病人费用明细表（时间）、每日清单。

科际会诊报表。

按执行科室出费用报表。

结算人次报表及收入情况表。

特需科会诊表。

收费项目使用情况表。

核算码使用情况表。

可根据管理科室工作需要任意设定条件统计所需要的报表。

在院病人应收系列报表。

对当月住特需及高级房间的患者进行统计。

查询医疗收费字典。

贵重药品审批情况查询。

报表应有的导出功能。

医保申报垫付款及各城区返款之间的核对，并统计出相应的报表（某时间段未返款人员名单及金额）。

各报表与财务接口，便于财务直接生成凭单。

（8）出院结算审核监督功能。

对病人出院结算各环节数据有监控与审核功能，对收款员有监督功能。

对数据修改进行记录。

其他安全保密措施。

9. 住院医生工作站

住院医生工作站实现后将医生工作与护士工作合理分工，要求软件支持合理、完善的审核流程，以及与医生护士之间的工作分工、衔接流程。

（1）信息自动调取。

医生只能看到本病区患者信息。医生主管范围内患者基本信息：姓名、性别、年龄、住院病历号、病区、床号、入院、费用情况等。

药品、诊疗项目价格查询，收费项目名称、规格、价格、医保费用类别等。

合理用药信息：常规用法及剂量、费用、功能及适应症、不良反应及禁忌证等。

患者历次门诊、住院信息，检验检查结果、影像结果等。医生在住院医生工作站上可随时检索到患者历次在医院治疗的医嘱，对其既往史、治疗过程均有所了解。

医保相关信息，医保对适应症的要求、对药品付费比例及诊疗项目付费比例提示。

毒麻药品、贵重药品提示。

药房药品库存限制或有库存数量提示。

（2）与其他系统［PACS/RIS、检验信息系统（LIS）等多系统］集成互联，实现信息共享。

医生在住院医生工作站可以将各种检查/化验医嘱信息传递给相关医技科室。

医生可以方便地检索到患者历次的实验室检查结果报告、影像结果，以及各种图文报告，给医生提供一个全面详细的患者信息资料。

实现与 PACS/RIS、LIS、病案扫描、合理用药等多系统的接口与集成。

自动通过医嘱生成检验申请单和检查申请单。

（3）医嘱处理。

医嘱处理：医生直接进行医嘱录入，处理长期与临时医嘱。包括既往医嘱的查询（可按照患者查询，也可按照某种条件查询）；新医嘱的录入、确认、停止、撤销及按照各种要求进行打印。录入医嘱时，对收费与不收费项目明确标示。

具有合理、完善的审核流程，以及与医生护士之间的工作分工、衔接流程，提供对所有医嘱进行审核确认的功能，根据确认后的医嘱产生用药信息和医嘱执行单，记录医生姓名及医嘱时间，一经确认不得更改。

医嘱处理直接面对临床需要，医嘱表达要符合临床规范要求。打印规范化医嘱单，实现医嘱的全过程管理，明确医嘱的生命周期性，录入—确认—执行—终止，均有方便操作的过程与之对应。

医嘱与其他子系统互联，包括住院药房、中药房、住院处、统计室、检验科、病案室等。可以把医嘱中涉及其他医技科室的请求送出去，也可以把检查、治疗的结果收回来。

支持单日、多日药品执行，方便节、假日工作。

对于医嘱与材料结合关系固定的项目，提供材料费用与医嘱绑定功能，使操作更方便。

处理患者信息、诊断信息、过敏记录、生命体征、检验报告、检查报告等信息。

对本病区患者调床。

输入患者状态：病危、病重、手术、特级护理、一级护理等。

医嘱退费申请。

毒麻药、贵重药处理，抗生素的分级管理。

化疗用药（提前一天下医嘱、领药）处理。

催欠并打印欠费通知单。

饮食医嘱。

要具备成组医嘱、父子（上下层）医嘱、嘱托型医嘱模式。

医嘱录入过程中提供成组医嘱录入、父子医嘱录入。这不仅仅是为了录入方便快捷，也为后面的执行、收费提供了极大的便利。

成组医嘱：

成组医嘱是将经常在一起使用的医嘱放在一个组内，录入时仅需输入组名，这一组的医嘱都将被录入。比如护理常规中的一些医嘱可作为已成组医嘱。

父子医嘱：

父子医嘱是成组医嘱中的一个特例，它不仅经常在一起使用，而且相互之间有制约关系，也就是当父医嘱停用时，其他医嘱同时停止执行，我们称这样的医嘱为父子医嘱。一条医嘱的停用导致其他医嘱的停用，这条医嘱称为父医嘱，其他医嘱称为子医嘱。

（4）住院医生工作站其他功能。

提供医院、科室、医生常用临床项目字典、模板及相应编辑功能。

支持所有医嘱和申请单打印功能，符合有关医疗文件的格式要求，必须提供医生、操作员签字栏，打印结果由处方医师签字生效。

提供医生权限管理，如部门、等级、功能等。

自动核算各项费用。

支持医保费用管理。

自动向有关部门传送检查、检验、诊断、处方、治疗处置、手术、转科、出院等诊疗信息，以及相关的费用信息，保证医嘱指令顺利执行，并自动获取相关检验检查结果信息。

10. 住院护士工作站

住院护士工作站是为临床服务的一个重要子系统，它以护士的日常工作为目标，具有对病房入出转和医嘱进行处理等功能，是实现住院患者收费的重要前端。

（1）入出转与在科患者的管理。

提供符合临床习惯的患者一览卡，使患者及床位状态一目了然。

处理患者的入科、转科、出院事宜，入出转取消功能允许误操作或特殊情况下的恢复操作。

对入出转处理及患者病情变化进行追踪记录，提供了任一时刻病房状态及流动情况的统计功能，彻底解决了流动日报不一致的问题。

支持一个病区包含多个科室床位的模式，允许各科床位分别统计，分别核算。

提供出院患者预通知功能，及时通知住院处收容患者，通知收费处进行结账准备。

（2）医嘱处理与收费功能。

提供医嘱的录入和对应计价项目的录入，按患者进行医嘱校对、作废，并能打印患者长期（临时）医嘱单。

以首先满足临床需要、医嘱完全符合临床规范为前提，允许以自由格式录入医嘱，避免了医嘱项目字典限制医嘱输入的医嘱表达困难问题。

自动生成各种治疗执行单，如服药单、注射单、输液单、小治疗单等。既可以提供分工护理模式下分类执行单，也可以提供责任制护理模式下的单患者综合执行单。

准确实现了医嘱记录单的续打、重打、指定页打印的功能，满足医嘱重新整理等特殊要求。

根据各类（如口服类药物治疗）医嘱生成摆药单，与临床药局联合使用，提供摆药单的传送和获取药品有无的信息。

实现了临床医嘱表达需要与自动划价处理的统一。提供按医嘱或按摆药单进行划价的模式选择。

与检查、检验信息子系统联合使用，提供录入检查申请单和化验单，以及查询检查、检验结果功能。

（3）查询打印功能。

患者信息：可查询、修改在科患者的基本信息，包括护理等级、病情、最新诊断、经治医生等信息。

体征信息：录入患者的体温、脉搏、呼吸、血压等数据，打印出体温单。

病案首页信息：录入患者病案首页的有关信息，形成完整的首页。

住院患者：以列表方式查询在科患者信息，包括预交金和累计费用。

等床患者：查询本病房等床患者信息。

出院患者：查询本病房任意时间出院的患者情况。

流动统计显示：打印本病房各科室任意时间的医疗统计信息。

11. 产科护士工作站

产科护士工作站首先具备了全部普通护士工作站的功能。另外，产科护士工作站还具有母婴同床的管理功能，具体功能如下。

新生儿登记。

新生儿床位安排，与母亲同床。

新生儿费用管理，可以做到在结账时将孩子费用结算在母亲身上。

新生儿查询、统计功能，可查看本科室的新生儿情况。

12. 住院药房管理系统

（1）医嘱摆药。

多数医院的住院患者用药采用中心摆药的模式，即在中心摆药室由药师每天根据药疗医嘱摆出每个患者的服用药品。这种形式有利于药师对患者进行用药审查，有利于药品的集中控制。针对中心摆药的模式，住院药房管理系统提供摆药程序应用于中心摆药。

（2）处方取药。

住院患者在特殊情况下也通过处方取药，像特殊用药、出院带药等。住院患者与门诊患者不同之处是住院患者药品费用为记账式。过程为：医生通过医生工作站录入处方并传递给药房，药房审核后确认，药品出库并计入患者费用。处方也可以由药房直接录入。

13. 医技科室划价计费系统

医技科室划价计费系统应用在各检查、检验科室。医技科室可以通过检查划价系统接收来自门诊、住院医生站开出的检查和化验申请单，并能够根据单据上的内容进行划价、计费、补费等操作。由于医院管理要求不允许医技科室自行退费，所以在程序设计时，医技科室划价计费系统不具备退费功能。患者需要退费时需到门诊、住院收费处进行退费。

在医院实施了一卡通系统之后，在医技科室划价计费系统中可以直接从患者卡上进行费用扣减，减少患者排队缴费的等待时间。

14. 药品管理系统

药品管理系统主要实现药品的进、出、存管理。其目标是做好药品的品种、数量、金额管理，以及药品库存的控制以达到减少库存资金占用、保障供应、堵塞药品流通中各种漏洞的目的。

同时，为其他系统提供药品信息，包括临床系统中需要使用的药品字典、计价收费中需要使用的药品价表和药品的可供目录等。

药品使用的统计分析，为合理用药和高层管理服务。包括不同类别不同品种药品的使用情况、不同科室不同医生药品使用的情况、各厂家药品的消耗情况等。

药品管理系统可以分为药库管理、住院药房管理、门诊药房管理、药品综合查询 4 个子系统。每个子系统又可分为若干个功能模块或程序。

不同厂家的药品管理系统在模块划分、功能设置上会有所不同，但主要的功能大体一致。这里先对上述功能结构做一简单介绍。

药库是药品进入医院的入口，也是药品信息进入整个医院药品管理系统的入口。药库管理子系统中，药品字典管理主要负责药品的品种、规格、剂型、含量、别名等信息的定义。该定义将用于整个医院药品管理系统中有关药品信息的处理；药品价格管理主要负责新药品价格的设定和已有药品价格的调整，药品价表是整个收费系统价表的重要组成部分；库存管理包括药品的库存初始化、入出库处理、库存盘点、采购计划、入出库统计等功能。

住院药房管理中的库存管理与药库子系统中的库存管理功能基本相同，不同之处是住院药房可以通过网络直接向药库提出发放申请，也可通过网络直接接受药库子系统生成的支拨单；处方录入模块主要负责患者处方领药，如毒麻药、贵重药及一些外来处方处理；医嘱摆药处理负责药疗长期医嘱和临时医嘱摆药单的生成处理；科室药柜管理主要负责对科室小药柜的库存量、消耗量、请领量进行监督和控制。

门诊药房管理中的库存管理与住院药房的库存管理基本相同；处方发药处理负责在发药窗口接收由门诊收费发送过来或者由医生录入且由门诊收费确认的处方，人工核对无误后，调配并做确认出库处理；处方录入负责未经门诊收费处理的其他处方录入和药品出库处理。

药品综合查询子系统中的按品种库存可以查询指定药品在各个药库、药房的现存量；支出统计可以统计指定时间区间内各品种或各类别药品的支出情况；入库统计可以统计指定时间区间内各品种或类别的入库情况。

一家小型医院，门诊药房和住院药房可能合并设置；一家大型医院，门诊药房和住院药房一般分开设置，并且可能有多个门诊或住院药房。这些单位的库存各自独立管理。为了管理上的方便，住院药房和摆药中心之间可能共同使用一个库存，也可能分开管理库存。因此，药品管理系统在库存管理的功能上一般可以设置多个库存管理单位，库存管理单位之间的库存互相独立、互不透明。

15. 一卡通管理系统

建立统一的信息库对患者身份标识施行一卡通管理，能够进行集中的卡证管理。

一卡通管理系统支持磁卡、IC 卡、条形码等技术及卡管理功能。实现就诊人员身份与卡统一管理，为每个新建病历的就诊者建立一个包含基本信息的主索引，患者在门诊的挂号、医生工作站、门诊收费、取药、LIS、PACS，以及住院登记、患者自助费用查询、出院结算等所有相关医疗服务的操作和查询，一次录入，共享使用。

一卡通管理包括建卡管理，就诊者信息录入、修改；就诊卡管理（发卡、挂失、换卡、补卡、卡合并、信息补录等功能）；保证就诊者 ID 的唯一性，与住院号、医保号等进行关联；建立就诊者主索引，允许更新就诊者主索引信息。

支持预交金管理，卡账户管理，含预交、充值、扣款、退费等功能。系统支持门急诊预交金方式，支持预交金冻结功能。医院可以根据情况择时启用。

支持银医卡（银联卡+诊疗卡）模式，通过与指定银行接口，可办理具有银联卡功能的诊疗卡。

此外，一卡通在区域医疗协同中扮演重要角色，患者身份的唯一确认、区域内信息共享、双向转诊、远程医疗、预约等均需要一卡通支持。

3.2.2 电子病历

电子病历（EMR）面向门诊和病房临床医生开放，满足了医生日常阅读、书写病历和医院管理病历的需求，它具有知识库管理、病历模板制作、病历书写、开具各种检查检验申请单、查询报告单、电子病历浏览、病历质量控制等功能。它将患者在院期间的所有医疗信息通过计算机管理，并给医生临床工作提供有益帮助，是一个真正意义上的临床信息系统。通过电子病历系统，可以将传统病案中的大部分内容及其管理完全电子化。

功能特点

（1）住院志。

主要用于住院志的填写，系统将住院志分为：入院记录，再（多）次入院记录，24 小时内出入院记录，24 小时内入院死亡记录。医生可针对不同的患者填写不同的住院志。

一份完整的住院志须由经治医生书写，给出初步诊断并签名；下最后诊断，上级医生审签入院记录，主任医生审签最后诊断。

一份住院志须经三人签名：经治医生、上级医生、主任医生。

每次签名的记录都需要保存在该患者的备份文件中。

（2）病程记录。

书写病程记录标题只能选择系统提供的项目，不能自定义标题名称。已写的病程记录如没签名不能再写新的记录，只有当已写的记录签名后才能再写新的记录。在病程记录书写时应注意书写的顺序，多个病程记录组成一个病程文件，上级医生可对每个记录进行审签（分三级：经治医生、上级医生、主任医生），每次签名的记录都需要保存在该病人的备份文件中。

（3）非病程记录。

主要用于填写与病程记录不连续编排的记录和某些特殊记录，如手术记录、产科某些有特殊要求的记录。该模块与"病程记录"不同的是签名后的文件可继续填写。每次签名的记录也保存在该患者的备份文件中。

（4）检查检验申请。

主要用于填写检查检验申请单。电子病历系统提供了开检查检验申请、查询检查检验报告等功能。检查检验项目保存后，可自动写入医嘱。如要删除某项申请，应记入医嘱。

开检验单时，系统有自动判断重复项目和包含项目的功能，确保不开重复项目。电子病历生成的检验单详细提供了标本种类、容器类型、标本量、送检室和注意事项等，护士读起来能一目了然。

（5）诊疗申请。

主要用于填写诊疗申请单。电子病历系统提供了开诊疗申请单、查看预约时间、查询检查报告等功能。

（6）知情文件。

主要用于填写知情同意书。该文件可保存，无须签名。

（7）质量监控。

提供各种监控的统计、监控状态及监控体系的查询。监控的主要目的是提示医生在工作中应及时完成哪些记录的填写工作，同时，也对病历质量进行评估。

（8）与医生工作站的关系。

电子病历系统与医生工作站配套使用，医生工作站是电子病历特别是病程部分的主要内容来源，而电子病历本身则可以在更大的范围内被浏览、使用和传播。

（9）电子病历的签名与更改。

病历是具有法律效应的文件，病历数据具有法律证据作用。病历中医疗数据的安全性极其重要，这不仅维护了患者的权益，也维护了医疗人员的权益。医生每次写完电子病历都要进行签名后才能生效。如果重新打开电子病历进行更改操作，EMR 系统就会针对不同的更改人进行不同的处理，如上一级医师对电子病历内容进行删除或增加内容时，系统自动将删除的内容变红且在文字中间加一条横线；如果是主任医师对电子病历内容进行删除或增加内容时，系统自动将删除的内容变红且在文字中间加两条横线，对新加的内容同样变红且在文字下面加两条横线。

3.2.3 检验信息系统

检验信息系统（Laboratory Information System，LIS），是指用计算机网络和信息技术，实现临床实验室业务信息和管理信息的采集、存储、处理、传输、查询，并提供分析及诊断支持的信息管理系统。如果信息系统的信息输入、输出方式趋于多样化，那么 LIS 的数据分析处理能力就需要不断被增强。

系统功能

LIS 在功能上可划分为 3 个层次，即实验室业务信息处理层、实验室管理层和分析决策支持层。

第一层次是实验室业务信息处理层，主要针对实验室、检验科的日常工作。由于实验室的工作流程和性质不同，LIS 可以分成检验申请子系统、标本采集子系统、通用生化子系统、微生物检测子系统、血库子系统、报告管理子系统和查询子系统等，同时包含相应的质量监控系统，对技术或逻辑错误、历史结果等进行自动判断分析处理。

第二层次是实验室管理层，主要针对实验室内部各方面的管理工作，通过对原始数据的汇总，提供反映各方面运行状况的报表。

第三层次是分析决策支持层，向领导提供决策信息和智能诊断功能等。

检验管理系统（LIS）实现了检验业务全流程的计算机管理。从检验申请、标本编号、联机采集数据分析、出具报告到质量控制等，每个环节都设置了相应的功能模块，实现了计算机辅助管理。

LIS 的检验报告管理子系统具有如下主要功能。

（1）申请录入及接收功能：根据医生的手工申请单录入申请或接收医生工作站从网上发出的申请。

（2）标本编号功能：按照检验工作需要将标本按一定的规则编号。

（3）结果录入功能：将检验结果按患者录入到数据库，形成初步报告。

（4）结果确认功能：对初步形成的报告结果进行审核确认，形成最终报告，发往门诊或病区。临床科室可及时准确地得到确认后的检验报告。有的系统还能对结果进行自动判断，对异常结果给出警示，提供与以往结果对照的功能。

（5）项目划价功能：根据患者所做检验项目对检验单进行划价。根据科室的业务情况，可恰当选择划价点。

（6）质量控制功能：完成检验科室内部的质控管理功能。

（7）统计查询功能：包括工作量统计、检验项目统计、检验结果查询等方面的功能。

LIS 的数据采集子系统具有如下主要功能。

完成检测结果的自动采集并放入数据库，可使检验结果从检验仪器直接传入计算机，从而简化了检验人员手工抄写检验结果到检验报告或登记本的过程，形成初步的报告。这一工作包括初始化串口、与仪器通信采集数据、数据分析、结果入库等功能。

3.2.4 医学影像存储和通信系统

医学影像存储和通信系统（PACS）以各类医学图像工作站为基础，通过自行设计的专用医学影像设备接口模块与各种影像设备相连。各图像工作站可按单机或联机方式工作，提供图像的存储管理和强大的图像后处理功能，还可提供设备和科室管理。利用影像服务器和工作站可组成 PACS 网，统一存储和管理，实现全院的影像资料共享，影像诊断的无胶片化和无纸化，临床医师能快速得到影像科室的诊断报告和相应的影像，并支持远程会诊。

PACS 作为医院信息化工作的一个组成部分，与医院在用的 HIS 实现融合，在同一界面下，同一时段内，一次性完成图像和诊断报告信息的调阅，帮助影像科室诊断。医院 PACS 实施后，影像科室可在 PACS 模式下工作，对影像进行计算机化获取、处理、存储、调阅、检索，并通过 PACS 网络向全院提供患者图像信息及诊断报告。

软件模块功能如下。

（1）预约登记工作站。

预约登记工作站用于登记、确认患者的检查信息，是 PACS 工作流程中的第一步。

从 HIS 接口调用患者信息。

登记确认患者检查信息，按科室规则自动产生检查号。

支持条形码和磁卡读入。

以生成的检查号打印条形码。

扫描申请单。

短信通知平台。

自动和手工分诊功能。

打印每天登记的检查信息作为备份。

支持各类统计功能，能对各科室、各医生、各设备进行工作量和阳性率等统计；患者ID 号为全院唯一，与 HIS 兼容。

（2）DICOM 影像服务器。

DICOM 影像服务器是 PACS 的核心，其主要功能是影像归档服务与影像检索服务。设备产生的影像通过影像归档服务，根据一定策略发送到不同的影像存储设备，并可以对已归档的图像通过影像检索服务获取。

完全支持 DICOM 3.0 标准。

支持 DICOM 影像归档（C-STORE）。

支持 DICOM WORKLIST（英文名或中文名）。

支持 DICOM 影像检索（C-FIND、C-MOVE、C-GET），允许影像设备或第三方工作站直接从影像服务器获取影像数据。

对影像数据支持符合 DICOM 标准的无损或有损压缩。

检查信息与影像信息的自动智能匹配。

接收图像时具有自动补登记功能（可配置）。

支持非 DICOM 3.0 标准影像的转换。

可定义不同策略对影像进行分发，减轻网络和服务器压力。

提供丰富的归档日志。

（3）诊断医生工作站。

诊断医生工作站是影像诊断医生进行软阅片、书写诊断报告、管理患者检查信息的工具，是 PACS 系统的重要组成模块，也是影像科室诊断医生的日常工作平台。诊断医生工作站的设计紧密切合医院医疗流程，操作设计符合医生使用习惯。

（4）临床信息获取。

查看电子预约申请单。

已扫描的手写申请单。

支持临床电子病历浏览。

支持医嘱等信息获取（在无电子病历的情况下）。

（5）查询部分。

分为常用查询与高级查询，常用查询功能简单，界面使用方便快捷；高级查询功能复杂；查询部分做到了功能与使用效率的统一。

可以对同一患者的历次检查结果自动进行汇总，有利于患者复查时医生方便浏览历次检查结果信息。

支持根据患者基本信息，以检查为单位，进行检查查询。

支持通过报告中出现的字段，进行病名搜索。

支持对检查诊断按 ICD 10 编码进行归类、查询。

支持根据如上所述的查询结果，进行统计和分析。

（6）视频采集工作站。

视频采集工作站支持非 DICOM 设备的图像和视频采集，适用于超声、内窥镜、病理、核医学、数字减影技术（DSA）、胃肠镜等设备，并提供相应的报告填写工具和报告模板。视频采集工作站对不同的设备嵌入不同的功能模块，能够减少医生的学习和操作难度，灵活适应医院各类设备。

支持静态和动态采集，转换为 DICOM 格式统一存储。

支持 VHS、RGB 和 S 端子等视频接口。

支持最高 1K×1K 视频和图像采集。

支持黑白和彩色图像采集。

提供专门的超声、DSA、内窥镜、病理报告填写工具。

支持可定制图文报告。

支持脚踏开关、USB 开关。

加入容错设计，提供采集时错误检测和错误报告。

（7）排队叫号工作站。

排队叫号工作站通常作为预约登记工作站的一个组成部分，主要功能为查询和选择等待分诊的检查预约信息，分配相应的检查组和队列。

作为 PACS 产品的一个组成部分，与其他模块紧密集成。

排队信息由登记工作站的自动分诊或者手工分诊安排。

同一个队列可以安排普通、优先、急诊、复查等不同的优先级别。

叫号有手工叫号与自动叫号两种模式。自动叫号就是上一个患者检查完毕，自动呼叫该队列的下一患者。

叫号显示屏支持电脑屏幕、液晶电视、LED 显示屏等。

支持语音叫号，有男声、女声供选择。

（8）临床医生工作站。

临床医生工作站是应用于全院 PACS 系统中的 PACS 影像浏览终端，其界面与诊断医生工作站相似。但由于权限缘故，仅提供患者信息浏览等功能。

按多种条件查询患者信息，调阅患者影像等信息，受权限控制，一般情况下，仅可调阅申请医生所在病区的患者信息。

支持查看患者病历、医嘱等信息（需与 HIS 接口），权限同上。

报告部分：仅支持报告浏览，并且只能调阅影像科室已确认的报告，急诊报告除外。与诊断医生工作站相同。

（9）临床 Web 浏览。

Web 浏览器的工作对象与临床医生工作站相似，是因为医院需求不同，或对 CS 结构模式应用的限制，而开发的 BS 模式浏览程序。

Web 浏览程序在功能及速度上比 CS 结构的客户端速度慢。

Web 浏览程序通过下载安装一个 Active X 控件完成浏览工作，界面和功能与非 Web 版本基本一致，略微精简。

3.2.5 临床药学管理系统

临床药学管理系统根据临床药师工作的专业特点和基本要求，结合《处方管理办法》《医院处方点评管理规范（试行）》《抗菌药物临床应用指导原则》《抗菌药物临床应用监测方案》等相关管理规范的要求，运用信息技术实现处方（医嘱）查看、处方（医嘱）点评、抗菌药物分级管理、抗菌药物临床应用调查上报、抗菌药物专项点评（治疗性用药评价）、围手术期使用抗菌药物评价、电子药历、抗菌药物使用统计分析、全院用药情况统计等功能。

系统通过标准数据接口读取 HIS 系统中的病人及医嘱信息，将合理用药监测系统的处方自动审查功能和本系统提供的处方（医嘱）点评、抗菌药物临床应用调查、围手术期抗菌药使用评价等功能相结合，并将各审查和评价的结果进行量化处理，通过统计的方式，快速分析医院中的不规范处方和不合理用药情况。同时能够实现电子药历的一键式生成，从而提高药师的工作效率，帮助医院药学管理部门的专业人员快速、高效地从事临床药学工作。

基本功能如下。

1. 抗菌药物专项点评（围手术期用药评价）

临床药师可以使用本系统对围手术期抗菌药的使用情况进行快速评价，通过对病人各种信息数据的高度共享，将医院的围手术期抗菌药使用管理水平提升到更高层次。

功能实现：根据《卫生部办公厅关于抗菌药物临床应用管理有关问题的通知》（卫办医

政发（2009）38 号）、《普通外科 I 类（清洁）切口手术围手术期预防用抗菌药物管理实施细则》和《剖宫产手术围手术期预防用抗菌药物管理实施细则》等对围手术期抗菌药物的规定和要求，临床药学管理系统提供了针对围手术期抗菌药物使用情况的评价功能，药师审核或补充手术相关信息和抗菌药物用药目的后，可以对围手术期预防用药的多项情况（系统已设置多项点评点，临床药师可根据判断进行选择）进行评价。系统还重点提供针对 I 类和 II 类手术切口生成相关抗菌药使用情况的工作表格，使临床药师及时有效地掌握全院围手术期预防使用抗菌药的情况，方便其对不合理用药情况进行及时干预，从而提高医院整体医疗水平。

2. 抗菌药物专项点评（治疗性用药评价）

临床药师可根据本系统快速准确地实现治疗性抗菌药物处方（医嘱）的点评工作，并能根据结果，快速地生产相关报表。

功能实现：根据《2011 年卫生部抗菌药物专项整治活动方案》《处方管理办法》《医院处方点评管理规范（试行）》等要求医疗机构落实对抗菌药物处方（医嘱）的点评制度，组织相关专业技术人员对抗菌药物处方（医嘱）实施专项点评工作，将其结果作为绩效考核的重要依据。该功能按照以上要求将点评点标准化处理，方便临床药师及时地对治疗性抗菌药物医嘱和处方进行点评，对不合理用药的情况进行干预，从而实现规范医院治疗性抗菌药物用药，提高医院的用药水平。

3. 抗菌药物临床应用调查

抗菌药物临床应用调查的电子化功能大大减少了临床药师烦琐的抽样过程，以及填写报表的工作时间，提高了报表的质量及准确率，促进了临床药学工作的高效开展。

功能实现：临床药学管理系统以卫生部《抗菌药物临床应用监测方案》中的相关规定为依据，通过从 HIS 系统提取的病人信息，智能判断病人的类型（非手术病人、手术病人、腹外疝手术病人、乳房手术病人和甲状腺手术病人），并自动生成"手术/非手术病人抗菌药物使用情况调查表"等一系列电子化表格。同时，在完成这一系列调查表的填写后，系统能够根据所填写的调查表，生成具有总结性质的"用药合理性意见表"，免去了临床药师翻阅纸质病历所需花费的大量时间和精力，避免手工出错，极大地提高了工作效率。

4. 处方（医嘱）查看

通过强大的接口读取功能，调取 HIS 系统中的相关信息，能够帮助临床药师足不出户地查看医院病人的信息，根据病人的实际情况，进行病人用药指导和现场咨询，并可与临床医生进行用药方案的研究和讨论，从而最大限度地预防潜在用药不合理事件的发生。

（1）查看病人相关信息。

功能实现：临床药师可以通过临床药学管理系统的工作平台按照病人类型（住院、门诊病人）、病人 ID/姓名、科室、医生、诊断等筛选条件，从 HIS 系统读取和查看病人的相关信息。

病历：及时了解病人的病情、诊断等基本情况。

医嘱：迅速掌握病人的用药情况和治疗措施等。

检验检查结果：包括病人实验室检查结果及影像学检查结果等。

手术信息：包括手术名称、切口类型等。

（2）病人处方（医嘱）回顾性审查。

临床药学管理系统可以对已经开具的处方（医嘱）进行复核性审查，对处方（医嘱）用药的合理性进行监测。该功能能够让临床药师发现不合理用药情况，及时与临床医生讨论及修订更加科学合理的用药方案。在确保患者用药安全、降低药害事件发生、减少医疗资源浪费的同时，也为临床药师与临床医生建立起了良好的沟通桥梁。

功能实现：目前可提供的审查内容有药物相互作用、注射剂体外配伍、重复用药、给药剂量、给药途径、药物过敏史、药物禁忌症、药物副作用、老年人用药、儿童用药、妊娠期用药、哺乳期用药等多个项目。

（3）处方（医嘱）用药信息查询。

临床药学管理系统可以进行临床用药信息的查询，向药师提供及时、全面的医药信息，为处方审查及评价工作提供临床用药信息的参考，有效规避不合理用药情况，提高工作效率。

功能实现：用鼠标右键单击药物名称即可进入信息查询功能，可以选择相应的信息模块进行有针对性的查询。

目前可提供的查询内容有：药品简要信息提示、MCDEX 药物临床信息参考、药品说明书、中华人民共和国药典、病人用药教育、临床检验信息参考、抗菌药物临床应用指导原则、医药学常用计算公式、医药法规、药物—食物相互作用、药物—药物相互作用、注射剂体外配伍、禁忌症、副作用、老年人用药警告、儿童用药警告、妊娠期用药警告、哺乳期用药警告等多个项目，还提供了以药理分类、适应症分类、禁忌症分类、不良反应分类、FDA 妊娠安全性分级等不同的分类方式进行的药物信息检索功能。

5. 处方（医嘱）评价

临床药学管理系统的处方（医嘱）评价功能以科学的抽样方式，通过规范的评价标准，在达到提高处方（医嘱）质量、保障患者用药安全这一目的的同时，简化了药师的工作流程，并且合理、有效地提高了临床药学人员的工作效率。

功能实现：临床药学管理系统对《医院处方点评管理规范（试行）》中规定的 28 项评价点进行了标准化及量化管理，为临床药师提供了对处方审核结果的评价功能，可以对处方的填写格式、处方药品的数量、用法用量、适应症、禁忌症、给药方法等多项情况进行评价，使其快速、有效地完成评价工作。同时，系统还可以将这些评价结果进行计算机化存储，以便对处方评价结果进行统计和分析。当评价完成一张处方（医嘱）后，系统能够根据临床药师的评价内容，对被评价的处方进行问题严重性的评级，并将其分为合理处方和不合理处方。不合理处方包括不规范处方、用药不适宜处方及超常处方，方便临床药师及医生对处方用药情况进行深入的分析和研究，为提高医疗服务质量、节约医疗成本提供有效数据参考。

6. 电子药历

临床药学管理系统能够一键式地生产电子药历，将已从 HIS 取到的病人相关信息数据自动添加进电子药历中，方便临床药师编写药历，有效提高了工作效率。

功能实现：临床药学管理系统能为临床药师提供书写电子药历的功能。临床药学管理系统直接通过从 HIS 系统提取所需的患者信息，实现电子药历的快速生成。临床药师还可以通过分析患者的详细情况、修改不适宜的信息，添加关于患者用药的各种工作记录、药物治疗总结。电子药历功能减少了临床药师手工填写病人信息的繁复工作，有效提高了工作效率。

7. 医院用药情况统计

（1）抗菌药物使用情况统计。

（2）药品统计分析表。

根据《处方管理办法》中对处方的要求，临床药学管理系统会自动根据医院处方的情况生成报表。

（3）审查结果统计。

3.2.6 合理用药监测系统

合理用药监测系统（PASS）是根据临床合理用药专业工作的基本特点和要求，运用信息技术对科学、权威和不断涌现的医药学及其相关学科知识进行标准化处理，可实现医嘱自动审查和医药信息在线查询，及时发现潜在的不合理用药问题，帮助医生、药师等临床专业人员在用药过程中及时有效地掌握和利用医药知识，预防用药不合理事件的发生，促进临床合理用药工作的数据库应用系统。

合理用药监测系统（PASS）含有临床药学信息、药品说明书、病人用药教育、中国药典、药物检验值、临床检验信息、抗菌药物临床应用指导原则、医药学计算公式、医药法规、合理用药与信息化、审查各项信息等功能模块。

3.2.7 手术室麻醉临床信息系统

手术室麻醉临床信息系统是面向麻醉医生、手术护士和手术室相关的科室医生提供的围手术期电子病历和麻醉质量管理的智慧医疗管理系统，可实现手术室时间、人员、设备资源和信息资源的高度共享，将手术室内的各种设备进行智能集成，建立起医院手术室相关大数据中心，结合卫计委下发的《麻醉专业医疗质量控制指标》规范要求进行细化，提供手术室管理决策支持和临床科研决策支持应用服务。

手术室麻醉临床信息系统主要实现以下目标：

建立以患者为中心的麻醉科电子病历系统；

存储完整的麻醉临床数据；

提高数据利用价值，服务临床科研；

规范麻醉业务和流程，进行质量控制；

实现数字化手术室的目标。

手术室麻醉临床信息系统由两部分组成：采集工作站和麻醉工作站（两者同属于一个物理单元，也可以分开，分别做一个物理单元）。

每个手术室的每张手术台，配备一台计算机，同时安装采集工作站和麻醉工作站。采集工作站用于连接手术监护设备，采集实时监测的数据；麻醉工作站用于术中显示采集的数据，并记录术中事件，例如用药、出入量、麻醉事件等，同时也可进行手术预约登记、手术安排、麻醉电子病历填写等其他工作。

医生办公室及远程监控中心的计算机，只需安装麻醉工作站，就可以监控每一台手术的实时数据采集及术中事件，同时也可以进行其他操作。

采集工作站和麻醉工作站的所有数据，都保存在本地数据库中。与医院 HIS 系统对接后，可以从 HIS 数据库中读取相关信息，但不能改变 HIS 数据库的原有数据和结构。

3.2.8 移动护理系统

通过对临床护理的流程化、规范化管理，将"三查七对"、护理评估、护理处置等日常业务与护士岗位管理、绩效考核相结合，协同临床诊疗路径、护理路径，实现患者从入院到出院的全过程护理活动跟踪服务，提高护理服务质量和工作效率。量化护理操作，为护士的定岗定级和工作量统计提供数据支持。

移动护理系统主要功能如下。

（1）患者信息准确查询。

PDA 扫描患者腕带，查看患者信息、费用信息和检查检验报告等，方便医护人员随时随地了解患者病情数据。

床边设备数据实时采集。

自动采集床边设备数据，包括呼吸机、监护仪、输液泵等，将数据保存到移动护理系统中，为医护人员提供及时、有效的数据支持。

（2）观察项、出入量的实时录入与查询。

通过移动终端，将患者的体征信息、观察项和出入量在床边录入，使信息实时呈现于医生工作站和护士工作站。

（3）医嘱查询、核对与执行。

将医嘱进行分类，在患者床旁实现医嘱读取、查询、核对和执行。实时查看全天医嘱执行情况、护理工作的完成情况等。

（4）护理计划（护理路径）的衔接。

结合护理路径，通过护理计划，规范护理操作，提高护士工作效率。

（5）汇总多种护理文书。

包括各专科护理记录单、护理评估单、护理措施单、体温单等。

（6）护理评估等。

包括护理评估（成人、儿童、新生儿）、疼痛评估、入院评估、整体护理评估、跌倒防范及评估、压疮评估、出院评估等。

（7）移动护理智能提醒。

实时地给药提醒、护理操作提醒、体征测量时间提醒、危急值提醒、检查检验报告信息回馈提醒等，保证护理工作的及时性和有效性。

（8）护理主任工作站。

便捷查看全院护理资源，根据院内实际情况进行合理调配和利用，如护理排班、工作量统计、各科床位的使用率、各科床位周转率、床位动态、护理质控、未完成病例清单、已完成病例清单等。

3.2.9　移动查房系统

移动查房系统是新一代的住院临床信息系统，它充分利用信息整合和移动终端技术，把传统住院信息系统的触角延伸到患者床边，进一步提升医护人员的工作效率，增进医患关系。

病区组建无线网络后，医生可以方便、自由地在病区间移动电脑，利用 WLAN 登录医生工作站，可以方便调出患者的电子病历，快速掌握患者全部信息，方便医生根据病情变化及时开出检验、检查、治疗和其他医嘱，并可将处理情况实时传输至信息中心，提高医生的工作效率，减少医疗差错。主要功能如下。

（1）病区患者信息查询。

可以在床边直接调阅患者病历，迅速获取患者的住院信息、病史、检验及检查结果和其他生命体征信息。

（2）患者医嘱管理。

根据查房情况，及时将信息录入计算机，并根据病情变化开出检验、检查、治疗和其他医嘱，避免了查房后再次转抄医嘱或凭记忆补开医嘱，记录病程，避免重复工作。

（3）患者体征报表查询。

（4）患者检验、检查报告查询。

（5）患者 PACS 影像资料查询。

（6）远程查房。

（7）病区数据总览。

3.2.10 重症监护系统

重症监护（Intensive Care）是指运用各种先进的医疗技术、重症监护信息管理系统现代化的监护和抢救设备，对各类危重病患者实施集中的加强治疗和护理，确保患者的生存和生命质量。

重症监护系统建设目标如下。

（1）智能化设备管理。

智能化设备管理，可连接多种品牌进口监护仪，支持各种监护仪、呼吸机、输液泵的无缝集成和自动接入。

（2）自动采集。

可直观地显示患者的各种数据，并自动动态采集和显示来自外援的设备数据，提供重症监护数据浏览器和 SOA 数据服务。

（3）无缝集成。

可选的开放式体系，可方便地与 HIS、LIS、PASS、EMR、医院信息平台无缝系统集成，实现一体化的重症监护系统。

（4）资源共享。

拥有多项临床计算、评估和功能，为临床决策提供国际标准化及高效率的支持，实现数据资源共享，方便患者病区转诊。

系统主要功能如下。

（1）自动、精准的重症监护记录。

实现患者心率、血压、体温、血氧饱和度等体征数据的自动采集，实时记录监护过程数据，自动生成符合医疗政策要求的规范化护理文书。对于重症监护患者来说，通过自动实时地采集信息，减轻护士记录工作量，让护士能够将更多精力投入对危重患者的护理中。

（2）精准、闭环的医嘱过程管控。

自动获取患者医嘱，并支持医嘱处理跟踪，规范、智能的交班功能保证医嘱闭环。通过对医嘱的全流程记录与监控，实现了医嘱的高效闭环管理，支撑多角色、多维度了解医嘱执行与校对，保证患者安全，满足质控要求。

（3）完整、标准的医疗护理文书。

能够根据医院需求定制标准化、规范化的医疗护理文书库，包括 ICU 护理记录、ICU 连续血液净化治疗护理记录、新入（转入）患者护理评估记录等。以图形化方式直观再现患者的生命体征信息，以及主要的医疗事件，满足多病种的病历记录需求，快速、高效、准确地记录病历。

（4）丰富、专业的评分与数据展现。

围绕病情分析，建立专业、定量的评估模型库，实现病情的定量评价。建立重症监护数据中心，定制化、多维度地进行数据分析和报表展示，支持多种格式的导入导出，极大地缩减医护人员烦琐的数据统计工作量，有效支撑科室管理向标准化、规范化、数字化科室转变，满足各级的质控要求。

3.2.11 临床路径管理系统

临床路径以服务对象（患者）为中心，建立在"以人为本"的理念上，改变过去"重病不重人"、医疗服务标准不统一的现象，目的是使患者获得最佳的医疗服务，促进身体康复，节省医疗费用。临床路径管理模式起源于 20 世纪 70 年代，实施临床路径可以帮助医疗机构规范医疗行为，降低医疗风险，提高医疗质量，减少医疗费用。具体功能如下。

（1）以患者为中心的路径模式：患者从入径到出径，整个诊疗过程实施科学化、标准化、规范化管理。

（2）患者的全诊疗过程管理：系统实时监控临床诊疗过程行为，实现诊疗过程的全息管控，同时变异信息的电子化收集，为医疗质量改进提供有效的数据基础。

（3）多样化医嘱处理模式：组医嘱、互逆医嘱、可选医嘱、必选医嘱及灵活的换药等模式，为医生提供了便捷的工作方式。

（4）智能预警：根据预设的标准流程，对诊疗过程实时监控，对重点工作实时提醒，避免遗漏。

（5）变异管理：根据变异的原因不同，将变异进行分级、分类管理，有效解决精细化管理模式下医院临床路径病种推广变异率居高不下的问题。

（6）色彩标示管理的运用：整个临床路径运行的过程中使用了色彩提示，采用红色、蓝色、黑色 3 种颜色标识提醒医嘱执行状态。

（7）医嘱反馈机制：护士处理完医嘱后在系统中确认已执行的医嘱，执行情况会自动传递给医生，加强医护之间的核检，减少失误。

（8）路径优化模式：临床路径管理小组对科室提交的路径优化建议进行审核，审核通过后版本自动升级，对比分析前后版本的执行效果，持续改进医疗质量。

（9）数据分析与评价：系统满足评级要求和医院运营管理的路径跟踪、统计分析功能。例如临床路径入径率、完成率、变异统计、院内感染、并发症、患者满意度等统计报表，同时提供医疗质量、工作效率、卫生经济指标评价功能，能够为院方在改进诊疗水平和改善医院运营管理时提供重要的决策依据，为医疗资源合理配置提供参考信息。

3.2.12　CA 电子数字认证系统

依托《电子签名法》与《电子病历基本规范》的要求，采用相关技术与手段，为医院提供全面的电子认证服务解决方案，实现电子认证服务和相关技术与医院信息系统的有机结合，为医院营造安全、和谐、高效的信息化医疗环境。

建立医院的 CA 电子数字认证服务体系，为医院提供数字证书全生命周期的服务。通过为医院医务人员颁发数字证书，实现医院关键岗位的医务人员持证上岗；通过数字证书为医院医务人员在应用系统中的身份进行标识和确认。

在医院现有信息系统框架下，搭建医院统一的业务应用安全支撑体系，部署身份认证系统、签名服务系统、时间戳系统和服务器密码机等产品，提供本地的 CA 安全认证服务，为医院数字医疗信息系统提供数字证书身份认证和可靠电子签名等功能，解决电子病历系统医疗数据电文的数据安全和责任归属问题，保证医院系统电子数据的合法性、有效性。

CA 电子数字认证系统通过提供统一标准的对外接口，实现电子认证服务和相关技术与医院信息系统的有效集成，实现可信身份、可信数据、可信行为、可信时间的目标。

1．建立健全相关系统和组件

身份认证服务器系统。

签名验签服务器系统。

时间戳服务器系统。

电子签章系统。

安全中间件。

服务器密码机。

患者文书签名系统。

纸质文书归档查询系统。

2．实现医院以下系统或场景的电子签名实现

电子病历的电子签名实现。

患者签名的电子签名实现。

医嘱系统的电子签名实现。

实验室签名的电子签名实现。

体检系统的电子签名实现。

电生理网络系统的电子签名实现。

手术麻醉系统的电子签名实现。

病案系统的电子签名实现。

OA 协同办公系统的电子签名实现。

3.2.13 多学科诊疗模式

多学科诊疗模式（MDT），是现代国际医疗领域广为推崇的领先诊疗模式。MDT 在打破学科之间壁垒的同时，可以有效推进学科建设，实现医生、科室和医院的共同提高。国内很多大型医院早已打破以治疗手段分科的旧机制，建立起以病种为单位的"一站式"多学科诊治中心。不少医院的肿瘤科、放疗科在各学科专家的大力支持下搭建起多学科诊疗平台，实现各科资源和优势的最大化整合，提高诊治质量，从根本上降低医疗费用，大大改善患者就医体验。

多学科诊疗模式可以为多学科会诊提供技术支撑，有效集合医院内外专家资源，避免患者在不同科室、不同医院之间奔波，实现医疗资源的有效配置；能够同时提供快捷会诊、医生聊天、多人视频、查看患者信息、排班等多项服务应用。

3.2.14 一键报警系统

1. 系统概述

医院是一个开放的公共场所，一些带有不满情绪的病人及家属、不法分子、精神病人、行为偏执人员能够轻易进入医院，引发医院安全突发事件，直接危及医生和病人的身心健康、生命或财产安全，对医疗单位的正常接诊、科研、日常工作及形象声誉等产生较严重的负面影响，需要快速响应并妥善处理。

一键报警系统需要满足以下需求。

（1）实用可靠的一键报警功能。

出现紧急情况时，现场人员可触动一键报警按钮，将警情上报监控中心。报警按钮能够在各种极端气候下正常工作。

（2）视频对讲功能。

一键报警系统支持报警设备与监控中心的双向语音对讲，声音清晰响亮。报警设备自带百万级以上像素高清摄像头，可对现场图像进行查看与录像。

（3）报警联动、视频弹窗功能。

当发生求助报警事件时，平台将自动弹出报警设备自带摄像头及周边摄像头图像，便于第一时间查看并确认警情，及时迅速地采取有效措施制止院区突发事件，使院区安全得到有效保证。

（4）远程广播功能。

能通过报警设备进行远程广播和喊话，实现信息发布功能。

（5）高集成度，施工安装便利。

报警设备具有一体化设计，集成度高，能够支持普通网线、光纤和无线等多种网络传输方式，便于施工选址与安装。

2．需求分析

（1）医护人员的迫切需求。

基本生命安全的保障。近年来，医患冲突不断升级，据不完全统计，中国每年被殴打受伤的医务人员已超过 1 万人，73.33%的医院出现过病人及家属殴打和辱骂医务人员的现象，78.01%的医生不愿意子女学医从医。

（2）医院管理人员的需求。

防患于未然，提高防护措施。医院一旦发生医患冲突，尤其是发生重大伤害的事故，必定引起社会的各方关注，随之带来许多负面信息，社会的矛盾升级、医护人员积极性的挫伤和抵抗、医院患者的不信任度加深等一系列循环恶劣的影响，因此防患预警机制，有效提高医院安全保卫措施是解决患者冲突之道的重中之重。

（3）医院保安人员的需求。

紧急快速出警，避免恶性发展，有效预警、快速接警、及时出警，是医院安全保障的基本要求。医院保安人员应快速介入事态，遏制事态向严重方向发展，避免双方人员受到伤害，将恶性事件扼杀在萌芽状态。

（4）现有解决方案的缺陷。

报警方式单一、出警滞后性严重影响事态发展。目前，据调查统计，大多数医院采取视频监控中心加电话报警、人巡出警的紧急求救系统。但此预警出警机制在实际突发事件中将面临以下不可忽视的问题。

① 报警滞后性。

医护人员报警方式单一，仅限于电话、手机等方式，拨号、电话线路传输速度较慢，报警手段较易被打断和阻止，造成延迟报警，导致医院保安人员不能及时出警，公安机关人员更不能及时出警等问题的出现。

② 报警定位慢。

视频监控点较多，查找不易，报警后不能直观快速反应是哪个科室、哪个地方，响应慢，不能迅速确认接警，造成出警不及时。

③ 医院保卫处与市 110 不能一次性同步联网接警。

医院保卫处保安人员仅拥有工作职责的"服务"权利，没有执法权和处罚权，因此，面对医患纠纷，尤其是严重的医患冲突，必须由公安机关及时出警处理。报警的滞后性会导致事态恶性发展。

3. 一键报警系统

一键报警系统构成如下。

（1）医院一键报警系统由前端一键报警设备、监控管理中心和传输网络构成。

（2）前端一键报警设备主要包括报警立柱、报警箱、报警盒及联动摄像机，报警立柱可以扩展球机、雷达测速提醒、无线等模块，根据每个现场不同的环境选择不同的设备和模块。

（3）监控管理中心配置有报警应急指挥平台、大屏显示系统等系统核心部分。通过报警应急指挥平台终端，采用大屏显示的方式，对院内监控点位的视频图像进行轮巡和切换显示。收到报警时能够联动声音报警，同时在客户端或大屏上弹出报警人视频图像和周边视频图像，出警人员可通过麦克风和音箱设备与前端一键报警设备使用者进行语音对讲，对警情进行及时、有效的处理。

（4）前端报警设备可通过网络进行 24 小时存储，对报警对讲全过程录像录音，监控管理中心可以查询查看历史视频图像资料。医疗一键报警拓扑图如图 3-1 所示。

4. 系统构成

（1）一键报警。

前端报警设备具有常亮报警按钮和一键呼叫监控中心，可快速实现双向语音对讲。

（2）实时视频监控监听。

设备集成 130 万像素高清彩色摄像机，可扩展各种半球和球机，支持低照度，在星光级照度下依然能呈现彩色高清图像，夜间可自动切换为黑白模式，实现对报警立柱周边区域进行 24 小时视频监控监听，有效补充院区监控点位。

（3）音频输入输出。

内置高灵敏度拾音器，可实现 5 米远距离对讲；内嵌 30 瓦全频段优质扬声器，对讲、广播声音需清晰响亮。

（4）广播喊话、信息发布、警灯警笛控制。

监控中心可通过报警设备进行广播喊话，远程发布安全信息，远程控制警灯警笛开关，有效震慑违法犯罪行为。

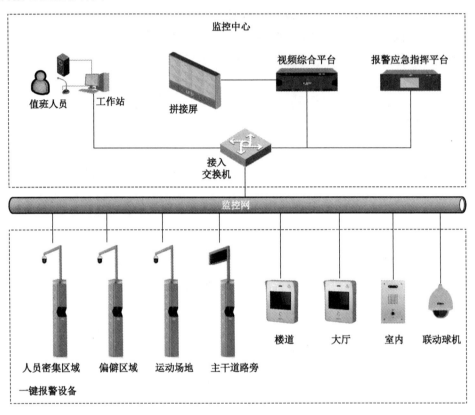

图 3-1　医疗一键报警拓扑图

（5）车辆超速提醒。

通过雷达进行测速，对超速车辆进行警告提醒，同时将超速信息上报平台记录。

（6）人脸识别巡更。

报警设备可作为巡更点位对现有巡更点位进行补充，安保人员以人脸识别的方式进行巡逻签到，系统自动记录包含人员、地点、时间信息的巡查记录。能够真实准确地反映巡查情况：有无漏查，是否按时巡查，是否按规定路线巡查等。

（7）应急工具收纳。

报警立柱设计有专门空间，可放置灭火器、医疗箱、手电筒、救生衣等应急工具。

（8）网络接入。

产品支持网线、光纤、3G/4G 等多种网络接入方式，支持 SDK、GB28181、SIP 等多种协议。

（9）操作提示。

报警设备正面有明显的提示内容，提示使用者遇到紧急情况时如何正确使用。

（10）防暴设计。

报警设备按照最高防暴等级 IK10 设计，防暴抗击打，适合户外安装使用。

（11）防尘防水设计。

报警设备按照室外使用环境进行防尘防水处理。防尘防水等级达到 IP65，在各种恶劣环境下均能正常使用。

（12）防拆报警。

在未授权情况下拆卸设备会触发防拆报警，设备自身会发出声光报警，同时上报监控中心。

3.2.15 智慧停车系统

1. 出入口管理

满足医院停车场智能化管理的需求，以实现停车场智能化管理为目标，为来院看病的患者和家属停车，兼顾为内部员工车辆停车提供服务，达到来院停车用户进出方便、快捷、安全，管理处管理科学、高效、服务优质文明的目的。对提高管理处的管理层次和综合服务水平方面起着重要的作用。

智慧停车系统可实现空余车位的统计和显示、车位引导、智能反向寻车、灵活多变的停车费计算，减少了传统停车场可能带来的弊端，为停车场智慧化发展提供强有力的平台化支持。

智慧停车系统的出入口管理模块采用视频识别进出场管理方式，出入口管理模块通常设置在医院大门口、医院地面车场出入口、医院地下车库出入口等处，对所有患者和院区员工用户开放。

通过前端抓拍摄像机采集识别获取车辆信息，利用网络将车辆信息数据发送至后端管理中心，利用车辆识别技术实现车牌号、车标、车型、车身颜色等相关数据比对，确保车辆的进出有据可查，确保车辆的进出可控，确保停车位的合理利用，加强出入口的高效和安全管理。

用户通过进出口的高清抓拍摄像机识别进出停车场的车牌、车标、车型、车身颜色等信息，固定用户直接通过系统内部白名单识别，临时用户则记录其出入场的时间信息作为出场时的缴费凭证。通过不同的权限设置提高入场安全级别，提升管理的有效性。

为有效地改善出入口由于取卡、缴卡、收费造成的拥堵，采用车牌号识别认证的方式代替传统的卡片认证，可有效地提高出入口车辆的通行效率。入口实现不停车入场，出口实现固定车辆及满足免费时段内的车辆不停车出场，收费车辆免缴卡刷卡直接缴费，可以实现快速出场。

2．基于视频的免取卡入场流程

（1）车主驶近停车场附近区域，查看余位信息显示屏，有足够车位时，车主驶向停车场出入口。

（2）车辆驶入识别摄像机抓拍区域，触发抓拍地感线圈，摄像机识别车辆进行拍照。当前后车跟车较紧时，相机采用视频和线圈触发双检测模式，最大限度地保证后车车牌抓拍率。

（3）车牌识别系统自动抓拍车辆的车牌号，根据内部算法，图像处理识别车辆的车牌号码、车辆颜色，记录入场时间，并上传至平台。

（4）显示屏显示车辆的入场时间、有效期（贵宾卡或月租卡）、"欢迎光临"等提示语。

（5）对于无法识别车牌的车辆进行车型特征、颜色识别，记录入场时间，并归入"特殊"列表，并在后台进行报警，管理人员可远程操作道闸起降或现场沟通。

（6）整个过程自动完成，无须工作人员干预。车辆一直处于行驶状态，无须停车，快速入场。

车辆入场识别流程图如图 3-2 所示。

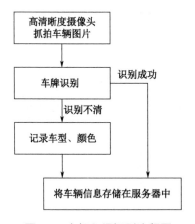

图 3-2　车辆入场识别流程图

3．基于视频的免取卡出场流程

（1）车辆驶到出口处的摄像机抓拍区域，触发抓拍地感线圈，摄像机识别车辆进行拍照。

（2）摄像机自动抓拍车辆的图像，识别出车牌号及车型并上传，然后通过检索数据库得出车辆信息，迅速做出比对处理。单相机情况下，如果跟车较紧，采用视频和线圈触发双检测模式，最大限度地保证后车的抓拍识别率；双相机抓拍情况下，则由平台通过算法匹配进出车辆的抓拍图片。

（3）贵宾卡、月租卡、满足免收费时段用户，根据响应的收费规则收费。收费后道闸自动启杆放行。

（4）临时车超过免费时间段，显示并播放车辆停放时间及收费金额，收费后道闸启杆放行。

（5）对于无法匹配车牌的车辆，系统自动进行模糊查询，显示出推荐比对图像数字，人工进行当前车辆与待选列表车辆匹配，匹配成功后系统将自动结算该车辆的缴费金额；对于车牌识别不清的车辆，到"特殊"列表中查询，人工进行当前车辆与特殊列表车辆匹配，匹配成功后系统将自动结算该车辆的缴费金额。

车辆出场缴费流程图如图 3-3 所示。

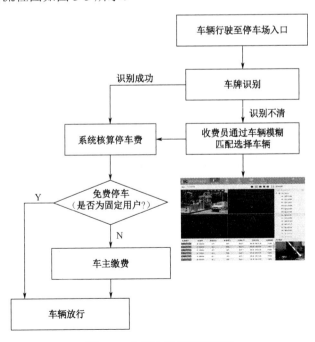

图 3-3　车辆出场缴费流程图

4．地下停车管理（车位诱导与反向寻车）

（1）不停车进场。

针对医院进场不畅问题，采用可视化的视频识别车牌方式进场，可以不停车进场，极大地提高了进场效率，让进场更顺畅。

临时车进场时，摄像机抓拍识别车牌后自动放行，车牌等信息被上传至平台，以作为出场缴费凭证。

月卡、VIP卡用户摄像机抓拍识别车牌后，比对白名单，比对成功后自动放行，白名单可设置有效期，月卡、VIP卡用户超过有效期将不可免费进场；摄像机内置白名单，并且可与平台白名单同步。当平台宕机后，摄像机可脱机运行，自动放行白名单用户进出场。

（2）停车引导。

可视化的停车引导系统，可让车主方便、快捷地找到空车位。

① 车主可以通过手机App或入口的余位信息显示屏了解停车场余位情况，选择是否进入停车场。

② 进入停车场后，再通过车位引导屏，了解各个区域的余位情况，便于我们选择有空位的区域，进入区域后再通过车检器的指示灯找到空位快速停车。

③ 车停稳后，车位检测器通过可视化的视频识别技术，将车牌号、车身颜色、车标、车型、停车时间、停车抓图等停车信息上传到平台。

④ 平台下发指令将车位状态、各引导屏信息进行实时更新。

⑤ VIP车辆进入停车场时，出入口抓拍摄像机识别为VIP车牌后，通过VIP引导屏显示VIP车牌号直接引导至VIP车位。其他车辆停入VIP车位时，系统可自动识别并报警，联动语音播报提醒车主。车位引导标识如图3-4所示。

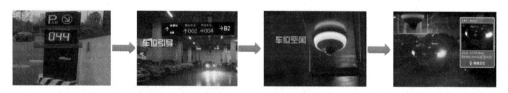

图3-4　车位引导标识

（3）不停车出场。

针对缴费慢、出场慢的问题，智慧停车系统方案支持用户自助缴费，实现可视化不停车出场，让缴费出场更顺畅。

车主在取车之前可通过手机支付或自助缴费机（自助缴费终端见图3-5）支付停车费，取完车后出场时通过可视化视频识别方式不停车出场，出口摄像机识别车牌后通过比对车牌及缴费记录自动放行车辆出场。

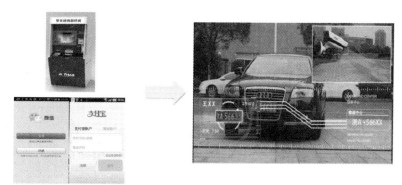

图 3-5 自助缴费终端

（4）车位管理。

针对传统停车场管理难的问题，该方案采用可视化电子地图管理，让停车场管理更方便。

① 可以直观便捷地查看到整个停车场总车位数、空闲车位数、占用车位数、总设备数、在线设备数、离线设备数、设备的实时状态，以及每个车位所停车车牌号、车身颜色。

② 可以直观便捷地查看每个车位的视频车位检测器所拍摄的实时视频，以及出入车位时的历史录像及图片。

③ 可以直观便捷地查询到车辆历史停车车位号、历史出入停车位的时间、车主姓名、车主联系方式、历史停车录像及图片。

④ 可以直观便捷地查询到车辆进出场历史记录，包括车牌号、车身颜色、进口通道、出口通道、进场时间、出场时间、车辆类型（外部、内部车），以及进出场历史录像和图片。

⑤ 可以直观便捷地查询到某个进出口的某一时间段的车流量信息。

5. 系统功能

智慧停车系统的主要功能包括智能出入口管理、余位信息显示、停车诱导、反向寻车及计费等功能。智慧停车管理系统概略图如图 3-6 所示。

（1）智能出入口管理。

基于视频监控车牌识别功能，结合平台管理功能并联动挡车器，实现对车辆的自动识别，支持白名单和黑名单功能。当识别到归属于白名单的车辆时，比如单位员工车辆，挡车器会自动开启；当识别到归属于黑名单的车辆时，比如之前有违章停车等不良记录的车辆，系统会自动报警，并提醒保安关注；不属于白名单和黑名单的车辆进出根据现场情况和客户策略决定。停车诱导和反向寻车设备结构框架图如图 3-7 所示。

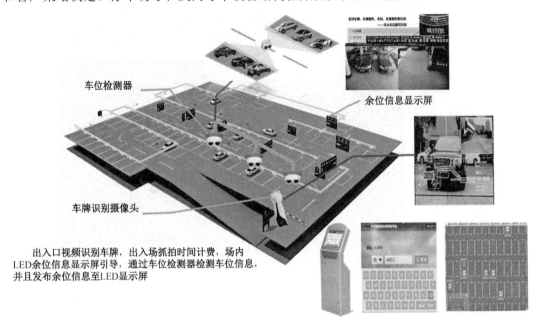

车位检测器

余位信息显示屏

车牌识别摄像头

出入口视频识别车牌，出入场抓拍时间计费，场内
LED余位信息显示屏引导，通过车位检测器检测车位信息，
并且发布余位信息至LED显示屏

图 3-6　智慧停车管理系统概略图

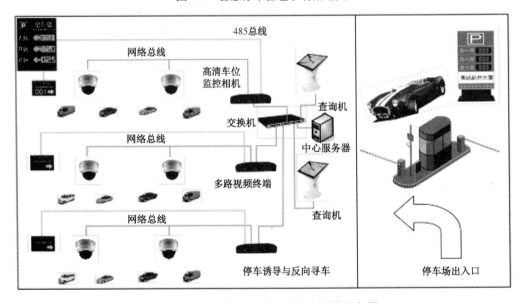

485总线

网络总线

高清车位
监控相机

查询机

交换机

中心服务器

网络总线

多路视频终端

查询机

网络总线

停车诱导与反向寻车

停车场出入口

图 3-7　停车诱导和反向寻车设备结构框架图

（2）余位显示。

当车主通过医疗单位卡口，到达停车场入口时，可根据组合引导屏或总余位屏查看当前停车场内的车位总体使用情况。如果没有空余车位则无须入内浪费时间。

（3）停车诱导。

车主驾车进入停车场后，可以根据区域引导屏的余位信息和箭头指示自由选择一个有空闲车位的停车区域，到达该停车区域后，根据视频车位检测器灯的颜色，直观、快速地找到空余车位，轻松地完成整个停车过程，不用再浪费时间寻找车位，也不用担心"误入歧途"。

如果有车辆停入未对外开放的车位，视频车位检测器检测到违停车辆的车牌后，则向平台上传报警，联动管理中心出警处理，可有效保障医疗单位行政用车和业务用车的停车位。

（4）反向寻车。

当车主想要开车离开时，可以通过手机 App，或通过查询车场内的反向寻车机，搜索所有匹配的车位视频及信息，包括车位名、车牌号、停车时间，同时可以查询基于地图模式的最优行走路线，车主可以在最短时间内找到自己的车辆，驶离车场，提高车场的周转率。

（5）计费功能。

外来车辆进入医疗单位停车场内，可以实行停车计费。通过车牌识别，识别外来车辆，记录进出时间，根据客户定制的策略和价格，进行计费收费。

智慧停车系统除实现以上功能外，还专门针对医疗单位的日常应用实现了以下功能。

① 实时监控。

利用出入口摄像机和视频车位检测器实现无死角实时视频监控，对停车场余位、设备状态、报警事件等信息进行管控，通过图形化的电子地图实时直观地反映各种事件。

② 语音功能。

系统运用功能强大的语音处理技术，可实现高达 16kHz 的采样率，方便管理员通过语音对停车场内人和车进行远程指挥和告警。

③ 告警提醒。

智慧停车系统可实现医疗单位停车场内火警、满位等各类报警事件，实时提供声效、文字、LED、软件提示等全方位的警报或提示输出。

④ 故障报警隔离机制。

当系统内任意一个设备出现故障时，仅影响自身，不对其他设备产生影响，同时系统管理中心会发出报警信号，方便快速定位故障设备，进行维护，增强了系统的可靠性、稳定性。

⑤ 脱机工作。

在断网、软件故障等意外情况下，系统可降级到脱机模式，保障车辆的正常出入。当网络恢复正常时，脱机进出场数据将自动上传至数据库同步。

3.2.16 输液报警系统

1. 应用背景

静脉输液是医院主要的用药途径，用药率高，患者输液时病人或家属往往一直看着输液瓶，现行的呼叫系统又不能代替人的眼睛，病人想睡不敢睡，家属想走走不开，尤其在深夜，看护人可能因为疲劳而打瞌睡，液体输完以后没有及时拔针，可能会造成血液回流，给病人和家属带来烦恼和精神负担。

另外，在临床中经常会有一些患者在不知情下擅自调节输液速度。输液速度是整个输液过程中重要部分，输液速度不当不仅会影响药物治疗效果，还可能导致输液不良反应，甚至危及生命。

对护士而言，需要定时巡视，增加了护士的工作量，不利于医护工作的有序开展。

2. 需求分析

（1）当输液瓶内无液体时，可主动发出报警声提醒患者及家属。
（2）当输液瓶内无液体时，可主动通知护士站，提醒护士前来换药。
（3）当输液瓶内无液体时，可主动夹死输液管，防止血液回流。
（4）当滴速过快或过慢时，可主动通知护士站。
（5）护士在护士站可以查看病区所有输液患者的人员信息及输液状态。
（6）安装使用简便，不增加护士额外的工作量。
（7）零误差，真正的空瓶报警，不让护士白跑。

3. 方案设计

输液报警系统采用 NB-IoT 技术，基于运营商基站无线传输，无须另布基站，专门用于医院，可实时监测输液滴速，输液完毕后自动夹止输液管，并通知护士站，同时支持实时获取 HIS 中的数据信息，通过终端设备更新显示病区床位患者信息及输液状态。系统旨在减轻医护人员的工作强度，解决家属和患者输液过程中的焦虑和烦恼，提高医院护理工作及服务的信息化水平。

4．功能介绍

（1）空瓶报警。

当输液瓶内无液体时，输液报警器可发出报警声并夹止输液管，防止血液回流，同时护士站输液一览表显示对应床位输液完成情况。

（2）过快过慢报警。

输液报警器可实时检测滴速，当输液速度超过或低于正常滴速范围时，输液报警器可自动报警，同时输液一览表显示对应床位的报警信息。

（3）防丢报警。

将输液报警器非法拿出住院大楼时，可自动向护士站报警提醒，同时输液一览表显示对应床位输液报警器丢失提醒。

（4）数据对接。

输液报警器系统支持与医院"HIS"等相关系统进行应用集成与数据交互，可实现实时更新输液患者信息功能。

（5）信息显示。

输液一览表可显示患者姓名、性别、年龄、住院号、输液状态、滴速等相关信息。

（6）数据统计。

输液报警器系统支持对输液报警历史记录进行统计，并可按条件查询。

（7）三方推送。

输液报警器系统支持推送输液报警事件至第三方系统（如护理对讲、护士站白板系统）与其进行联动。

5．建设效果

（1）减轻患者和家属的精神负担。

保障了患者的医疗安全，降低了输液过程中患者及家属因时刻关注输液进程的紧张度，输液完毕后可自动夹死输液管防止血液回流，使患者输液过程安全可靠。

（2）减轻护理人员的工作量。

使用简便，可实时监测输液状态，大大减少了护士在输液护理中的巡视次数，减轻了护理人员的工作量，促进了护理效率及服务水平的提高，能够帮助医院改善患者的住院体验，提高医院的社会形象。

（3）医院信息化、标准化和现代化的要求。

系统应用 NB-IoT 窄带物联网技术，无须部署基站，且可靠性高、安全性高。护士在护士站对整个病区的所有病房的详细输液信息一目了然，从而为患者提供及时有效的护理，为医院的智能化、网络化、规范化的管理提供极大的保障。

3.3 智慧区域医疗

区域医疗大数据云平台，连接规划区域内各机构（医疗卫生机构、行政业务管理单位及各相关卫生机构）的基本业务信息系统的数据交换和共享平台，是让区域内各信息化系统之间进行有效的信息整合的基础和载体，也是整合多元化子系统的一个综合业务平台。

3.3.1 双向转诊

"双向转诊"，简而言之就是"小病进社区，大病进医院"，积极发挥大中型医院在人才、技术及设备等方面的优势，同时充分利用各社区医院的服务功能和网点资源，促使基本医疗逐步下沉社区，社区群众危重病、疑难病的救治到大中型医院。

通过该系统，各级医疗机构之间可以实现双向转诊单据的互传、检验预约、病床预约及转诊患者诊疗信息的共享，同时具有短信提示和各项查询统计功能，使双向转诊更方便、更规范、更高效，实现"小病进社区，大病到医院，康复回社区"的目标。

转诊系统在实现转院功能之外，还向转诊机构提供患者信息的互动和反馈功能，同时还可实现与居民电子健康档案的连接，向诊治医疗机构提供诊疗参考依据的同时实现跨地区转诊记录、就诊信息的归档。

机构还可利用转诊系统的出院信息（出院患者自动转回患者所在地的社区卫生服务中心）对患者开展第一时间院后服务（如门诊复诊、随访服务等），并能根据上级医疗机构的出院医嘱定期为患者提供复诊、随访服务，上级医院亦可调阅基层医院的随访和复诊信息，更好地为患者提供后期医疗服务。

业务流程如下。

（1）社区卫生服务机构上转患者时填写《社区卫生服务双向转诊上转单》，注明初步诊断，由经治医师签字并加盖公章，同时电话通知医院分管社区的工作人员，经认可后转诊。危急重症患者转诊时，需派专人护送，并向接诊医生说明患者病情，同时提供相关的检查、治疗资料。

（2）双向转诊单分存根栏与转诊栏，患者上转时需持《社区卫生服务双向转诊上传单》就诊，存根栏由转出社区留存。

（3）医院接诊后，应认真填写《双向转诊登记表》，并及时安排转诊患者至相应病区或门诊。

（4）在医院接收社区卫生服务机构转诊患者，并进行相应的诊断治疗期间，专业医生有义务接受社区医生的咨询，并将患者的治疗情况反馈社区医生。

（5）当患者诊断明确、病情稳定进入康复期时，医院专业医生应填写《社区卫生服务双向转诊下转单》，说明诊疗过程、继续治疗的建议和注意事项，及时将患者转回社区卫生服务机构，并根据需要指导治疗和康复，必要时接受再次转诊。

（6）实行临床检验及其他大型医疗设备检查资源共享，需使用大型医疗设备检查的由社区卫生服务机构电话预约检查日期，并告知患者做好相应准备。患者持社区医生开具的检验检查单，到医院相应科室划价收费后，进行检验检查（免挂号和诊查费）。

系统特点如下。

（1）标准跨系统信息接驳。

转诊预约注重业务的互动开展，通过信息融合技术的特殊算法，能最大限度地匹配异构系统的同一患者的信息。通过开放的标准接口，与医疗机构现有的 HIS 系统、电子病历、电子健康档案进行高效对接，实现患者的基本信息和就诊信息的共享（如基本资料、入院诊断、治疗结果、出院医嘱、转诊记录、随访信息等）。

（2）转诊智能提醒。

转诊预约系统操作流程、操作人、操作信息三者是松散耦合的，三者不可能紧密保持协同和一致，因此，过程的提醒是不可或缺的关键功能。在转诊预约进行的关键点，系统会以短信形式提供给相关人员，使者、医护人员可以迅速得到指令以配合流程的继续运行，其核心目的是使医疗机构可以快速响应，从而提高对病人的服务质量。

（3）丰富的统计分析功能。

系统内设数据统计和管理模块，可对转诊情况进行全方位的统计和分析，为医疗机构和管理部门的管理、分析、科研等工作提供数据依据。

（4）基层分诊、医生导诊。

通过本系统，社区医生在对患者首诊之后，根据实际需要指导患者预约合适的医院、科室及专家，避免预约的盲目性。

（5）完善的就诊信息辅助。

患者上转时系统自动上传基层就诊信息，送转医生可实时查看转诊的状态（是否已就诊、是否已出院等）；患者就诊完后系统自动将患者下转到社区。社区医生可查看患者的就诊结果：诊断信息、检查记录、检查结果、出院医嘱等。

3.3.2 远程会诊系统

远程会诊，是利用现代化通信工具和移动远程平台，由上级医院专家或多学科专家为患者进行病历分析、病情诊断，进一步确定治疗方案的治疗方式。与移动终端和移动网络结合，可实现专家医生随时随地进行会诊。

远程会诊可以实现将不同地点的医疗专家集中起来，通过网络对某个患者进行远程会诊。患者所在医疗机构的医生，通过远程协同会诊系统，将患者病历、基本医疗情况及相关的 X 线片、CT 片、心电图、病理切片等诊断结果传输到每位专家的电脑上。

各位专家基于远程会诊系统接收的资料展开讨论；在必要的情况下，甚至可以要求患者的主治医生现场对患者进行相关检查操作，各地专家直接观看检查过程及结果，做出判断，从而最终诊断患者病情。如果系统外接相关患者所在医疗机构的医疗设备和系统，还可以实现外地专家远程操作医疗设备和系统，以实现专家亲自远程诊断。

系统特点如下。

（1）流程更简便。

下级医院医生根据患者需求通过 PC 端即可发起远程会诊请求，上级医院的相关部门审核、专家医生是否参加等均可通过电脑进行确认或退回（标注退回原因），极大地方便了医生和患者。

（2）患者信息更丰富。

移动远程平台与下级医院的电子病历等系统对接，可实时一键获取患者的相关基础资料信息以及病程、医嘱等信息，为医生节省大量整理资料的时间，提高专家远程医疗的积极性。

（3）专家会诊更便捷。

充分利用移动智能终端、移动互联网、云存储等先进技术，专家医生可以突破原来局限于同一时间、同一地点的传统会诊中心的限制，通过 PC 端方便地查看患者详细病情资料，参与或做出相应的诊断及建议。

3.3.3 远程影像系统

影像检查作为一种重要的检查手段在越来越多的疾病确诊过程中发挥着重要作用，而正确的诊断结果对于疾病的确诊、下一步的治疗至关重要。远程影像会诊主要是通过互联网技术，将医疗机构内现有检查设备（X 线机、超声机）生成的 DICOM 文件，进行数字化转换，然后集中存储。通过网络远程访问病历数据，将患者的医学影像资料和病历资料无损地传递给影像诊断专家，从而获得专家的权威诊断。

系统功能如下。

（1）图像的浏览与分析：对原始图像进行浏览、增强对比度，进行病理特征的提取、病理特征的量化分析及图像的检索等。

（2）质控与统计：影像质量统计、集体评片、报告书写质量统计、技师的影像总体质量统计、诊断报告诊断质量统计等。

（3）诊断报告发布、查询与浏览。

（4）病例的学习：为医师提供一个学习的平台，特别是为进修的实习生及医师提供报告查询及浏览学习的机会。

（5）资料的传送：通过远程影像系统进行报告的回传以及相关资料的传送，实现双向转诊。

3.3.4 远程病理系统

病理远程诊断是通过数字切片扫描系统，在高倍物镜下，把整张病理切片快速扫描后存储在电脑里，全切片图像质量完全符合诊断需要，而且是全视野，（医院或患者）通过网络，将数字切片与相关病史上传到诊断平台。专家登录平台，对患者的病情进行分析和讨论，进一步明确诊断，指导确定治疗方案，如图 3-8 所示。

远程病理诊断中心是为了解决优秀医疗资源分布不均、病理医生短缺的问题，通过互联网手段实现病理会诊，促进基层医院医生和优秀病理专家的沟通交流，提升整体病理水平。

整合多年的病理领域经验、专家资源，利用数字切片扫描仪及数据传输技术，可把患者的病理切片输送到病理医生端，病理医生查看并操作数字切片（缩放、截图、标注等），并结合患者病情，出具病理诊断报告，为医生与患者提供便捷、省时、省力、快速的专家咨询服务。同时，为病理医生提供无时间与空间限制的数字切片交流机会。平台可进行诊断交流、疑难病例收藏、专家数字切片解读、病理远程教学。

○ 数字病理信息系统主页

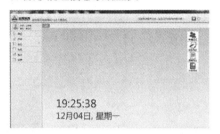

登录病理系统后，显示的主页，左侧为系统菜单，右侧显示首页，并可配置登记、取材列表快捷方式的显示。

○ 业务页面-病理申请单

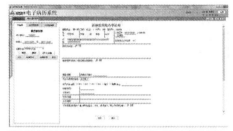

医生用病理申请单，提供组织活检，各种细胞学检查的申请，组织活检提供快速冰冻，快速石蜡，常规病理的申请。

○ 业务页面-取材记录

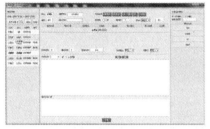

取材记录页面，提供取材模板，显示取材列表，并以状态区分，提供标本大体拍照入口。

○ 业务页面-报告处理

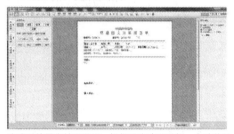

病理系统报告处理页面，提供报告诊断模板，自动获取取材时对应的大体描述，显示报告列表，并以状态区分，提供报告初审和审核，并都可撤销，整合电子病历、LIS、PACS等系统关于该患者的信息。

图 3-8 远程病理系统

（1）采集图像方法有脚踏开关采集、鼠标采集（冻结图片瞬间完成，活动图像不停止显示，活动影像与冻结图片同屏显示，便于观察，且无屏闪现象，不损害眼睛，不影响正常的检查观察。其他同类系统冻结图像时停止显示活动影像，影响正常检查观察）。

（2）可对图像进行放大、缩小、加彩、增强、旋转、截取等功能处理。

（3）任意位置加以文字标注。

（4）可测量长度、面积、周长等，测量值自动置入。

（5）编辑报告快速、方便，拥有大量实用的专家诊断词库、模板（按内分泌系统疾病，呼吸系统、纵隔及心脏疾病，女性生殖系统疾病，泌尿系统疾病，消化系统疾病——口腔及颌骨，消化系统疾病——涎腺，消化系统疾病——食管，消化系统疾病——胃肠，消化系统疾病——肝、胆、胰，消化系统疾病——腹腔及腹膜后，淋巴结、脾及骨髓疾病，男性生殖系统疾病，皮肤组织疾病，眼部疾病，神经系统疾病——颅内肿瘤，神经系统疾病——周围神经肿瘤，耳鼻喉疾病，软组织——非肿瘤性疾病，软组织——肿瘤及瘤样病变，骨组织疾病等，共 500 多种病症描述），即调即出，自由编辑存入。

（6）提供病理图谱（按动脉粥样硬化和血栓形成，细胞损伤，免疫病理学，炎症病理，感染病理，肿瘤病理，小儿与产期病理，胎儿与胎盘病理等，共近千幅图谱）。

（7）提供近百幅人体解剖图片。

（8）具有细胞分析功能。

（10）编辑报告和采集图像可同步进行，互不影响。

（11）报告单样式可自由设计。用户自己能任意设计各种各样的检查报告，以便适合各个医院不同的管理模式。

3.3.5 远程心电系统

远程心电中心是一个基于 HL7aECG 的区域医疗心电图网络系统，为了适应医院临床诊断的需要，将区域医疗心电信息系统通过已建成的网络，把分布在各医院临床科室和心电图室的心电图检查设备采集的心电检查数据、报告进行数字化，并统一存储到心电图网络系统服务器中。医院或合作医院、基层医疗机构等通过网络平台可以实现心电图数据和报告实时调阅和打印，在一定的医联体内不同医院和社区之间进行心电图数据交换，实现远程会诊。

在合作医疗机构院心电室部署心电采集客户端，由院内心电业务扩展到区域心电业务。主要流程改造设计如下。

合作医疗机构进行患者心电检查申请、登记、心电数据采集；区域心电诊断中心通过区域心电诊断工作站接收基层患者信息、心电影像信息，并进行心电影像诊断、审核，将完成的报告发布至区域心电诊断中心，基层医疗机构通过区域心电诊断中心调阅患者心电检查报告，并将报告下载打印给患者，同时发布至医生工作站，供医生诊断时调阅查看。

区域心电中心建设完成后，对所有的心电检查数据进行集中管理，实现区域心电数据信息共享和远程心电影像诊断。通过区域心电诊断服务的建设，实现医学心电诊断中心与基层医疗机构采集数据的对接，通过标准的接口规范可从基层医疗机构院内心电系统中获取患者心电影像或检查信息；基层医疗机构在日常工作中，只需进行患者信息登记和心电图像采集，诊断工作由医学心电诊断中心完成，完成报告通过区域心电中心回传至基层医疗机构。

3.3.6 远程检验系统

依托区域 LIS 系统，综合利用各医疗实验室的检测仪器，合作医疗机构不能检测的项目通过系统可实现跨机构流转，由区域临检中心集中检测，完成后通过网络报告返回合作医疗机构。通过业务流程改造，外送的项目，合作医疗机构只需进行样本采集、样本条形码绑定、样本外送；外送样本通过第三方物流被送到区域临检中心，数据通过中心端进行流转；临检中心医院检验科进行外送样本签收/核对、样本入库、样本检测、报告诊断，将报告发布至区域检验中心；最后通过区域检验中心将完成的报告发布至合作医疗机构，合作医疗机构通过区域检验中心调阅患者检验报告，并下载打印给患者，同时发布至医生工作站，供医生诊断时调阅查看。

区域检验系统包括医院内部与各医疗机构实验室之间两个层面，医院内部即单个医院内部的不同信息间的整合，以及与临检中心实验室数据中心的连接，HIS、EMR 需要与 LIS 进行数据集成；各医疗机构实验室之间即实验室间信息整合，涉及实验室间进行标本信息、检验申请信息、检测结果报告信息、质控信息等数据的交换，检验数据中心存储所有实验室的所有数据，医院检验科存储本实验室数据及检测中心传送来的数据。主要功能包括统一标本条形码跟踪流程管理、检验报告跨机构共享、区域实验室流程化管理等。

区域检验系统产品遵循 IHE 基础技术架构，采用开放式接入端方案，建立信息整合平台体系的技术架构；同时遵从 ISO 15189：2003 标准，全面提高临检中心标准化建设。

3.4 互联网医疗

3.4.1 互联网医院系统

通过互联网医院实现一站式医疗健康服务，通过线上或线下向广大患者提供优质医疗健康服务，发现和挖掘广大用户的健康需求，并结合集团优质医疗、用户资源，引入健康医疗产业，满足用户更加广泛的健康需求，从而实现一站式医疗健康服务。

"互联网医院"带有咨询、随访、慢病管理等功能，它有实体医院做强有力的支撑，方便病人线上问诊，简单的问题不需要到医院，在网上就可以问诊，如图 3-9 所示。

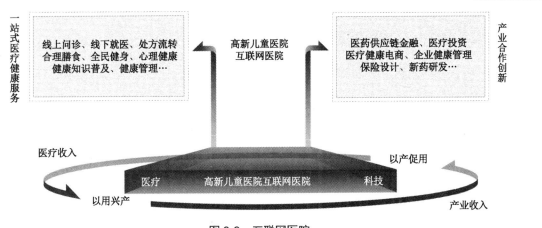

图 3-9　互联网医院

通过互联网医院扩大医生的服务范围，扩展医院的覆盖范围，扩充顾客的受医范围，不受时间和地点的限制。

1. 互联网医院建设目标

以医院为核心的互联网医院建设目标向患者、诊疗、发展、管理四个维度发展，患者维度实现线下服务向线上服务拓展，诊疗维度实现诊中服务向诊前和诊后服务拓展，医院发展维度实现单个医院向医疗联合体服务拓展，管理维度实现从重建设到强运营转变。

2. 互联网医院业务架构

互联网医院业务包括六大业务体系，分别是就医服务、健康服务、互联网诊疗、互联网护理、远程医疗协同及第三方协作，如图 3-10 所示。

（1）就医服务。

主要实现医院线下就医的预约及诊疗服务，包括智能导诊、预约挂号、候诊叫号、检查检验报告查询、手机在线支付及住院预交金等服务，方便患者就医，提升患者就医体验并优化医院诊疗流程。

（2）健康服务。

随着诊疗从诊中向诊前和诊后不断拓展，医院在满足患者就医的基础上可拓展实现患者健康服务，包括健康咨询、健康评估、随访服务、健康教育、健康商城等，帮助患者进行健康管理。

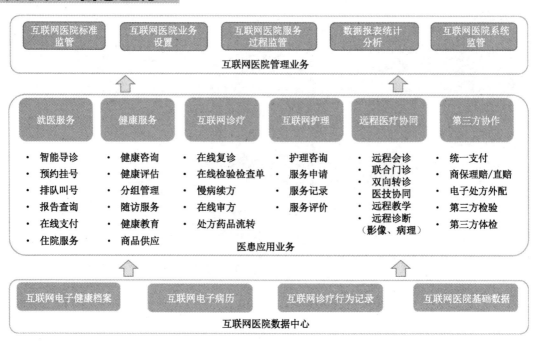

图 3-10　互联网医院业务架构

（3）互联网诊疗。

方便患者随时随地实现线上就医，包括线上复诊问诊、在线开处方、处方流转等，让患者足不出户就可实现就医。

（4）互联网护理。

对于很多需要居家照护的患者，可以在互联网医院进行护理申请，医院安排相关人员进行上门护理服务，帮助患者实现居家照护和护理，主要包括护理申请、服务记录、服务评价等。

（5）远程医疗协同。

（6）第三方协作。

第三方协作主要包括第三方支付、商保理赔等第三方服务对接。

互联网医院向内需要与医院内相关业务系统进行数据对接，实现数据的互联互通，包括医院 HIS、LIS、PACS、EMR 等系统。向外需要与省市级互联网医院监管平台对接，实现实时数据和业务对接。

3.4.2 医联体信息化平台

医联体信息化平台，作为医联体内医疗卫生信息化各节点互联的支撑载体及中枢，将分散在不同机构的健康数据整合为一个逻辑完整的信息整体，进而整合资源、重塑流程、创新服务，满足与其相关的各种机构和人员需要，并促进整个医联体健康生态链的良性发展。对医联体信息化平台的希望如图 3-11 所示。

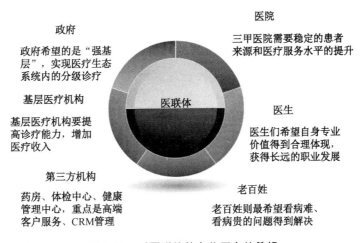

政府

政府希望的是"强基层"，实现医疗生态系统内的分级诊疗

基层医疗机构

基层医疗机构要提高诊疗能力，增加医疗收入

第三方机构

药房、体检中心、健康管理中心，重点是高端客户服务、CRM管理

医院

三甲医院需要稳定的患者来源和医疗服务水平的提升

医生

医生们希望自身专业价值得到合理体现，获得长远的职业发展

老百姓

老百姓则最希望看病难、看病贵的问题得到解决

图 3-11　对医联体信息化平台的希望

依托平台，汇聚各类医疗卫生业务服务及管理信息，实现人人享有电子健康档案，搭建面向医务人员、面向居民、面向卫生行政管理者等各类角色的应用系统，实现健康信息的有效共享利用，支撑公共卫生机构、医院、社区卫生中心、卫生行政机构，提供方便、高效、优质的医疗卫生服务，并结合市民自我健康管理，实现就医方式的转变、服务方式的转变、管理方式的转变。

医联体信息化平台包括基础支撑层、平台服务层、应用服务层和安全保障体系、标准规范体系。各医院、基层医疗机构、公共卫生机构和其他区域医疗信息化系统按接口规范和安全要求接入平台。医联体信息化平台架构图如图 3-12 所示，其主要功能如下。

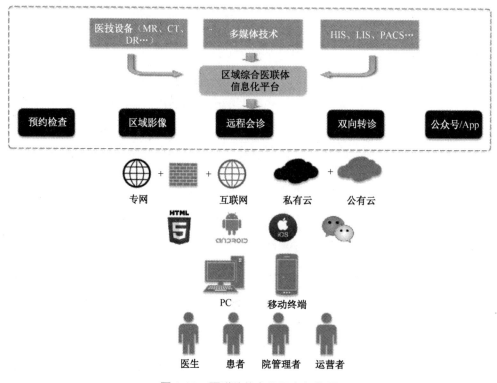

图 3-12　医联体信息化平台架构图

1. 医医联动

双向转诊系统、区域检验系统、区域影像系统、区域心电系统、区域病理系统、区域会诊系统。

2. 医防联动

区域妇幼保健院系统、区域疾病管理系统。

3. 医药联动

区域处方流转、区域合理用药系统。

4. 便民服务

预约挂号、统一支付、家庭医生等。

5. 综管平台

利用云计算中心汇聚的真实、客观的行业生产数据，建设医疗卫生综合管理平台，实现卫生资源、医疗服务、公共卫生、医疗保障、药品管理、卫生统计等指标分析，推动卫生综合管理指标展示与分析应用，并逐步构建动态、科学的区域医改监测评估模型。

根据不同维度（如时间维度、医疗机构维度、患者维度），针对不同业务管理需求，各指标根据不同的维度进行组合，形成数据模型，并对指定的各数据模型进行定义分类，形成主题。根据维度、模型、主题的设置将数据导入综合管理数据库中，进行多维度综合分析（对不同时间段、不同地域、不同类型、不同的指标项进行分析）。

3.5 智慧康养

智慧康养是利用物联网技术实现智慧养老和健康养生，并通过大数据分析进行慢性病监测、预防和护理，通过在社区设置大屏幕、提供各类可穿戴监测设备，为社区、居家、机构建立一套中西医健康体检系统，在提高社区养老工作效率的同时，也为市民提供免费检测，体检项目包括血压、血氧、血糖、体温、心电图等内容，并帮助居民建立电子信息健康档案，使社区居民不需要前往医院就能掌握身体的健康状况并获得专业的健康咨询服务。具体解决方案划分为以下几个应用场景（见图3-13）：社区养老、居家养老、机构养老、养老地产（养老社区）。

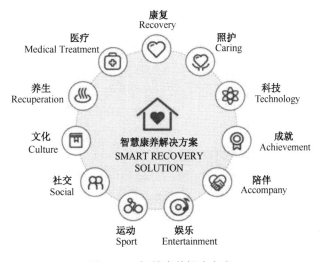

图 3-13　智慧康养解决方案

3.5.1 社区养老

社区养老是以家庭养老为主、社区机构养老为辅，在为居家老人提供照料服务方面，又以上门服务为主、托老所服务为辅的整合社会各方力量的养老模式，具有可以借助政府街道社区土地建筑资源，便于引入社会资本的轻资产投资、起步成本低、定价灵活性高、见效快、服务种类丰富、服务可及性强等特点，是跟市、区政府合作，推动智慧养老产业发展的主要阵地，也是能较快实现养老商业运营的主推场景。

3.5.2 居家养老

根据中国式养老"9073"的国情［全市户籍老年人中，90%由家庭自我照顾，7%享受社区居家养老（照顾）服务，3%享受机构养老服务］，90%的老人选择居家养老，这也是政府倡导扶植的主要业务场景。鉴于目前国内的居家养老服务中普遍存在服务内容单一、工作人员流动性大、缺乏专业培训、只局限于大城市、市场机制不完善等问题，居家养老解决方案采用立足智慧社区服务体系的建立，以街道、社区或乡镇为单位，以呼叫中心或社区养老机构+智能照护+社区服务的整合模式为居家养老服务平台，确保提供给老人的各种智能养老设备的使用维护支持、上门家政、护理、康复医疗服务的及时性、高质量、稳定性和个性化定制需要。

3.5.3 机构养老

机构养老市场，现在呈现面向高端消费群体的高档养老院和在很大程度上靠政府民政补贴运营的低端老人院、老人福利院、临终关怀医院等两极分化的特点。在这样的背景下，各地大多养老机构都呈现服务内容单一、信息化及智能化水平低、运营管理能力低下、难于规模化经营发展的特点。

3.5.4 养老地产（养老园区）

结合智慧社区、智慧园区经验，提供包括园区物业、酒店、医院、养老园区监控、定位、一键呼叫、室内健康检测、急救协同、管家式服务等一系列完整的智慧养老地产（养老园区）解决方案，以满足致力于提供高端商业化养老服务的养老地产客户的需求。

第 **4** 章 / 智慧服务

4.1 门急诊

1. 预约挂号

医院构建预约挂号系统是"以患者为中心"开展医疗服务的重要改革措施，充分利用信息化手段，针对不同类型的患者提供多种预约途径。患者可自由选择适合自身的渠道和工具完成预约挂号，提前安排就医行程，降低在医院候诊等待的时间，减少往返医院的次数，节省大量的时间和精力。预约挂号有效缓解医院高峰期挂号分诊难等问题。预约的方式包括电话预约、PC 端网上预约、手机等移动终端预约、院内自助机预约等。

预约挂号系统主要功能如下。

医生查询功能：通过这个功能可以浏览每个医生的简介及其所属科室，从当日起一周内的挂号情况（有号/无号、剩余号、价格），分普通诊和急诊，从而选择医生进行具体预约。

绑定就诊人功能：未绑定就诊人的用户可以浏览医生信息，但不能预约挂号，成功添加就诊人后便可执行以下功能。

预约功能：注册成功的用户通过微信支付接口进行预约挂号。

预约查询功能：预约成功后，平台推送短信给该用户，该用户可以查询预约的具体信息，包括门诊号、医生、预约日期、挂号费，同时还可以取消预约。

预约取消功能：预约成功后，用户通过预约详情中的"退号"按钮取消预约，平台支持未看诊的用户在线退号（在规定时间内可在线退款）。

2．智能导医

医院智能导医系统的构建，营造了一个宁静祥和的就医环境，有效实现"一医一患"，净化就诊空间，有效保护患者隐私，减少交叉感染机会。它让医护人员可以更专心地为患者诊治疾病，同时增加每个患者的问诊时间；给医护人员创造一个良好的工作环境，缓解医护人员的工作压力。医护人员通过使用智能化呼叫和分诊排队管理，使患者只需安心坐在候诊区等待呼叫，根据语音叫号与智能提示进行就诊，无须在诊室与候诊区之间来回走动观望，有效解决就诊区域混乱的现象。智能导医系统的构建，为患者提供了更人性化的服务，提高了医院的服务质量，缓解了患者的心理压力，减少了患者的等待时间，有效规范了医院的医疗秩序，提升了门诊管理现代化水平。

3．院内导航

当前，医院工作人员和空间有限，门诊大厅人满为患，广泛存在着"三长一短"的问题，在其他行业广泛使用的自助服务系统为解决以上问题提供了有效的解决方案。在医院内各个楼层的合理部位大范围安装自助服务终端机后，患者可自助操作，实现挂号、收费、医院综合信息查询、检验检查报告和单据打印等功能，让患者获得更多的知情权、选择权，用更多的人机对话窗口替换现在的人工窗口，缓解相应服务岗位的工作压力，提高服务水平和服务质量。

4．患者关系管理

患者关系管理系统主要由患者咨询服务系统和患者信息管理系统组成，着力解决医院在患者就医前、就医后服务缺失的问题。它充分利用信息化手段，提供专业的患者就诊前咨询服务和患者治愈离院后的病情跟踪随访服务，将服务延伸到患者就医的全流程，为患者提供贴心的热情服务。

5．患者信息管理

以患者电子病历系统为基础，包含了患者历次门诊、体检、台院、各种检查检验等信息，可为患者建立个人健康档案、提供保健咨询。系统可根据患者的疾病诊断、病理分类、临床分期、手术情况等相关信息，对患者进行随访跟踪等。

6．在线支付

在线支付贯穿整个诊疗全流程，包括诊前预约支付、诊中诊查缴费、诊后健康管理服务的支付等。支付方式包括微信、支付宝、银联、电子居民健康卡等，在线支付通过微信公众号、掌上医院 App、互联网医院、医院自助机等进行支付。支付范围包括门诊就诊、住院预交金、住院结算、互联网医院健康管理服务等。

7. 候诊叫号

候诊叫号功能是在患者进行排队过程中的一种提醒，患者可了解当前候诊的状态，并且医院可根据候诊的状态进行资源的合理配置，优化分诊、就诊流程，以提高门诊整体运行效率，缩短患者就诊等候时间，提高患者满意度。

功能详细介绍如下。

（1）自动获取数据。

自动获取患者信息，可以减轻手工录入信息的工作负荷。

（2）简单明了的操作界面。

列出医生日常工作所需的业务功能，轻松点击进入所需的工作窗口，实时了解工作完成情况。

（3）实时获取患者信息。

在随访过程中可以查看患者的相关信息（患者基本信息、出院小结、病历信息、化验单、历次随访记录等），有助于随访前了解患者情况，从而提高随访质量。

（4）提供专业的随访模板。

该系统将随访问卷以模板方式进行管理。规范随访问题，提高随访质量，同时将问题结构化，为后期的统计分析奠定了基础。随访模板管理模块通过简单的操作完成模板的制作，在已有的模板基础上通过模板拓展功能轻松地制作出新的模板。模板可以设置匹配条件（疾病类型、使用频率等），在使用过程中，根据不同患者的指标，可以给随访人员推荐相匹配的模板。

（5）自动生成随访任务。

通过配置任务规则，系统自动将抓取的住院患者信息生成随访任务，不再需要随访人员根据患者信息手工列出随访任务，以便随访人员更好地按计划完成随访工作。

（6）更直接地获取患者信息。

在随访过程中可以查看患者住院相关信息（如患者基本信息、出院小结、病历信息、化验单、历次随访记录等），有助于随访医生了解待访者的情况，从而大大提高随访的质量。

（7）多样化的随访方式。

不再以单一集中式的人工拨打电话方式进行随访，本系统采用自动获取患者联系电话并通过网络电话拨打随访、手机 App 应用随访、微信集成应用随访等方式，极大地减轻了医生随访的工作量并提高了随访效率。系统为了兼容原有方式保留了电话随访方式。

（8）自动拨号随访。

通过专用的设备将电话与系统相结合，在随访时自动对随访患者进行拨号，大大避免了在手工拨号过程中可能产生的错误，同时支持回拨显示功能。

（9）移动随访。

在智能手机上安装医护版应用，用户注册并认证后通过应用可以对出院患者进行随访，不再受限于环境，大大提高了随访效率和灵活性。

（10）患者信息跟踪。

通过对接相关的系统接口，随访人员在随访过程中可以实时了解患者的住院信息，如历次出院时间、出院小结、历次随访记录等。

（11）医患沟通更方便。

患者通过手机 App 客户端或微信集成应用与医生零距离沟通，可以随时询问病情。同时，医生也可以通过交流更好地了解患者目前情况，增强医患之间的相互了解，提高信任度。

（12）短信管理。

通过系统医生可以向患者定向地推送义诊通知、健康讲座邀请等，还可以对患者定时发送用药提醒、复查提醒等信息。

（13）丰富的随访统计。

通过多种指标和维度对随访结果进行统计分析，为课题研究、医疗业务水平、医疗管理给出了指导性的数据。其中包括任务完成情况统计、计划任务统计、课题研究统计、疾病症状统计，以及随访率、工作量、满意度的环比、同比统计等。

（14）完善的随访监察机制。

通过满意度调查或者随机抽查了解随访工作完成情况、完成质量及患者满意度评价，从而可以更好地进行管理。

（15）系统易扩展性。

系统可以灵活地与其他系统进行平滑的对接，达到扩展业务的目的。

（16）数据采集。

充分利用医院资源和其他资源，通过数据交换控制器将患者信息数据采集到数字化随访系统，系统分为院内系统数据采集和院外数据采集。

院内系统数据采集：通过数据交换控制器的配置定时将患者数据采集到随访系统中。其中采集数据源包括病案中患者信息、HIS 中患者信息、其他系统患者信息。

院外数据采集：通过手工直接录入方式采集患者信息或者通过数据文本格式将患者数据导入系统。

（17）随访业务系统。

在数据采集基础上对患者健康跟踪式地随访，随访业务管理是本系统核心业务功能模块。为了核心业务更好地发挥作用，通过系统其他模块对随访业务进行支持和扩展，具体功能包括：模板管理、计划管理、医患交流、问题管理、满意度调查、短信管理、患者信息管理、网络电话服务、统计分析、系统管理等业务功能。

（18）App 应用服务。

App 应用服务是中间件服务，主要提供移动终端支撑和随访业务系统功能扩展，实现移动端随访、医患交流、指标上传等业务的支撑，其中主要功能包括：随访管理、满意度调查管理、医患交流管理、联系人管理、机构信息管理、指标管理以及短信管理等。

（19）微信集成服务。

借助微信公众平台从另一途径对随访系统功能进行扩展。本服务是微信服务号集成功能所必需的支持服务，以实现患者随访、问题咨询、指标上传等业务，其中主要功能包括：随访管理、机构信息管理、指标管理、问题咨询管理、联系人管理、健康宣传。

（20）移动终端。

通过移动终端应用实现随访业务系统与患者终端进行信息交换，完成医生随访、医患交流、患者信息绑定、问题咨询、健康宣教、预约挂号、短信管理、指标上传、医院介绍等。目前移动端应用分为患者版、医生版和微信版。

4.2　药房自动化系统

药房自动化系统是将自动化发药设备和智能设备与医院现有信息系统整合，优化药房管理和资源配置，将医院门诊药房打造成现代化的高科技自动化药房，让病患享受更安全优质高效的服务。

1. 门诊药房自动化实现流程

门诊发药流程包括处方收费、系统处理、配药单/药嘱+调剂（自动摆药机、储药柜处理）、审核、呼叫、窗口发药。

2．住院药房自动化实现流程

住院药房发药流程，医生下医嘱、配药汇总、包药调剂（通过自动摆药、储药柜进行处理），病区护士领药到最后的护士审核并给患者用药，形成住院药品的全流程闭环管理。

4.3 智慧病房

智慧病房布局如图 4-1 所示。

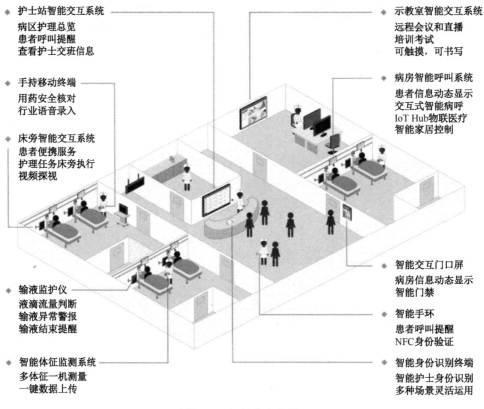

护士站智能交互系统
病区护理总览
患者呼叫提醒
查看护士交班信息

手持移动终端
用药安全核对
行业语音录入

床旁智能交互系统
患者便携服务
护理任务床旁执行
视频探视

输液监护仪
液滴流量判断
输液异常警报
输液结束提醒

智能体征监测系统
多体征一机测量
一键数据上传

示教室智能交互系统
远程会议和直播
培训考试
可触摸，可书写

病房智能呼叫系统
患者信息动态显示
交互式智能病呼
IoT Hub物联医疗
智能家居控制

智能交互门口屏
病房信息动态显示
智能门禁

智能手环
患者呼叫提醒
NFC身份验证

智能身份识别终端
智能护士身份识别
多种场景灵活运用

图 4-1　智慧病房布局

4.3.1 重症监护室移动探视系统

在重症监护室（ICU）、冠脉监护室（CCU）、新生儿监护室等重症监护场所，患者病情危重，且处于空气净化环境中，家属进入患者区域进行探视容易将有害细菌带入，对术后或危重病人造成感染，影响其健康，为此通过专业视频设备进行隔离探视，能避免感染。ICU 移动数字化探视对讲系统，为医生、患者、家属之间架起了一座沟通的桥梁，保证医护人员与患者、家属的信息沟通通畅，及时传达患者的病情，降低患者、家属与医护人员之间交叉传染的风险，保护医护人员安全。作为患者与外界的交流窗口，家属通过探视系统为患者带去关怀与信心。

ICU 病房探视系统是专门为了医院 ICU 病房住院患者与亲属之间的沟通和探视而设计开发的一套运用现代化科技电子技术的图像视频、音频传输系统。它运用了高集成度、高速、高稳定性的电脑微处理器，保证了系统长期稳定地工作，保证了图像视频和音频信号的高清晰度和高稳定性，以及高连续性。

ICU 病房探视对讲部分，主要由探视（患者端、家属端）组成。网络摄像头用于摄取病房内患者的视频，并传送至 ICU 护士站；探视（患者端、家属端）能够让患者与家属双向视频通话；探视对讲分机实现患者家属或护士工作人员与患者的语音对讲交流，探视对讲分机还配备了液晶显示屏，可以实时显示相关的信息。

功能特点如下。

双向图像视频传输，双向对讲音频传输。

图像视频和对讲音频传输稳定可靠、高清晰度、高连续性。

采用全数字化基于 TCP/IP 以太网。

中文式菜单，使用操作简单、方便。

系统升级及功能扩充便捷、灵活，可以在线升级软件程序。

可以同时允许有两个通道的对讲音视频传输。

可以与数据化病房医护呼叫管理系统联网，实现统一管理和控制，最大限度地达到信息资源的共享和管理控制，以及降低院方施工成本。

4.3.2 输液监控系统

输液监控管理系统是一套集信息化、智能化、数字化为一体的输液管理平台，如图 4-2 所示。系统在不改变原有输液方式的基础上，应用自主知识产权，首创了全新的输液管理模式，实现了输液的集中监控、量化管理和规范服务。这一系统的应用减轻了医护人员的工作强度，解决了患者输液过程中的焦虑和烦恼，是输液管理及临床护理模式上的一次变革，提升了现代化医院的信息化管理水平。

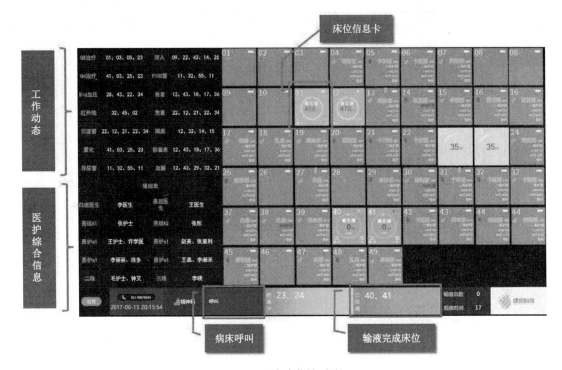

图 4-2 输液监控系统

该系统具有自动报警功能，降低了护士的劳动强度，提高了护理工作效率，保障了病患输液安全，提高了病区内的护理质量。

输液监测设备：智能电视机、医用 PDA、输液监护仪。

传输网络："四网合一"医疗物联网。

管理软件：负责接收、处理及展示信息，由服务器端软件、大屏端软件、电脑 Web 端后台、PDA 终端 App 软件构成。

➤ 系统功能

● 安全——输液过程全程监测

该系统可以根据患者的不同情况，设定不同的滴速值和滴速区间，当发生输液异常时，例如滴速过快、过慢、暂停，系统会自动提示，方便护士及时处理。

在发生滴速过快异常时，设备将自动进行减速操作，在一定时间内使"动态滴速"回归到"安全输液滴速范围"内，避免护士未及时处理造成事故。

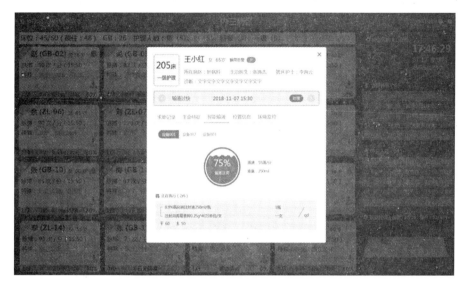

图 4-3　安全——输液过程全程监测

● 智能——系统全自动设置滴速范围

系统通过与移动护理系统进行对接，自动获取患者的医嘱信息，护士在输液前，通过 PDA 扫取药品和患者的条形码信息，核实确认无误后，系统后台自动设置好该患者所有药品的输液速度，避免输液时，护士需要针对不同的药品进行多次滴速设置，对患者的输液过程进行智能化管理，提高护士输液工作效率，保证护士输液工作的准确性。

● 实时精准——数据采集和传输实时精准

采用多种高精密物联网传感器实时精准采集病患输液的计量信息、预警信息，同时采用超高频无干扰物联网将数据准确传输至管理平台。

● 主动式服务——各类告警信息主动提醒

输液即将完成时自动提醒护士换药，设备故障主动提醒，通过主动式服务提高病患和陪床家属的体验。

4.3.3　婴儿防盗管理系统

婴儿防盗管理系统是定位网络的具体应用，包括整个病区内的母婴行为管理功能，能支持婴儿实时定位追踪、行动轨迹回放、母婴信息配对以及婴儿洗澡、打针、照光等各种活动的及时展示。

在实际使用时，护士为新生儿佩戴婴幼儿专用监护腕带，在医疗物联网覆盖的范围内可对母婴进行定位追踪、配对，出现异常情况时将自动报警。

同时此婴幼儿腕带可支持移动查房、移动护理系统使用，提高工作效率。

系统由前端的物联网智能终端（母亲腕带、婴儿腕带、PDA）、医疗物联网以及母婴安全管理系统软件综合管理平台组成。

➢ 系统功能

● 电子地图管理功能，可视化管理操作

系统能够提供医院病区 GIS 电子地图，通过电子仿真地图实时显示婴儿的位置动态，GIS 仿真地图界面如图 4-4 所示。

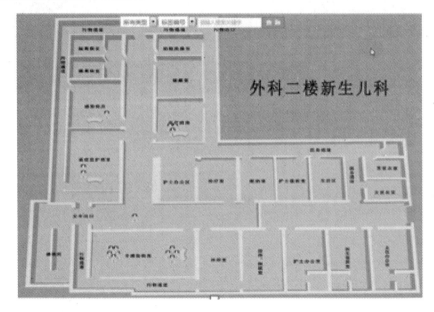

图 4-4　GIS 仿真地图界面

● 实时定位追踪功能，监测医疗行为，杜绝违规治疗

系统提供人员定位、追踪功能，实时定位母婴的位置并在地图上显示，所有佩戴婴儿腕带的婴幼儿只要处于医疗物联网覆盖的范围内，均能在此界面上实时显示其位置和状态。

例如：婴儿在治疗室停留超过了规定时间，系统将报警提示医护人员前往查看，杜绝违规治疗、遗忘婴儿等情况，确保婴儿安全。实时定位追踪功能如图 4-5 所示。

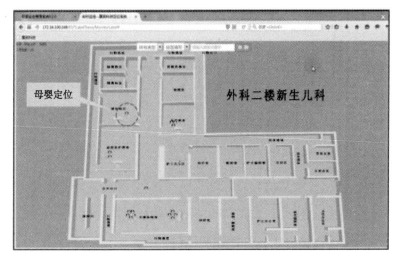

图 4-5　实时定位追踪功能

● 轨迹回放功能，明晰责任依据

该系统平台可对母婴经过和停留的区域进行轨迹回放，给出准确的行动轨迹、停留时间，辅助医护人员进行分析，确定紧急情况的发生原因和应对措施，通过轨迹回放功能，可对事后追究责任提供依据。轨迹回放功能如图 4-6 所示。

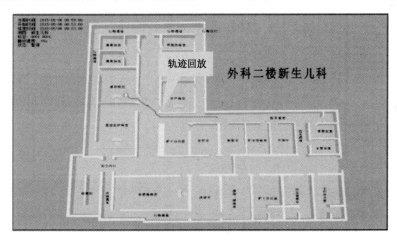

图 4-6　轨迹回放功能

● 母婴信息匹配功能，防止抱错/恶意调换

母亲腕带与婴儿腕带的信息是相匹配且具有唯一性的，该系统会形成新生婴儿及其母亲的关联标识，将亲生母子准确联系起来，婴儿出院时，医护人员通过移动终端，对母婴腕带进行匹配信息检查，证明并确认婴儿没有抱错后，才能办理出院。

物联网+智慧医疗

● 主动报警求助功能，保障产妇安全

产妇佩戴的智能监护腕表上具有紧急呼叫求助按钮，当产妇发生意外时，腕表能主动报警求助，医护人员可以及时进行救治，避免发生意外。智能监护腕表如图 4-7 所示。

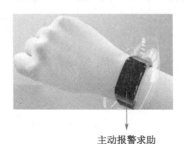

主动报警求助

图 4-7　智能监护腕表

智能监护腕表具有以下功能。

发生意外时进行主动报警求助，如夜间在卫生间摔倒等；

医院出现可疑人员时，可进行报警求助；

需要医护人员进行诊治时，可呼叫求助；

多种告警功能，安全监护无漏洞。

● 非法带离告警提示功能，防止婴儿被盗

未经医护人员及家属许可擅自带离婴儿离开医院，系统后台会自动报警提示，并辅助出入口声光报警提示，保障婴儿的安全，如图 4-8 所示。

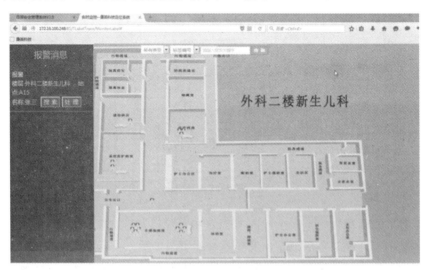

图 4-8　非法带离婴儿告警提示功能

● 腕带拆卸告警提示，防止拆卸后婴儿被盗

未经授权拆除或剪掉婴儿佩戴的腕带，系统会发出"拆卸告警"提醒医护人员，防止婴儿被拆掉腕带偷盗出医院，保障婴儿安全。

● 设备低电量告警提示，保障系统稳定运行

智能监护腕带支持 USB 充电，当设备电量不足时，系统会发出"低电量告警"提示医护人员，更换腕带或者充电，设备在低电量告警之后还能续航一个星期，可有效保障婴儿的安全。

● 声光报警提示，能够进行快速反应

当未经许可非法带婴幼儿离开医院或者发生违规治疗时，在出入口位置的声光报警设备发生警示，可以有效提醒医护人员进行快速反应，如发生婴儿被盗事件、长时间蓝光照射等。

护理工作管理，如图 4-9 所示。

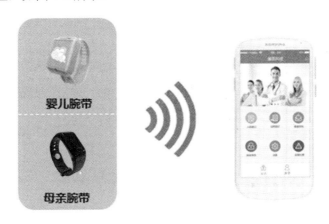

图 4-9　护理工作管理示意图

可实现与移动护理、HIS 等系统对接，结合妇产科日常业务管理流程，提高工作效率，降低劳动强度，杜绝医疗事故的发生。

例如：

母婴基本身份信息的读取。

医嘱信息内容。

护理次数，是否接种疫苗。

打针/吃药/生命体征数据测量。

费用结算。

4.3.4 床旁智能交互系统

床旁智能交互系统是定位于医护使用为辅，患者使用为主的物联网平台系统。以全新的理念和方式提供"以患者为中心"的医疗信息服务平台，深度对接床旁护理、床旁查房等可扩展应用，满足医院日益增加的为患者提供更优质服务的需求。

床旁智能交互系统包含护士站终端、病房交互终端、病房门口交互终端等硬件和系统软件，实现病房床头、病房门口、护士站等多个场景的信息实时同步显示，让护患及时沟通，保障医疗安全。系统提供患者及家属一键紧急呼叫、实时查询、智能提醒等功能，提高患者的满意度。

智能交互系统作为未来病房的核心应用，是服务于医护患的一站式物联网平台系统，由以下三部分组成。

第一部分：开放式的软件平台，基于系统的开放平台特性，使终端能够作为各类应用系统的统一载体，可实现床旁支付、床旁护理、床旁查房、电子确认书签署、营养点餐、数字电视等功能。

第二部分：物联网硬件平台，通过内置丰富的物联网通信模块，系统仅需外加一定的软硬件连接，即可成为新的扩展系统，可实现身份准入、物联网扫描枪、输液监测、可穿戴设备连接、婴儿防盗预警等功能。

第三部分：患者交互信息系统，系统与医院现有业务系统深度直连，为医护患提供多维度信息交互的辅助功能，可实现床旁物理呼叫、视频语音对讲、费用查询、病程管理、服务评价、生活服务、电子床头卡、健康宣教、巡视记录等功能。

4.4 患者服务的精细化管理

4.4.1 门诊服务精细化管理

1. 引入自助系统，推进门诊信息化

以患者为中心。全方位考虑患者的需求，根据患者就诊时的需要，设置导医咨询台，办理初诊患者就诊卡，提供挂号咨询，安排预检等。开发排队叫号系统，在挂号处、护士分诊台、医技科室配置显示屏显示导诊、排队、检查检验进度、诊前诊后宣教等信息，增进信息的透明，为患者就诊和诊后康复提供必要信息，使患者对诊疗过程有充分的了解，

帮助建立医护患的信任关系。

推进门诊电子化进程，促进信息共享。使用电子处方、电子病历、电子申请单、电子报告单等，推进门诊电子化进程，促进信息共享。通过提供自助式收费明细打印、物价信息查询等业务，提高就医收费的透明度。在门诊大厅和导医服务台使用门诊信息发布和自助系统，包括门诊导医触摸屏、药品及检查项目价格查询机、自助报告打印机、就诊卡登记、院内导航、自助排队叫号等系统，结合院内宣教等附加功能，提供以患者为中心、以就诊流程为主线的综合查询和辅助服务，为患者提供全方位的就诊信息服务。

改造和完善挂号、收费子系统，尽量实现挂号收费界面合一，使患者在任一窗口、任一时间均可缴费或挂号：根据患者分布和流量特性实施分层次的挂号与收费，在门诊大厅设立多个自助挂号机，分流门诊大厅挂号窗口的压力，同时有条件的医院可以上线自助挂号系统，解决就诊患者密度大的问题。通过自助机在院内的合理分布，缓解关键部位排队长、门诊收费慢与发药流程多问题，根据患者流量灵活配置门诊发药窗口数量，缴费后的处方能够自动并均匀地分发到各个发药窗口，或设置电子屏幕显示取药窗口信息。另外，为了分流，防止患者拥堵，收费处方信息通过网络传输到药房，药房提前摆药，同时节省了患者取药的时间。

2. 引入预付费模式，支持使用记名卡

（1）"先诊疗后结算"工作概念和总体流程。

"先诊疗后结算"实际上是门诊预付费制。到院就诊的患者办理一张可预存款的就诊卡，在卡中先预存部分预交金，不用在每次诊疗服务时单独缴费，待本次诊疗过程结束后统一进行结算。北京市自推进"先诊疗后结算"门诊服务以来，积极探索运行模式，合理配置和利用现有医疗资源，建立起比较成熟的门诊预付费系统，大大减少了患者排队缴费次数，缩短了患者就诊等待时间。普通患者的排队缴费时间占到全部就诊时间的一半左右，实行预付费流程后，能减少 2～3 个中间环节，患者就诊时间平均可以缩短约 1/3。

① 在医院信息系统（HIS）引入"预存费"式就诊卡。首先按"先诊疗后结算"工作流程进行门诊 HIS 改造。患者在挂号的同时，可在自己的就诊卡上存储一定金额的预存款，即可在全院需缴费的各检查科室及药房等部门类似刷银联卡一样进行"刷卡消费"。待诊疗流程结束后，可到结算处进行清单、发票的打印及费用清算，就诊卡中剩余的预存款既可以当场退出，也可以留在卡上，等下次就诊时继续使用。

② 患者在充值时，由收费人员打印"充值明细单"，注明充值时间和金额、可消费金额及卡内余额。在各检查科室及药房进行扣费时，打印一份"费用明细单"，注明扣费项目、数量、金额、卡内余额，让患者对自己的"消费"一目了然，同时在院内设置多台费用明

细查询机，随时给患者提供充值、就诊消费、卡内余额查询、打印等服务。

③ 合理制定预存款额度，提供多种预存金额方式供患者选择。对于患者在初始充值时充多少金额合适这个较难处理的问题，医院需要对各专业门诊多年平均每门诊人次费用进行测算，通过医院专家委员会讨论，制定各专业门诊不同病种就诊人次费用的区间指导金额。将各相关病种及平均费用的指导价公示在门诊大厅，既方便了患者对充值金额有初步的判断，又对控制门诊费用起到了良好的监督作用。

④ 预付费模式可以和传统付费模式随时切换。医院经调整过的信息系统平台可实现多种付费方式的自动切换。也就是说，如果一开始选择预付费制，当余额不足时，患者仍可选择继续追加预存款或转为传统缴费方式。另外，对于部分不认可"先诊疗后结算"门诊工作流程的患者，门诊系统仍然保留传统结算模式，实行两种工作模式"双轨"并存且能随时转换，这样既满足了两种工作流程的运行需求，保证了门诊就诊秩序的平稳有序，又可循序渐进地对患者的就诊缴费习惯进行人性化的宣传引导，为最终全部转到"先诊疗后结算"工作流程打下基础。

（2）开展"先诊疗后结算"工作中的问题。

① "预存费"就诊卡的安全问题。患者所持就诊卡可以做到充值、消费、结算，这样相应地对就诊卡的质量和安全性提出更高的要求。除了对门诊 HIS 进行安全改造之外，对就诊卡的制作应采用高抗强磁标准，制作过程采取密码嵌入的保密措施，多渠道防止就诊卡被"克隆"。同时，预存费就诊卡采用实名制，结算时可以保障患者的资金安全。除此之外，还建立了与预付费相关的财务、挂失、事后监管和空白卡管理等制度，确保患者就诊卡的资金安全。

② "预存费"就诊卡被盗或丢失的问题。预存了费用的就诊卡被盗或丢失可能会出现十分棘手的问题。一个可行的处理办法是在给患者办卡录入信息时，要求收费员必须录入患者的一个甄别信息，如电话号码，这相当于给患者就诊卡又设了一个密码。一旦患者就诊卡发生丢失，收费员在查对相关发票、单据及丢失人员身份证的同时，卡中预留的这个电话号码将是一个关键的甄别信息，这将会有效防止就诊卡内的余款被冒领。

③ 加强新模式下门诊财务内控问题。在新的预存费模式下，部分预存费患者不打印发票，传统门诊结算模式以发票号码进行收入控制的机制被打破。为此，在设计新结算模式的内控制度时，侧重建立以财务报表进行控制的财务内控机制，设置了"结算员日结明细表""收入明细统计表""结算员日收入汇总表""门诊预收款日明细表""门诊预收款额明细表"等报表，做到每日对报表中的各项目进行核对。

④ "先诊疗后结算"需要与居民信用机制同步。需要在医院层面为患者建立个人信用账户，患者个人结算数据在医院层面统一管理还有助于多种付费方式的加入，有利于多

种保险对患者个人结算数据的重复利用，有利于在医院层面对财务数据的审计与监督的方便。

（3）"先诊疗后结算"工作的下一步发展方向。

① 取消预交金制，实现真正意义上的"先看病后付费"。"先诊疗后结算"门诊工作机式显示了极强的创新性，必将成为未来医院门诊工作模式的首选。受目前居民信用体系建设的制约，"先诊疗后结算"模式仍是预存费用在先，消费在后。如何做到真正的消费在先、结算在后，将是"先诊疗后结算"门诊模式努力的方向。目前我国信用体系正在逐渐建立和完善，随着居民信用体系普遍被接受，医院内的患者信用账号也将随之建立，为国外广为使用的后付费支付方式打下坚实基础。

② 打破区域限制，实现多家医院卡内资源共享。目前多数地区医院推行的"先诊疗后结算"门诊模式下的预存费就诊卡只限在一院一地使用，使持卡人员在本地所有医疗机构均可"先诊疗后结算"，是努力的方向。在此方面，卫生主管部门已逐步统一协调引导，进一步整合各医疗机构的信息资料，建立统一的信息处理平台，建立财务核算分配中心，真正让本地就诊人员一卡在手，各医院皆可通行无阻，实现治疗信息、费用资源的全部共享使用。

4.4.2 住院服务精细化管理

当前医患关系较为紧张，一方面，患者抱怨到大医院"看病贵""住院难"；另一方面，医院各科室忙闲不均，某些科室床位紧张，某些科室却存在空置床位，而大多数医院都是以科室为单位进行床位管理的，床位归属固定，不允许跨科收治患者，因而限制了床位资源的有效利用。还有，目前科室收治住院患者都是由主治医生自行通知患者入院，医生执掌床位安排主动权，这样医生就有机会根据亲疏关系、严重程度挑选患者，导致患者不能享受到公平就医权利。

在一定范围内打破科室固定床位限制，由一个部门统一安排通知患者入院，本着先就医先安排、急诊优先安排的原则，合理调配全院床位资源势在必行。患者不能及早入住多数是前一患者因各种原因未办完出院手续导致床位无法空出。一般患者刚入院均需进行一系列常规抽血化验及常规检查，抽血化验需空腹，上午十点之后入院的患者一般都会吃东西，入院后的抽血检查就必须拖延至第二日早上，入院当天预约检查，最快也到第二天才能排上，患者住院第一天不能马上进行治疗，必然延长住院时间。

"预住院"概念的提出，为缩短患者住院时间提供了方法。住院中心的成立实现了床位资源的动态调配：对当日住院患者进行入院管理，掌握全院各科床位真实情况，将住院后需完成的部分检查、检验项目在住院当日完成，缩短术前等候时间，在一定程度上达到床位资源调配，协助缩短平均住院日及完成相关指标。最终，达到住院通知有人管、患者住院有人带、闲置床位有人调，提高床位使用效率。下面对具体实现方法与步骤进行详细阐述。

（1）实现床位资源动态调配。结合主诊医生负责制试点工作，在一定范围内打破科室固定床位的限制，分析患者住院需求与床位信息，实现对床位资源的统筹管理。住院服务中心系统程序建立之前，医院的床位管理由科室负责，每个科室的管理形式不同，有些科室由于管理不到位造成床位使用和周转不能达标。如何合理管理各科的病床、充分利用医疗资源是医院关注的热点和难点。而床位统一调配很好地解决了这一问题。医院制定了床位统一调配战略，成立了住院服务中心，该中心负责统一调配全院的床位，医院一有空床，立即由住院服务中心进行调配。医院的任何一位需要床位的医生或任何一位需要住院的患者只需在住院服务中心预约，由住院服务中心安排，实现全院床位统一集中管理，根据患者病情及资源情况合理安排病床。住院服务中心甚至可在有空床而专业不同的科室安置患者，该患者的诊治仍由疾病所属专业科室负责，但患者的护理工作则由提供床位的科室负责，这称为跨科收治，也称跨科借床。患者预约住院先到住院服务中心登记，执行当日医嘱，该患者在住院服务中心的床位称为虚拟床位。

（2）医生为患者开具住院通知单，同时把该信息插入新建的住院服务中心患者信息表中，患者的姓名、性别、年龄、门诊诊断信息等属性设置为只读，把住院日期、住院科别、患者状态、备注等信息设置为可修改，住院服务中心的护士就可以看到该患者，然后查询床位视图。如果床位属性等于可用并符合患者性别属性，则收治患者，把患者信息表中的状态标记修改为"办理入院"；否则，把患者信息表中的状态标记修改为"等待住院"，并且以开住院通知单的先后顺序自动生成列表，方便护士依次处理，把处理完住院手续的患者按类别以不同的背景色显示，让护士一目了然，通知患者处理结果。住院服务中心人员每天查询床位视图，有匹配的信息就安排等候的患者住院。

（3）当日住院患者入院管理。住院服务中心负责统一安排当日住院患者的接诊、入院宣教及入院检查等事宜，并负责将患者安全送达住院病区。当患者信息表中的患者状态标记为"等待住院"时，病房或门诊医生根据住院通知单的诊断信息就可以给患者开医嘱，医嘱范围限定在检查检验类医嘱，患者办理入院（虚拟床位）时即可进行各类检查检验，缩短患者住院时间，提高床位周转。医嘱保存在住院服务中心医嘱表中，此时的医嘱状态是"未审核"直到医嘱状态等于"已审核"前医生可随时修改医嘱，甚至删除。患者到医院后首先到住院服务中心报到，护士把患者信息表中的状态标记修改为"住院服务中心接诊"，这时，病房的护士和医生都能看到自己科室目前在住院服务中心的所有患者，信息都是只读。等到患者转出住院服务中心时把状态标记修改为"入院登记"。

（4）住院服务中心护士审核医嘱时，首先把住院服务中心医嘱表中的数据插入医院 HIS 的正式医嘱表中，记录审核日期、时间和审核者。系统根据医嘱的类型（检查、检验）来判断打印申请单，医嘱处理表面看似简单，其实所有的业务都放在 HIS 的主流程序中运行。患者在离开住院服务中心前打印医嘱单，医嘱单格式和病房的临时医嘱单一致，医嘱单标记为"临时医嘱（预住院）"，所有的预住院医嘱单的打印都放在住院服务中心。

经过在中心城市大医院的实践，通过成立住院服务中心获得了优化住院服务流程、缩短住院时间的效果。同时通过信息化的手段实现了自动统计每日（或每阶段）的数据信息，包括每日住院患者接诊统计、送检标本统计、外送检查项目统计、住院服务患者统计等；方便了医生随时开具预住院医嘱及实施、住院服务中心护士及时处理医嘱，减轻了病房护士集中收治住院患者带来的压力和对病房秩序的影响。患者在等待住院期间及时完成住院后的检查检验，减少住院后反复出入病房的次数，获得疾病及时诊断、治疗和康复的服务。患者住院前，住院服务中心的医护人员已通知患者注意事项，包括空腹等，保证患者到院后能及时进行相应的检验检查，方便了患者，将等待入院时间充分利用，住院后仍然延续患者相应的治疗护理，随时查询患者的检查检验结果，提高了医院的床位使用效率，得到了患者和医院的高度好评。

用网络技术通过建立医生、护士、检查、检验、房护士站和住院服务中心工作站，实现患者信息、医嘱信息、检查检验结果及患者状态的共享。信息化对优化住院服务流程、提高床位使用效率、为患者提供方便快捷的住院服务意义重大，解决了当日住院患者入院管理问题，实现了床位资源动态调配。成功完成住院服务中心系统程序的构建与应用，是医院管理者、医护人员、计算机工程师通力合作的结果。

医院的现代化建设离不开信息化，建立业务部门和管理部门的信息系统，是实现医院现代化的必备条件，是医院用先进的管理思想改革医院的基础。一个先进实用的住院患者管理系统，能够提高医院的工作效率、改善服务质量，能够支持医疗工作网络化科学管理。

4.5 患者服务模式创新与改进

4.5.1 建立门诊预约中心

建立门诊预约中心，患者可以在医院通过人工或者自助系统进行预约，也可通过互联网、手机 App、电话等方式进行预约。通过这种中心预约的方式，患者可在预约后按照指定的时间，直接到达相应检验检查部门进行检验检查，减少患者在门诊过程中的随机性和盲目性，使无效就诊时间大大减少，同时提高门诊资源的利用率。

在医疗服务过程中，超声、计算机断层扫描仪（CT）、磁共振、骨关节镜、肠镜、支气管镜、动态心电图、动态血压、发射单光子计算机断层扫描仪（ECT）、正电子发射计算机断层扫描（PET-CT）等各项特殊检查结果对于疾病的诊断和治疗起着举足轻重的作用。在传统的医疗服务过程中，这些特殊检查都分布在医院的不同科室，各个科室独立进行相关项目的预约和检查。然而，无论是门诊患者还是住院患者，往往同时要进行多项特殊检查，患者不但需要去不同的部门预约，而且对多项检查的时间无法进行最合理的安排，检查环节的烦冗致使患者等待检查时间延长，对患者就诊满意度造成负面影响。因此，梳理现有流程中的不合理环节，在医院整体信息架构的基础上，进行各项特殊检查业务的流程整合、重组，搭建一个统用率的最佳手段。搭建便捷的检查预约平台，实现检查预约的集约化管理，是缩短等待时间、提高检查设备利用率的重要手段。主要从以下几方面体现：

第一，院内门诊、住院患者各项特殊检查项目实行集中预约制，替代了原各医技科室分散预约系统，预约单上直接显示预约时间段和预约号，将检查的注意事项与检查项目绑定。预约成功后，患者只需凭预约号上的时间直接到科室进行检查。各医技科室通过特殊检查预约平台系统，实时得到各项特殊检查的各个时间段的预约量，如：超声科每天从预约平台获取患者检查信息，根据不同部位超声的预约量及时调整检查用房。这样既能保证患者的各项检查得到实施，同时又能保证各医技科室医护人员、用房等资源的最大化利用。特殊检查预约平台系统先对住院患者检查集中预约试运行半年，兼容良好后再向全院开放。特殊检查预约中心成立后，患者预约特殊检查的流程简化。需要进行多项检查的患者原先要分别到不同的科室一项一项地进行预约，现在只要在中心统一预约，而且特殊检查中心就设在门诊楼内，即使新患者也能方便快捷地找到。特殊检查集中预约模式不仅优化了检查流程，还节省了患者时间。

第二，患者各项特殊检查的时间安排更加科学。过去，患者在面对多个检查项目时，往往会自己选择哪个方便哪个先做或者哪个快哪个先做，却忽略检查的目的、要求和特殊性等，造成检查结果偏差，或者因检查不符合要求而被告知下次再检查。各项特殊检查集中预约，统筹安排，避免各项检查间相互冲突，预约精确到小时。患者可以合理安排检查时间，以最短的时间完成全部项目，减少了等待时间。

第三，特殊检查集中预约模式提高了工作效率、优化了医院人力资源。对预约患者进行统一管理，如为预约时间较长的患者提供电话、短信提醒服务，提醒患者按时检查。如果发生机器故障等原因不能进行检查，可由预约中心统一电话通知患者进行改约。特殊检查预约中心成立后，由于统一进行特殊检查项目预约，能有效利用医院资源，防止忙闲不均的状态，避免资源浪费。如果当工作日都预约满了，医院可根据就诊量安排节假日开诊，既方便患者，又更充分利用了医院有限的医疗资源。因此，有效地利用预约系统、合理地指导和引导就诊者的就诊时间，可以有效节约人力物力，同时在根本上缓解百姓看病难问题。

第四，特殊检查集中预约模式实现了患者和医院"双高"，特殊检查预约中心的成立，有利于提高医院的知名度和竞争力，医院的患者来源分为预约就诊者和未经预约临时就诊的个体两类。目前各个医院都相继开展了门诊、住院预约服务，一些医院还采取了主动打电话、发信函等方式与新老就诊者联络，并积极开展网上预约，指定某个时间优惠门诊等活动，来有效掌握患者来源，使医院门诊、住院部达到最佳的门诊率和住院率，这也有利于医生及时判断患者病情，制定下一步诊疗措施。尤其明显的是，这种模式的实施缩短了外科手术患者术前等待时间，对医疗安全和有效利用医疗资源具有重要意义。

4.5.2 一站式服务

医保、收费、投诉等问题一站解决，门诊作为面对社会的重要窗口，一直是医疗工作的前线，其服务质量的好坏直接关系到医院的声誉，同时也体现了一家医院的整体水准。在门诊大厅内建立起功能配套、服务周到的"服务咨询平台"，可以达到方便患者和提高服务质量的目的。

"一站式服务"是医疗服务流程和内容的整合，是社会进步的表现，是对患者人性化关怀的体现。就医院而言，"一站式服务中心"的服务对象应该是患者及其家属，这略不同于住院和急诊患者，大多数情况下是患者家属来回奔波，而门诊则主要是患者自己"带病"奔波。

在门诊大厅设一站式服务中心，开放式办公，配置电话、复印机、饮水设备等，完善各类标识和就诊指南、就医流程，由护理部直接管理，中心由护理、医保、门诊办公室等科室部门组成，采取固定和流动相结合的方法，为门诊患者提供全方位就医服务。"一站式服务"可提供健康体检、医保政策、医学咨询服务；负责各诊区分诊；指引路线，介绍专家、专科特色，帮助患者就诊及检查，协助老、弱、病、残及行动不便的患者就诊、缴费、取药、陪送、办理住院手续等导诊服务；发放健康宣传资料，提供轮椅、针线、纸笔、开水等免费服务；提供门诊病历本、复印、疾病诊断证明盖章服务，为急危重症患者提供绿色通道，现场处理患者投诉，以及进行门诊部环境、安全巡查，门诊患者满意度调查，收集患者意见和建议，不断改进就诊环境和流程等工作。

为了全面做好一站式服务中心工作，提高办事效事，为更多患者提供良好的医疗服务，工作人员上岗前必须进行专业的岗前培训，确保合格之后才能走上工作岗位。培训内容包括服务意识和服务理念、职业礼仪、医患沟通技巧、服务规范、服务内容、医院科室分布、专家信息介绍、专科及特殊检查安排、绿色通道服务对象和流程、现场急救技能、投诉接待及处理方法、医保相关政策等。

成立一站式服务中心后，护士为患者提供优质便捷、真诚、温馨的服务，更好地满足了就医群众的需求，有效地解决了传统工作中存在的弊端，门诊患者投诉明显减少，患者满意度明显提高。一站式服务中心作为门诊开展优质护理服务的一个良好载体，既能为患者和健康人群提供优质便捷的就医服务，和谐医患关系，提高社会评价满意程度，又能切实解决群众"看病难、看病烦"问题，很好地体现了公立医院的社会公益性，还能为医院带来良好的社会效益和经济效益，最终达到患者满意、社会满意、政府满意的目的，值得推广。

4.5.3　实施变频工作制

对于不同病种而言，一些疾病也有一定的季节性发病规律，如冬季为呼吸道疾病的高发季节、夏季为肠道疾病的高发季节等，对于某一天的不同时间，患者就诊也有一定的规律。因此，可以根据患者就诊的流量变化，遵循患者就诊规律，合理安排工作，使人员与设施资源配置达到最优化。

4.5.4　合理用药咨询

临床药师开展合理用药咨询门诊是其直接面向患者提供药学服务的方式之一。临床药师开设该门诊与医生开设的各种门诊同等重要，只是分工不同而已。医生诊断病情，对症开药，而临床药师告诉患者正确的用药方法，医生与临床药师配合，可使患者在医院得到完整的治疗。以空军总医院为例，由于近两年来门诊患者较多，处方量较大，药师在窗口将药品发放给患者时来不及进行"发药交代"，所以，临床药师开设合理用药咨询门诊，主要承担"发药交代"的任务，即药师在窗口将药品发给患者后，由临床药师告诉患者正确的用法、用量、主要不良反应和特殊注意事项等，同时也回答患者提出的与本次就诊无关的一些药学问题。临床药师开展合理用药咨询门诊一年多来，深受患者的欢迎。开展合理用药咨询门诊的方法如下：记录患者的姓名、性别、年龄、门诊号、电话号码、疾病诊断、此次取药后交代的内容或患者提出的问题，以及临床药师回答的内容。晚上下班后，临床药师对白天回答的问题通过查阅有关资料或文献进行论证，如发现有回答不准确的问题，给患者回电话予以更正。

4.5.5 患者自助体系

医疗资源有限是中国医疗系统长期以来面临的问题,有限的医疗资源需要满足大量的求诊者需求。目前我国每 1 000 人平均拥有医生 1.7 名,而很多发达国家这一平均数达到 3 名以上。根据权威机构调查,患者对医院的不满主要集中在挂号时间长、缺乏导医服务、候诊时间长几个方面,同时调查也指出医院是消费者遇到排队问题最严重的一个场所。

自助式服务系统在其他行业广为使用,随着生活节奏的加快和患者年轻化趋势的加剧,患者对服务的灵活性、快捷性、隐私性等方面的要求越来越高,自助平台的引入为解决医院内排队问题提供了较为成熟的解决方案,如图 4-10 所示。

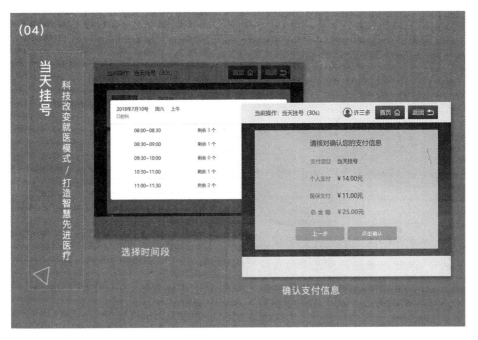

图 4-10 自助式服务系统

自助综合查询系统配有触摸式电脑查询系统及电子显示屏,能让患者全方位了解医院的各种信息,如医院概况、专科信息、门诊诊疗信息、医师出诊情况,及时掌握医院开展的新技术、新业务,便于患者就诊。实现患者自助办卡和挂号、预约等功能,大大削减挂号窗口排队的患者数量;同时通过就医卡和输入口令登录系统后患者可实时查询既往就诊信息、处方信息、个人支付的各种费用明细,最大限度取得患者对医院的信任;可利用自助式系统，加入患者满意度调查等用户调查功能，起到医院和患者沟通的桥梁作用。

传统住院登记，医生根据患者的病情，给出住院意见，患者集中到住院登记处办理住院手续，填写患者相关的个人信息，该过程需要患者手工填写或者通过窗口服务人员填写，很容易造成住院办理环节的拥堵。针对这一问题，可以采用自主住院登记系统作为解决方案。医生根据患者病情，开具电子住院申请单，内容包括拟住的病区或科室、患者基本信息、患者入院诊断信息，之后患者只需到住院登记处，通过就诊卡条形码扫描或手动输入ID 号的方式登录住院办理自助机。系统根据病区的空床情况，合理进行床位分配，分配结束后再通过自助机完成住院预交金的缴纳，并打印发票，完成住院登记流程，大大简化患者住院办理流程，提高了信息的准确性。

目前，医院争相开展检验与检查结果自助打印服务，患者取检验与检查结果的不便得到了缓解，但检验与检查结果自助打印服务依然是医院在患者服务中的过渡项目，最终将过渡到检验与检查结果的电子查询，而且这一势头已经显现。

4.5.6　网上医院

随着移动互联网的兴起，手持终端的智能化和基础网络性能的不断提升，"移动互联网+医疗"成为当下的热词。自 2014 年开始，随着诸多创业团队和医生的加入，对互联网医疗的探索逐渐深入，个别医疗机构脱颖而出，做出了大量有益的尝试。

患者在家中、户外、旅游及海外等有网络的场所，手机只要安装了医疗机构的 App 或门户网站，就可以随时挂号远程门诊。同时，在药店、社区、协作医院等医疗合作服务点，患者也可以通过服务点的设备实现远程门诊。

患者在互联网医院问诊过程拥有属于自己的个人云病例，之后在该医院的每次就诊都会记录其中。同时，患者对自己的检查检验报告拥有查看与共享权，可及时查看自己的每次化验单报告、影像检查单，也可在有需要时共享给医生查看。

互联网医院可以在世界任何一个角落通过网络访问，这给各地的医生提供了一个交流合作的平台，可以在此医院联合会诊患者，同时，国外华侨同样可以在平台上问诊，问诊结束后如果有开出处方，由药师严格审方后，药物通过专用物流配送到患者家中。

慢性病管理模块可实现慢性病的预防、治疗、护理、教育、管理、服务等，引导患者强化自我管理，改善生活习惯，提高生活质量。另外，病友圈提供了一个患者与患者、患者与医生之间交流的平台，专业医生在线提供咨询服务，解答患者关于糖尿病、高血压、胃病、肝病、肿瘤等疾病的疑惑。

患者在互联网医院问诊后，如需去医院检查检验或住院，可以先在互联网医院预约检查（包括需要检查项目的挑选）、检查缴费，再去实体医院检查，免去了患者在医院预约检查项目、缴费等候的时间，今后还将推广医疗车上门检查等服务。

充分利用线下实体医院的资源（包括专家、设备、检查、检验等）支持线上院区。在线上诊所无法解决问题的患者，可以请更高级别的专家就诊；另外，通过网上就诊的开放平台，可以和连锁药店、协作医院等相互连接。

第 **5** 章 / 智慧运营

5.1 医院运营管理

医院运营管理包括财务管理、成本核算、资金管理、供应链管理、资产管理、后勤管理、科研管理、人力资源管理、协同办公。保证满足医院运营管理及行政管理需求，实现医院精细化管理，提高运行效率，降低运营成本。

通过全面预算管理、整体绩效考核、综合运营分析、决策辅助支持，保证医院的整体运营规划及布局。

通过整合原信息资源，构建医院财务管理信息系统、全成本核算分析系统、全面预算管理系统、物资管理信息系统、固定资产管理信息系统、后勤管理信息系统、人力资源管理信息系统，使医院在运营、财务、预算、成本、物资、固定资产、后勤、人力资源等方面的管理能力及信息资源整合方面全面提升，实现医院"人财物"管理的可视化、精细化。

通过医院综合运营管理平台，引入现代企业管理的思想和理念，体现在如下方面：

财务管理方面：满足新会计制度要求，通过会计政策、会计科目、核算口径统一管控，确保对医院经济活动集中管控、财务信息真实可比。通过财务系统与 HIS 等业务系统间的数据整合、共享，对院内、互联网医院统一管理，实现财务业务一体化。

物资管理方面：从采购到付款实现业务流程重组，物资申领、计划、采购、入库、出库、消耗的全过程透明可控，实现对物资有效期、批次、货位的有效管理，保证物资质量与安全，有效降低物资成本。

成本管理方面：构建医院完整的核算、控制、考核体系，实现医院全成本核算，实时、有效地监控成本及经营成果，有效控制医院运营成本。

资产管理方面：实现固定资产预算、审批、采购、验收、使用、折旧等方面的管理。

预算控制方面：实现医院业务、收支全过程可控，统一预算管理体系，有效贯彻医院总体规划，确保运营目标的实现。

人力资源管理方面：构建完整的涵盖员工职业生涯的人力资源管理信息系统，实现医院人力资源主要事务、流程的全过程管理。

5.2 物资管理

物资管理系统是满足医院医疗物资精细化管理需求的系统。该系统可通过对医院医疗物资的采购计划管理、订单管理、供应商管理、院内周转库管理、二级消耗点管理、盘点管理、耗材追溯管理等功能，支持与 HIS、财务等系统无缝对接，实现对每一类物资的使用情况进行监督、统计、追溯管理，为采购计划提供真实可靠的依据，以及有效进行物资出库、入库、取用到设备报废后的全流程管理，防止管理漏洞，保障业务部门的耗用，有效实现物资的精细化管理，降低医院运营管理成本。医院医疗物资管控方案包含供应商管理，采购/库存全生命周期管控，并对数据进行各项指标分析，包括采购分析、库存分析及供应商分析等。

物资管理系统包含采购管理，科室管理，院内物流中心库房（SPD）管理、财务管理及配套院外供应链服务平台；系统着重从医院医用物资管理和特点出发，立足解决库存积压、库存过剩或不足等常见库存管理问题，系统从科室申购、审批、采购汇总、采购计划、订货、入库验收、领用实现全程数字化跟踪管理，物资管控主流程图如图 5-1 所示。

物资管理系统内置了多种移动类型，这些移动类型都可以嵌入到物资管理业务流程。每种移动类型代表了物资物流过程的某种业务，当物资移动业务发生的同时，系统对财务管理四项（数量、价值、财务凭证、成本费用的归集）进行联动。

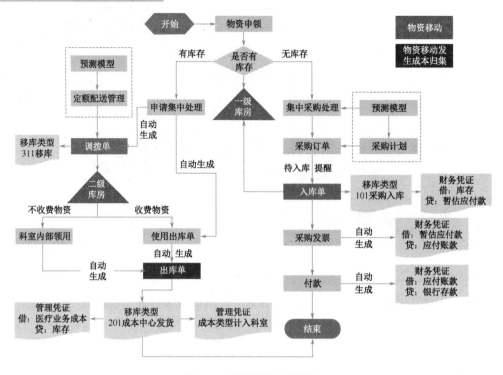

图 5-1　物资管控主流程图

5.3　固定资产管理

随着时代的发展，医院固定资产管理正在从传统粗放型的管理方式向精细化的科学管理方式过渡，由人为随意管理向法制化、体系化阶段迈进。医疗设备的现代化科学管理和正常运转是医院顺利开展医疗服务和提高医院经济效益的保证，是确保医院可持续发展的重要手段。医院固定资产管理系统是实现以资产档案为中心的全过程标准化设备管理，通过建立资产档案，对资产购置计划、招标、合同、安装、验收、入库、变动、付款、使用、计量、维修、提取折旧、处置进行全程的记录和管理。

5.3.1　主要功能

1. 资产卡管理

固定资产管理的核心就是卡片管理，几乎所有的固定资产操作都是围绕着资产卡片进行的。在卡片管理中，用户可以录入资产卡片，也可以从入库单中生成资产卡片，同时卡片管理中也提供卡片的拆分功能和提取固定资产折旧的功能。

2. 合同管理

合同管理包括对采购合同和维修保养合同的管理，在系统中提供采购合同和维修保养合同的增加。修改、删除、打印、审核、查询功能；实现对合同的变更管理，记录合同变更的条目、内容以及变更文档的保存、编辑、查询、审核的功能。

3. 资产的入库、出库、转移、报废管理

为方便医院的固定资产管理工作，采购的固定资产在采购到货以后，一般情况下不能直接发送到使用科室，而是需要先入库，然后使用科室才可以从库房领用；如果资产有问题，统一退回库房，由采购部门与供应商提出交涉；使用科室不需要的资产可以退回库房。此项功能提供固定资产的入库、退库、科室领用、科室退库的管理。

资产转移主要包括资产的位置变动和原值变更的功能。如果需要变更固定资产的存放库房或者使用科室，可以使用资产变动的资产转移功能（"库—库转移"和"科室—科室转移"）；如果需要变更固定资产的原值，可以使用资产原值变更的功能。

资产经过长时间使用后将失去使用价值，可以使用此项功能将这些固定资产进行报废处理。

4. 具备对医疗设备的维修、保养、计量的计划管理

有些固定资产在使用过程中，需要进行维修、保养、计量等保养工作，以便使这些固定资产可以正常使用。本项功能主要记录固定资产的维修、保养、计量的日常管理工作，同时也可以记录固定资产的使用情况，支持对医疗设备的维修、保养、计量的计划管理。

5. 提取折旧管理

按照新财务制度、会计制度的要求，对固定资产按照单台设备提取折现，数据为财务做账提供依据。

6. 无形资产管理

对无形资产的合同管理、库房管理、卡片管理、期末处理、应付款管理、资产报表、基础设备等全过程管理。

5.3.2　流程分析

系统需要满足固定资产全生命周期的全流程管理功能，列举如下。

1．计划管理

科室根据实际工作的需要提出采购申请，医院的采购部门根据科室提出的采购申请编制采购计划。系统提供科室采购申请的添加、删除、修改、查询、审核、打印的功能，并且提供购置计划的新增、修改、删除、查询、审核、打印的功能。

2．资产安装、验收

大型固定资产采购到医院后，需要进行安装和验收工作，以符合医院的实际工作要求。本功能管理大型固定资产到货后的安装、验收工作，提供添加、删除、修改、查询、审核、打印等功能。

3．库房管理

为方便医院的固定资产管理工作，采购的固定资产在到货以后，一般情况下不能直接发送到使用科室，而是需要先入库，然后使用科室才可以从库房领用；如果资产有问题，应统一退回库房，由采购部门与供应商提出交涉；使用科室不需要的资产可以退回库房。此项功能提供固定资产的入库、退库、科室领用、科室退库的管理。

4．资产盘点

固定资产通过账面数量与实物数量的清点对比，明确资产的差额。对于账实不相符的资产经过审批通过后，可以通过盘盈增加和盘亏减少的方式实现固定资产的调账功能，达到账实相符。提供对资产盘点单据和盈亏单据的新增、修改、删除等功能，既可以满足库房的盘点功能，也可以满足科室的盘点功能，同时提供科室 PDA 盘点固定资产的功能。

5．资产变动

资产变动主要包括资产的位置变动和原值变更功能。如果需要变更固定资产的存放库房或者使用科室，可以使用资产变动的资产转移功能；如果需要变更固定资产的原值，可以使用资产原值变更的功能。

6. 资产处置

资产经过长时间使用后将失去使用价值，可以使用此项功能将这些固定资产进行报废处理。

7. 条形码管理

根据用户的要求设置不同的条形码格式，供用户管理固定资产使用，同时还可以根据条形码信息查询相应固定资产的情况。

8. 应付款管理

根据合同和入库的信息，记录发票信息，同时根据发票信息记录固定资产的付款信息。

9. 效能分析

根据固定资产的使用情况和收益情况，对使用效能进行综合分析。

10. 投放设备信息统计

供应商将设备免费投放给医院，医院使用一定的时间或次数后，资产的所有权就归医院所有，这种业务就是投放设备业务。本功能主要记录这些投放设备的使用时间、使用次数、使用耗材等信息。

11. 账务管理及分析

提供各种固定资产月报，例如，固定资产月报、资产变动报表、资产总账对账表等。

12. 资产查询

按照不同的方式，查询固定资产的分布、使用数量、入库信息、维修信息等内容。

13. 系统设置

提供诸如固定资产分类、固定资产字典、资产归属字典等运行固定资产系统所必需的基础信息，同时可以针对不同的项目应用设置不同的参数以满足实际应用的需要。

14. 资质证件及预警管理

支持资质证件及预警管理，供应商管理中可对供应商资质证件信息进行登记备案，在资产卡片管理中可对设备许可证信息进行登记备案，并支持资质证件扫描件绑定备案记录，以便备查。备案的信息包括供应商名称、证件类型、编号、发证日期、截止日期。

系统在采购计划管理中，资产入库、出库环节均可自动判断资质证件的有效期。

5.3.3　精细化管理

1. 前期论证过程的精细化管理

医疗设备的购置论证管理，是医疗设备精细化管理的开始。开展设备论证的精细化管理，有利于医疗设备后续管理的顺利进行、医疗设备的购置论证，并且有利于加强设备决策的科学性和合理性。由申请科室领导负责医疗设备采购立项前的可行性论证工作，在充分调研、方案比较的基础上编写可行性报告。医疗设备的论证采用专家论证会的方式，由3位以上专家组成论证专家组进行论证，将专家组联合署名确认的论证报告报综合采购部门。其中，可行性报告必须包括：科室规划及结构性调整的需求分析；国内现有同类设备状况；设备的功能和技术指标，预计任务和工作量，工作水平和使用效率；人才队伍概述；学术带头人，技术队伍结构和安装条件等配套安排；设备的共建公用方案；经费预算和落实措施；购置设备的配置、技术指标、供货厂家的产品特点及初步报价、技术标书等内容。

在医疗设备的购置论证中，需要由医院相关职能处对现有同类设备的使用情况（数量、使用年限、年工作量、年收入等内容）、收费项目、收费标准及耗材使用情况、放射性防护的要求、绩效分析、院感防护的要求、房屋的结构及水电、排污的准备情况等进行签字确认。

对于需要额外使用耗材的医疗设备预算立项有更加产格的要求，除完成上述立项说明外，还需要在设备立项前，按照耗材准入原则和流程进行论证，如果耗材不符合准入条件，设备申请不得立项。

2. 购置环节的精细化管理

医疗设备的采购需要严格遵守科学有效、公开公正公平、比质比价、监督制约的原则。医疗设备的采购均由医学装备管理委员会、药事管理委员会、医用耗材管理委员会集体讨论，并提交院办公会批准，采购方式参照政府采购方式，公开招标、邀请招标、竞争性谈判、询价、单一来源等。与此同时，在不断完善制度建设，提高设备购置环节精细化管理水平中，制定固定资产（专业设备）采购流程与医用耗材、后勤物资采购流程。

3. 设备入库、安装、调试与验收环节的精细化管理

医用设备实行三级联合验收制度，由物资管理部门在信息系统中登记入库，随后医学工程处进行安装、调试，最后由使用科室验收后，三部门共同签署"安装验收报告单"，作为采购部启动设备结算的依据。医疗设备的入库、安装、调试与验收，涉及人员非常庞杂，包括设备供应商、设备厂家、科室管理部门、设备操作人员、医院各方面的工程技术人员、设备试用患者，等等。在这一环节，我们要求科室专人负责统筹，把具体各项事务和责任落实到人，只有在设备操作人员培训合格、设备试用过程中医务人员和用户（患者）满意，才能组织验收合格。

4. 医疗设备物流的精细化管理

利用目前较为先进的物联网技术，对手术室的大型设备进行精细化定位追踪试点。通过设备上的 RFID 标签，追踪设备位置，进行出口报警。此举可以有效地追踪在医院基础设施建设过程中，医疗设备在其全生命周期内的转移调拨情况，方便设备的维护保养和安全检查。

5. 设备绩效分析与考核的精细化管理

在完整的运行管理系统体系支持下，利用信息系统关联设备入库、折旧，以及工作量、收入等数据，统计各科设备数量、月折旧额、月工作量，以及收入。综合评价设备利用效率。

在系统中通过数据分析，统计各种设备工作负荷及预约周期，通过预约、收费与 PACS 系统关联，考察检查各科室设备的预约、检查及报告时限，实时掌握设备的使用情况与医院的运营状态，为在各种情况下医院自我调整，掌握主动权赢得宝贵时间。

对医疗设备的绩效考核实行分类管理，包括安全保障类设备、日常运行类设备、支持发展类设备，对于科室拥有的符合科室医疗安全保障目录和配置标准的安全保障类设备，如除颤监护仪等设备原则上不纳入绩效考核范围。

设备维修记录由维修部门及时登记，供管理部门统计查询，及时进行维修维护成本分析，与设备运行状态预判，预先采取措施避免可能因部分设备维修检查排队过长等问题的发生。

对科室拥有的日常运行类设备通过严格的设备绩效考核，考核结果与日常科室奖金、主任津贴及未来采购计划挂钩。对日常运行类医用设备的考核也是医院设备绩效考核精细

化工作的重点。日常运行类设备的考核以科室为单位或以单台设备为单位开展。对科室日常运行类的较大型医用设备（原值在 50 万元以上）以单台或类别为单位，进行综合绩效考核；对科室整体日常运行类设备的使用情况进行考核，采用全成本核算的方式对科室整体设备效益进行考核。支持发展类设备则包含优势科室引领和发展科室扶持两部分。引领类设备：按年度考核引领性绩效指标（开展的教学、科研项目数量及业务量是否符合预期水平），该结果与科室年度奖励挂钩。扶持类设备：对于新设科室，其设备验收合格投入使用一年内免提或减半计提折旧，一年后转为日常运行类设备管理，考核结果与科室日常奖金等内容挂钩。

考核指标内容是非常综合的，主要包括经济效益（静态投资回收期、投资收益率、非收费耗材费与投资总额的倍比值）、运行保障（设备利用率、设备故障率、设备验收等待时间。平均修复等待时间）、社会效益（检查阳性率、检查人次数）、科研教学辅助工作（设备辅助科研项目和促进成果产出情况、教学工作情况）等。

医疗设备最终的考评结果与该类设备的再次采购立项挂钩。以在用医用设备为单位，对申请采购同类设备时，需参考已有同类设备的折旧回收率等因素，如现有同类设备的折旧回收率等经济考核指标不达标的，原则上不再批准购置新的同类设备。

根据医院行政规章中制定的责任追究规定，科室主任对其所购置的设备未达到效益考核标准的负领导责任，将根据情节等因素，对科室主任进行通报批评、取消当年评优资格、给予一定经济处罚等相应的处罚措施。

6. 设备使用及维修保养的精细化管理

对医疗设备的使用及维修保养的精细化管理是延长设备生命周期，提高设备经济效益的重要基础。对科室进行责任划分并巡检，医院管理部门的工程师按照要求对所管辖科室进行巡检并认真填写"科室巡检情况记录表"；制作简易的操作说明在设备上统一悬挂；对长期闲置或利用率低的设备，由设备管理部门及时调拨到需要的地方，确保设备使用效率；积极推行设备按计划保养，设立维修厂商不良记录，为今后的维修及采购提供选择依据；针对维修周期长、临床必备设备，要求提供备用机，办理备用机备案手续。

公立医院设备精细化管理贯穿从设备购置论证到报残的整个生命周期，通过对设备实施精细化管理，可以有效实现管好、用好、修好、经营好医疗设备，减少故障和维修时间，提高医疗设备的有效利用率，从而充分发挥医疗设备投资效益，更好地为患者提供优质的医疗服务，有效提升医院的整体社会效益与经济效益。

5.4　预算管理系统

　　预算管理系统实现对医疗卫生事业计划预算、项目预算、支出预算等的年度预算的编制、批复、调整、执行、考核和评价的全过程管理。

　　该系统特点主要表现为：第一，精细化管理；第二，事前有计划、事中有控制、事后能评价；第三，战略计划、业务计划、预算和考核形成管理控制的闭环。该系统主要功能模块包括预算编制、预算执行控制、预算差异分析、预算考核、预算数据采集等。

　　医院可以根据系统预算要求设置收入、支出预算指标项，通过报表模板编制预算报表，分配给下级各业务科室，下级各业务科室将预算数据填报到相应的预算报表中，预算数据根据组织架构自动按预算指标汇总，若有下级业务科室填报错误可以打回重填。审批通过后会有状态显示，预算执行数据自动从系统取数，消除了大量人工干预的痕迹。预算汇总、执行的数据可随时查看，各业务科室也能及时通过预算管理系统了解预算执行情况，并进行预算执行分析。预算管理功能框架图如图5-2所示。

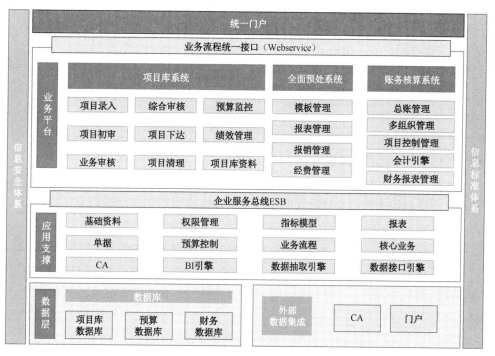

图 5-2　预算管理功能框架图

预算管理具有完整的预算体系，包括预测、编制、执行（事中控制）、调整、分析等环节，支持从业务明细的预算编制到财务报表的预算编制。预算执行过程与新一代HRP其他各模块（资产、物资、总账……）数据流转无缝衔接，可以实时地进行预算分析。预算管理系统流程图如图5-3所示。

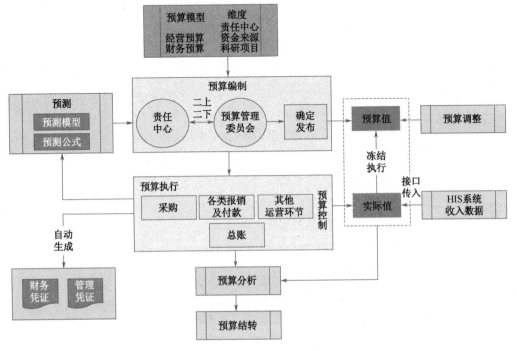

图 5-3　预算管理系统流程图

预算管理系统的主要功能如下。

（1）预算编制。

预算编制包括收入预算编制、支出预算编制、物资预算编制、项目预算编制，支持自上而下、自下而上预算编制方式，提供固定预算、零基预算、比例增量、定额增量、定率增量、弹性预算编制方法，实现对全院、职能部门、业务部门的预算编制。

（2）预算审核。

实现对已编制的预算进行审核，支持多层审核功能，审批流程能灵活地自定义。

（3）预算调整。

实现对发生偏差的预算进行调整，调整后重新进行编制。

（4）预算执行与监控。

对计划、收支预算、项目预算的核销及其分析。

（5）项目预算管理。

实现对项目预算的编制、核销、调整、查询和结转功能。

（6）专项预算管理。

实现对专门要控制的项目进行预算编制、调整、执行、执行情况全程跟踪与反馈。

（7）预算综合分析。

提供对各部门计划指标预算执行情况的跟踪与综合分析。

（8）预算报表中心。

产出符合最新《医院财务制度》与《医院会计制度》所要求的报表，另外，能灵活地根据医院的要求定义预算报表。

（9）系统管理。

包括基础数据维护与基础设置功能。

5.5 成本核算系统

医院成本核算系统作为医院经营管理整体解决方案的一个深化应用，只有实现对医院各科室的真实经营状况的了解，实现对各项成本消耗的详细控制以及医疗资源的配置和投入产出效益的详细分析，为科学编制医院预算计划、跟踪预算执行情况提供现实数据，为医院的绩效考评体系提供考评依据，为医院管理者提供各项决策所必需的经营数据，进而有效降低决策风险，才能在真正意义上迈出医院经营管理发展的第一步。医院成本核算系统架构图如图5-4所示。

医院成本核算解决方案是以2011年新《医院财务制度》和2011年新《医院会计制度》为准则，结合和参考国内医院目前在成本核算方面的实际需求和做法，提出的一套相对完整、具有普遍意义的医院成本核算算法，该方案是符合现行新财务制度、具有一定适应性和灵活性的医院全成本经济核算系列软件产品。

目前，成本核算系统实现了与国内主流HIS产品的对接，使之成为医院信息系统的延伸，形成完整的医院财务核算信息化管理体系。本方案更多地从医院管理者的视角分析成本结构与医院运营的关系，用以帮助医院实现运营目标。

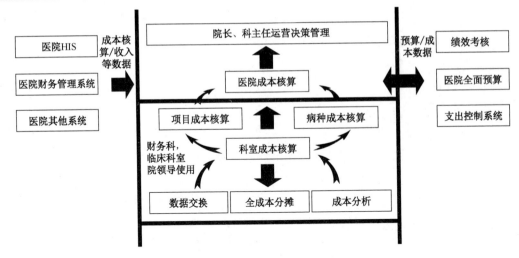

图 5-4　医院成本核算系统架构图

基于新财务制度对医院成本核算的要求，医院成本核算系统按照分项逐级分步结转的方法，支持三级四类分摊、四级五类分摊方式，进行医院科室成本分摊。系统将自动生成新制度需求的成本报表，并可按医院需求自动生成自定义成本报表。

1. 数据交换平台

基础数据的维护功能：对医院各核算单元的明细数据进行维护，包含收入数据、成本数据、内部服务数据、财务数据、工作量数据等，提供数据的记录、查询、修改、添加、删除等功能；建立核算单元、收入项目、成本项目、人员信息等基础数据字典库，提供查询、添加、修改、删除、停用等功能。

收入数据维护需可以明细维护到医疗、药品的单个收费项目。

提供多种方式采集数据功能。拥有强大、灵活的接口功能，该模块实现了成本核算系统与其他系统的数据交换功能。可以与主流的 HIS 软件、财务软件等系统实现对接，获取数据，避免重复录入；系统可以支持多种外部数据格式的导入，支持 Excel/Access/XML/MDB/TXT 等类型格式的数据导入导出功能。

提供内部与外部映射关系编辑界面。可以在软件中直接对映射关系进行添加、修改、删除。

系统基本数据具有人工维护的界面。核算数据采集过程需要有数据合法性、准确性检查、校验的功能，避免非法、异常核算数据进入系统，支持在界面中直接添加、修改、删除、执行 SQL 语句，实现界面化数据交换。

提供无缝隙收入填平和一键式大凭证拆分功能。

核定收入与成本数据。核算数据原则应遵守实际成本计价原则、成本分期核算原则、合法性原则、重要性原则、一贯性原则、权责发生制原则、配比性原则、可靠性原则等会计核算原则。

核算数据合法性、准确性检查、校验功能。

2. 成本分摊模块

科学合理归集与分摊医疗总成本，能够科学地归集直接成本费用与分配间接成本费用，可以科学地分摊后勤保障服务费用和管理费用，且归集分摊方法灵活方便。

采用多级分摊的方法，完全支持分项逐级分步结转法的分摊方法，同时支持三级四类分摊及四级五类分摊等多种模式，将医院科室分为行政后勤类、医疗辅助类、医疗技术类、临床服务类，并通过对各级分摊的方法设定，分别将全院的各项成本逐级分步骤地分摊到临床医疗服务类科室中，充分披露各级各类科室的全部成本，并可以查询分摊明细。

系统可以灵活组合成本核算方法，可以在同一月内同时并存三种以上成本核算方法。在实现新制度中要求的全成本核算的基础上，同时实现部分成本核算、绩效成本核算等三种以上的算法组合。

系统可以实现多方案的配置，在同一算法维度下，可以新增、调整不同的收入配置方案与成本分摊配置方案三种以上。

系统须支持科室及收费类别的比例的调整。例如，本科开单本科执行比例，本科开单他科执行比例，本科执行他科开单比例的调整。例如，治疗费、床位费、CT费、检验费等收费类别的开单与执行的比例调整。

系统可以调整科室的成本项目是否参与分摊的选择功能。

系统支持分摊方法可灵活设置科学、合理的参数，便于不同成本项目采取不同的归集分摊方法，例如，人员、面积、资产、工作量、服务量，自定义等。

全成本分摊能够满足成本核算中"受益原则""配比原则""权责发生制原则"等会计核算原则的实际应用。

成本分摊功能可以实现分步骤分摊与一次分摊。

成本项目能够归集分摊核算到最小核算单元和最末级的明细项目上。

自动分摊计算，从而实现全成本核算数据的产出。

全成本归集与分摊后，实现会计核算与成本核算的结果保持一致。

成本分项逐级分步结转法的分摊过程可追溯、可查询。

系统完全支持公用成本按照任意参数合理分摊，支持管理费用的定向、非定向分摊，支持医疗辅助科室的服务量、工作量分摊，支持医疗技术科室的收支配比、工作量分摊方法。

系统实现医护分摊、定向关系分摊、项目级分摊、直接间接成本控制性分摊，还可以调整科室的成本项目是否参与分摊的选择功能，成本分摊功能可以实现分步骤分摊与一次分摊。

具备数据清除功能和重置分摊的功能。

3. 报表中心模块

能够满足医院目前"收入分析""成本分析""结余分析"等分析内容。

对比收支节余的财务报表和成本报表两种报表产出的结果应保持一致，解决成本核算"双轨"运行的问题。

能够应用"因素分析法""比较分析法""趋势分析法""比率分析法""差额分析法"等多方面分析，寻找成本控制点，为管理者提供分析决策、控制的信息。

能够反映本期成本与上期成本、预算成本、年平均成本的差异分析，揭示成本的变化趋势，找寻成本变动的因素，成本有差异时系统能自动预警提醒关注。

能够分析到每一级核算单元在分摊过程中的直接成本与间接成本数据。

能够反映（门诊、住院各科室）成本的构成情况，并按成本项目明细列示，揭示各项目对各科室医疗成本的影响程度以及控制成本的目标，指导科室解决成本中的问题，并且能对应财务收支明细表各明细科目一致。

能够按收入、成本或收益高低进行排序分析，方便管理者了解科室的盈亏状况。

能够从不同属性、不同角度为成本控制、应用提供实际成本的成本额和成本率，例如固定成本/变动成本、可控成本/不可控成本、直接成本/间接成本、人力成本/材料成本、药品成本/其他成本。

能够从核算单元、成本项目的不同角度逐级逐项展示分析内容，方便操作者使用。

能够满足院、科两级核算分析的结果应用。

可多层次多角度进行数据分析，适应不同层次人员管理需要，编制各类成本分析报表，支持打印、查询功能。

4. 产出的各类报表

系统支持多报表方案。可以在一个报表标签页里选择不同的报表方案，实现不同的报表格式与内容。可通过 Excel 在线自定义报表功能，提供仪表板自定义功能，可任意插入报表、图形、积分卡以及任务等内容；提供文档管理功能，包括文档上载、在线编辑、文档权限、文档版本，能实现各个年度月份的纵向横向对比。

具体如下：

（1）结余分析：使用收入成本收益总表，包括直接医疗科室收入成本收益明细表、医技科室收入成本收益明细表。

（2）成本构成分析：医院各科室直接成本表、临床服务类科室全成本表、临床服务类科室全成本构成分析表、医技科室成本构成表、医辅科室成本构成表、管理科室成本构成表。

（3）成本分类分析：成本分类分析表。

（4）成本差异分析：科室成本差异分析明细表、成本项目差异分析明细表。

（5）分摊汇总报表：科室成本分摊汇总明细表、成本项目分摊汇总明细表。

（6）奖金核算报表：可从收、支、结三个角度对临床、医技科室进行排名。自定义科室收入成本分析表、直接医疗科室收益排名表、医技科室收益排名表。

系统报表可以根据不同算法结果、不同配置方案结果进行产出。系统可以在保持报表格式不变的情况下，根据选择核算方法的不同，产出格式相同、核算结果不同的报表。

（7）医院会计制度要求的三张报表：系统可以保证产出 2012 年《新医院会计制度》中提供的"医院各科室直接成本表""医院临床服务类科室全成本表""医院临床服务类科室全成本构成分析表"三张报表。

（8）量本利与保本点分析：医院门诊本量利对比分析表。

（9）项目、诊次、床日、病种、计价材料、药品成本核算分析：系统可以实现对单个医疗服务项目、计价药品计价卫材的收入、成本、利润进行核算和分析。可能用到的表/分析有：

临床服务科室医疗项目成本表；

科室收入成本收益对比表；

各医技科室收入分成明细表；

诊次成本分析；

床日成本分析；

耗材成本分析。

（10）多报表方案：系统报表可以根据不同算法结果、不同配置方案结果而进行产出。系统可以在保持报表格式不变的情况下，根据选择核算方法的不同，而产出格式相同、核算结果不同的报表。

系统支持多报表方案。可以在一个报表标签页里选择不同的报表方案，实现不同的报表格式与内容。系统报表可以直接导出为 Excel、Word、Pdf 格式的外部文件。

5.6 绩效评价系统

现代人力资源管理中，绩效考评处于一个非常关键的环节，科学、先进的绩效管理是当前医院精细化管理的主要手段之一，也是热点和难点。绩效评价系统需要支持平衡计分卡和综合评价法等多种绩效考评方法，根据客户的考核要求，自定义绩效考评方法，以满足绩效管理的需要。

支持面向全院行政、后勤、医疗和医技的多方案设计，针对不同考核对象、岗位，设置不同的绩效考核方案，明确考核的内容、范围、权重等，建立完整的绩效考核体系，从考核对象上支持对全院、科室、干部的考核，方案以 KPI 指标的形式展现，支持目标参照法、比较法、区间法、加分法、扣分法等多种指标计算方法，满足不同考核模式的需要。

5.6.1 支持绩效考核、核算、分析等业务管理功能

绩效管理系统：包括目标管理、绩效方案管理、绩效考核、绩效分析、报表打印、系统管理等功能。

目标管理：就是确定当前考核年度的总体战略目标，这是绩效管理的核心，整个管理过程都将围绕战略目标的实现而展开。因此，目标的制定非常重要。

绩效方案管理：针对不同考核对象、岗位设置不同的绩效考核方案，明确考核的内容范围与权重等，建立完整的绩效考核体系，从考核对象上支持对全院、科室、干部的考核。方案以 KPI 指标的形式展现，支持目标参照法、比较法、区间法、加分法、扣分法等多种指标计算方法，满足不同考核模式的需要。

绩效考核：主要为绩效指标进行数据采集，计算出各级考核对象的具体绩效考核结果，支持手工录入、函数取值、接口导入等多种数据采集方式，包括科室收入计算、科室成本计算、全院绩效考核、科室绩效考核、干部绩效考核、绩效审核等功能。

绩效分析：支持对各级考核对象绩效数据的查询及挖掘分析，包括科室收入查询、科室成本计算、全院绩效查看、科室绩效查看、干部绩效查看、全院综合分析、科室综合分析、干部综合分析、院长查询等功能。

报表打印：主要是对各级绩效考核对象的结果进行查询及打印，包括全院绩效得分报表、科室绩效得分报表、干部绩效得分报表。

系统管理：主要是进行基本功能及数据的设置，为整个考核体系的实现服务，包括维

度设置、基本指标设置、指标库维护、收入项目设置、成本项目设置、权限设置、绩效参数设置、指标满分制设置、指示灯设置等功能。

5.6.2 提供奖金分配功能

奖金分配系统：系统遵循业务逻辑，提供一系列功能，包括奖金方案、奖金核算、奖金分配、奖金发放、查询分析、基础设置等功能。

奖金方案：主要用于设置各级考核对象的奖金核算方案、奖金划分及分配方案，系统支持以预算为导向和以成本为导向两种方案设置模式，适应不同医院的核算需求，从考核对象上主要支持全院、科室、干部三个层次的考核。

奖金核算：对不同考核对象的指标进行数据的采集、核算，数据采集方式支持手工录入、接口导入等多种方式，分别根据不同的考核模式计算出各级考核对象的奖金待分配金额。

奖金分配：根据奖金分配方案的设置，以奖金待分配额为基础进行奖金分配计算，可引入绩效考核数据采用多种干扰方法进行核算。

奖金发放：对各级考核对象进行奖金的发放，发放后的奖金不能再进行修改，保证历史数据的准确性。

查询分析：对历史数据提供多种方法的查询，直观地展示院级、科室、干部等维度的奖金核算及分配数据，对奖金各环节进行有效跟踪和分析。

基础设置：为整个奖金核算的顺利进行维护基本信息及基础数据等，包括核算方式、奖金项目、指标参数及相关项目的设置。

5.7 决策支持系统

决策支持系统（Decision Support System，DSS），是以运筹学、控制论、管理科学和行为科学为基础，以计算机技术、仿真技术和信息技术为手段，针对半结构化的决策问题，支持决策活动的具有智能作用的人机系统。该系统能够为决策者提供所需的数据、信息和背景资料，帮助明确决策目标和进行问题的识别，建立或修改决策模型，提供各种备选方案，并且对各种方案进行评价和优选，通过人机交互功能进行分析、比较和判断，为正确的决策提供必要的支持。它通过与决策者的一系列人机对话过程，为决策者提供各种可靠方案，检验决策者的要求和设想，从而达到支持决策的目的。

5.7.1 首页

（1）提供实时数据：门急诊人次、入出院人次、手术台次的分析功能。

（2）提供重点监测：门急诊人次、门急诊收入、住院手术、入出院人次、住院收入、医保支付的分析功能。

（3）提供预警提醒：空床率、门诊、住院医保使用率的分析功能。

（4）提供资源分布：在院职工、卫生技术人次分布的分析功能。

5.7.2 关注、指标

（1）"关注"提供了院领导常用的指标查询功能，同时支持院领导通过查询全院指标列表，把指标添加到关注列表。

（2）指标提供了全院指标查询功能，同时支持语音自助查询功能。

5.7.3 专题分析

（1）提供门诊业务：门诊人次、急诊人次、日均门诊人次、留观人次、平均候诊时长、准时开诊率、急诊死亡率、药占比、复诊率的分析功能。

（2）提供住院业务：入院人次、出院人次、住院手术台次、住院超过 30 天患者、平均住院日、术前平均住院日、临床路径入径率、死亡率、床位使用率、药占比的分析功能。

（3）提供医技业务：检查执行人次、检验执行人次、检查收入、检验收入、等候检查用时、检验报告时间、检查项目人次占比的分析功能。

（4）提供手术业务：手术人次、手术室利用率、手术首台延迟率、手术停台次数、手术接台时长等相关指标分析。

（5）支持各类指标构成信息、占比信息、对比信息、历史变化趋势等多种展示方式。

对于科室主任决策，相关负责人可以通过角色权限进行管理、查看视图的内容和数据，支持围绕科室医疗业务产生的数据进行统计和分析，以实时数据、趋势分析、数据构成、对比分析等进行多维度、全方位展示科室情况，辅助科室领导决策。科室决策支持，具体可分为管理科室、临床科室决策支持两种。

5.7.4 指标分析

（1）提供门诊人次分析。

（2）提供急诊人次分析。

（3）提供入院人次分析。

（4）提供出院人次分析。

（5）提供平均住院日分析。

（6）提供平均候诊时长分析。

（7）提供准时开诊率分析。

（8）提供住院超过 30 天患者分析。

（9）提供预约号比例分析。

（10）提供临床路径入径率分析。

（11）提供复诊率分析。

（12）提供药占比分析。

（13）提供医保人次占比分析。

（14）指标项支持同比、环比、数据项说明。

（15）支持本月、上月、本季、本年、去年的时间检索。

5.7.5 专题分析

（1）提供本科门诊业务：门诊人次、急诊人次、日均门诊人次、药占比等指标分析功能。

（2）提供本科住院业务：入院人次、出院人次、住院手术台次、住院超过 30 天患者、平均住院日、术前平均住院日、临床路径入径率、死亡率、床位使用率、药占比的分析功能。

（3）支持各类指标构成信息、占比信息、对比信息、历史变化趋势等多种展示方式。

院领导决策支持系统基于医院数据中心（ODR）对数据进行综合展现、分析。医院管理决策层通过企业微信可以了解全院各类业务数据当前的变化情况、历史数据变化趋势、各类数据的构成情况等。其中，"关注""指标"可以让领导自助查询、关注重点指标，详细查看指标历史数据及变化趋势、同环比情况，用数据辅助院领导管理、决策；"专题"围绕具体的门诊、住院、医技、手术等分析主题，展示相关的监测数据组成、变化趋势，为领导针对具体领域问题提供更加全面的数据分析、辅助决策。

5.8 人力资源管理

目前多数医院人事管理模式仍然处于旧的管理体制之中，医院的人力资源部门仅仅充当了行政管理部门的职责，在人事管理上没有实现自主化、公开化、公平化，从而导致医院人力资源部门没有尽到部门职责，更不能够为医院的发展提供优秀的人才，在很大程度上影响了医院发展，客观上制约了医疗事业的发展和人民群众对优质医疗服务的需求，其存在的主要问题有如下所述。

1．缺少正确的人力资源与薪酬管理观

在旧的医院管理体制下，医院内部人力资源与薪酬管理观点陈旧，其内部无规范化、科学化的人力资源与薪酬管理机制，仅是与市场经济相脱节的行政管理干预，没有认识到人才资源管理的重要性，也没有树立正确的人力资源与薪酬管理观点，把人力当作一项成本负担，在人力资源与薪酬管理体制上也很僵化，给医院和人才的发展带来诸多的障碍和弊端。

2．没有科学的选人用人机制

有的医院采取行政分配机制引进人才，人事部门根本没有职权。有些医院拼命引进人才，引进后却不加以重视，更没有培养。即使有些医院有意识地培养人才，但在培养过程中，也存在目标不明确、缺乏长远规划、措施落实不够等问题，导致培训效果不佳。对于人才使用方面也存在很多问题，造成人才使用浪费、专业不对口。

3．流于形式的绩效考核体系

目前大多数医院的绩效考核仍参照行政机关、事业单位工作人员的年度考核制度。对于人员考核使用统一的考核标准，没有根据实际情况对管理人员、医生、护士及其他人员分专业分层次进行考核。考核的内容和指标也不够明确，有些地方甚至是"领导说了算"。其考核流于形式，考核结果与员工的实际工作业务能力挂钩不紧密，没有客观公正地反映出不同岗位、不同人员的工作业绩。这种不合理、不科学的考核体系使人力资源与薪酬管

理缺乏有效性，也大大地影响了员工工作的积极性。

4．无竞争性的薪酬管理

薪酬管理是人力资源与薪酬管理的一个重要方面，也是实现医院科学管理的一个有用的工具。建立公正、公平、合理的薪酬体系，不仅可以合理节约医院的管理成本，还能够对员工有激励作用。但绝大多数医院仍然在沿用过去的等级工资体系，工资结构和工资水平没有根据工作分析和岗位说明书做薪酬市场调查、薪酬激励等规范化的人力资源与薪酬管理。因此，医院的薪酬分配在实质上没有体现按业绩贡献取酬，更无法达到激励员工、提高工作效率的目的。

医院的人力资源是医院进行各种活动的基本力量，医院管理就是对人的管理。医院人力资源编设要合情合理，配备比例适当，整体结构优化，从而保证医院各项任务的顺利完成，促进医院的健康发展。

医院人力资源与薪酬管理系统在人力资源的获取、开发、保持和利用等方面协调医院内部人事关系乃至医院与社会关系，充分开发人力资源，挖掘人的潜力，调动人的积极性，提高工作效率，包括组织架构管理、人事档案管理、工资薪酬管理等。融合现代人力资源与薪酬管理理念，为医院的成长与发展提供先进、科学、务实的人力资源与薪酬管理模式。

人力资源与薪酬管理系统架构如图 5-5 所示。

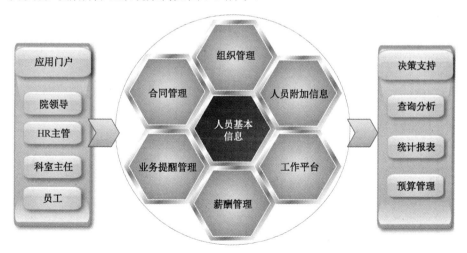

图 5-5　人力资源与薪酬管理系统架构

人力资源与薪酬管理系统主要功能如下。

（1）外部数据交换：支持与其他系统接口，实现数据流通。

（2）组织架构管理：支持对医院的部门进行管理，包括部门的基本信息及附加信息，对部门的在编人数与缺编人数进行记录，方便做统计分析。

（3）我的工作平台：符合医院对人力资源与薪酬管理过程中的审批流程。

（4）人事档案管理：包括对人员的基本信息、附属信息、合同信息的全面管理。

（5）工资薪酬管理：内置医疗卫生行业岗位薪级工资标准和套改政策，方便医院对岗位薪级工资标准和套改政策的查询，并可建立医院所要求的工资标准。

（6）业务提醒管理：支持各种日常业务的提醒的管理，例如合同到期、生日到期、退休到期等多种日常工作提醒。

（7）统计分析：为医院提供人力资源相应的统计分析功能。

（8）报表中心：产出医院所要求的人力资源报表，如统计表、花名册、登记表等，支持灵活的人力资源报表自定义功能。

（9）系统管理：包括基础数据维护与基础设置功能。

5.9 财务管理系统

医院财务管理系统是医院管理中重要的组成部分，能及时准确地获取财务数据、监督控制预算的使用，对财务部门和决策层都是非常重要的。医院财务管理系统是医院财务核算的计算机应用程序，包括医院收支情况汇总、科室收支情况汇总、医院和科室收入核算等功能。经济核算是强化医院经济管理的重要手段，可促进医院增收节支，达到"优质、高效、低耗"的管理目的。

● 数据维护：

操作员类别设置。

支出方式设置。

收入类别设置。

支出项目分类设置。

成本类别设置。

● 基础信息维护：

支出项目类别维护。

支出项目分类维护。

核算医生信息设置。

核算设备单元信息设置。

支出项目分摊方式设置。

● 用户权限管理：

操作员（用户）基本信息设置。

操作员按工作岗位分组。

组内功能菜单设置。

● 核算单位管理：

科室功能结构设置与管理。

科室属性（建筑面积、床位数、人员数）定义。

二次分摊科室对应关系定义。

门诊与住院科室对应关系定义。

● 费用统计管理：

财务费用项目明细与类别对应关系管理。

财务费用分类管理明细，药费（西药、中成药、中草药），分成收入（检查费、麻醉费、化验费），科室收入（治疗费、手术费、床位费、取暖费、空调费）。

收入分配比例设置。

● 数据自动处理：

在业务空闲时段，从各应用系统中提取相关数据导入到经济核算管理数据库中。

● 自定义成本核算报表管理：

报表格式自定义：类似于 Excel 报表排版操作，用于定义各种报表的格式，例如，定义科室收入报表、科室支出报表、科室损益报表等；

报表内容定义：根据报表内容的要求，确定报表各栏的内容形式，包括固定文字（数值、时间）内容，信息查询内容（从数据库中按信息要求设计的查询语句）、计算内容（根据数据计算要求，生成的计算公式）。

● 成本核算收入、支出数据管理：

科室收入流水账管理：对不能自动计入的收费信息采用手工录入的方式完成收入流水账的记账管理。

科室支出流水账管理：对不能自动计入的支出信息采用手工录入的方式完成支出流水账的记账管理。

固定费用支出账目设置：全院或科室按月固定支出费用的设置。

➤ 成本核算报表

报表生成：按固定的时间段（一般为一个月）和报表要求，自动生成核算报表。

数据导出：将已生成的报表导出 Excel 报表文件，便于修改和交流。

已生成报表查询：查询已生成的历史报表数据。

➤ 报表图形分析工具

报表图形元素设置：定义报表图形的基本元素，包括时间段定义、科室及组合科室定义、收入项目定义、医生信息定义、设备信息定义。

新建报表图形（分析元素定义）：分别定义 X 轴 Y 轴和取值范围元素，生成图表的元素包括：收入项目、医生、设备、时间段、科室。

报表图形的保存和打开已保存报表图形。

报表图形显示样式设置：报表图形的样式（饼图、柱状图、曲线图等）。

5.10 办公管理

医院办公 OA 系统是面向医院、定位于医院的内部管理。它是支持全院所有科室管理的系统，它将医院的人员、业务流程、信息、组织机构与办公自动化技术及设备集成为一个有机的系统，并成为全院人员的统一工作平台。

医院办公从手工到网络、从文档的人工处理到工作流程的自动化，最明显的效果是提高了工作效率，节约办公成本，最大化地利用医院资源。系统针对个人和部门及全院都设计了不同的方便而快捷的信息传递机制，能让用户以最快速度知道自己要干什么、需要什么样的资料及这些资料到哪里去寻找的信息，从而提高工作效率。

➤ 计算机端应用

支持个人门户和单位门户分别显示和设置，各单位门户显示内容和格式互相独立，互不影响。

支持自定义公文和各项工作的单据格式和审批流程，支持所见即所得的单据格式设计，支持图形化的流程图设计，支持自定义工作查询和统计报表，支持从 Word、Excel 直接导入单据模板。

支持转交、退回、委托、传阅、签收、催办、协办、告知、挂起、修正、终止、归档、打印、导出、签署意见、附件等功能。

支持在线起草公文、编辑排版、签批、套头、盖章等操作，支持痕迹保留。

支持可按部门、角色、用户，设置每一步的办理人员；支持预先设置办理人；支持必选人员；支持排除指定人员；支持任意选择人员。

一个流程可以挂接多个表单，可以在流程的每一步详细设置每个表单内哪些输入项可以填写，哪些是必填项，哪些是保密项。

支持转交条件设置，提供可视化的表达式设计器，点击鼠标就能设置好流程中某些步骤转交的条件。

支持办理时限设置，超时可以发送提醒，支持短信或邮件提醒。

支持步骤扩展，可以与本系统内其他模块或第三方系统实现数据对接。

支持数据归档，可以任意设计数据模型，审批完的工作文件数据可以归档到数据档案内，然后进行进一步的查询和统计。

支持自定义应用菜单，可以显示和隐藏系统自带功能，也能添加新的模块。

支持消息推送，即使客户端切换到后台也能接收到推送消息，支持 Windows 和 MacOS，客户端消息推送要采取长链接，由服务器主动推送的方式，不能让客户端频繁轮询，给服务器造成巨大压力。

支持基于任务的沟通，发送一个任务后，所有参与人可以围绕该任务进行讨论和反馈，信息实时推送和显示，支持文字、图片和附件。所有沟通内容和文档自动与该任务关联。支持要求办结确认，所有未办结的工作突出显示。可以按任务查询沟通记录，可以转发、交办、暂停、取消、办结。

支持多层组织结构的通讯录显示和查看，支持查看权限设置，支持找到联系人后直接发起聊天和短信。

支持文件的统一管理和查看，可以按部门、角色、人员设置查看权限，权限可以细分为列表、只读、下载、修改、写入和完全控制；支持文档在线编辑，修改完可以提交，支持文档版本控制，同一个文档可以保留多个版本，随时可以查看或恢复。可以以聊天、短信和邮件的形式转发，可以以链接形式分享。

提供即时通信功能，支持文字、图片、附件、表情、截屏等沟通方式。

支持一键登录 OA 管理系统，不需要再输入 OA 系统地址、账号和密码。

➢ 移动端应用

移动端应用如图 5-6 所示，支持消息推送，即使客户端切换到后台也能接收到推送消息，支持安卓和 iOS，客户端消息推送要采取长链接，由服务器主动推送的方式，不能让客户端频繁轮询，给服务器造成巨大压力。

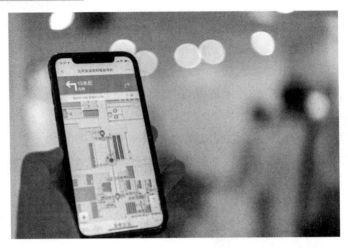

图 5-6　移动端应用

支持基于任务的沟通，发送一个任务后，所有参与人可以围绕该任务进行讨论和反馈，信息实时推送和显示，支持文字、图片、拍照、录音和附件。所有沟通内容和文档自动与该任务关联。支持要求办结确认，所有未办结的工作突出显示。可以按任务查询沟通记录，可以转发、交办、暂停、取消、办结。

支持多层组织结构的通讯录显示和查看，支持查看权限设置，支持人员信息显示格式设置，支持找到联系人后直接发起聊天、短信和邮件。

支持文件的统一管理和查看，可以按部门、角色、人员设置查看权限，可以以聊天、短信和邮件的形式转发，可以以链接形式分享。

提供即时通信功能，支持文字、图片、拍照、录音、小视频、位置、实时音视频对话等沟通方式。

支持单位内部的移动社交，可以发工作圈信息，支持文字、图片和链接，支持点赞和评论。

支持手机审批公文，可以查看公文拟稿单和正文，可以查看办理过程，可以填写办理意见，可以转交或退回。

审批工作时支持手写签名。

支持基于位置的移动考勤，可以在电子地图上查看考勤位置。

➢　大数据分析

提供数据建模工具，可以自定义各项业务数据的字段、数据类型和显示格式。可以设置数据所属类别。

数据可以手动录入，也可以批量导入，还可以通过工作流程自动生成。

支持数据归档，各项工作在办理的过程中或办结后都可以将其中的数据自动归档到预先创建的数据档案内，可以是新增，也可以是修改或删除，从而避免二次录入。

支持自定义数据明细查询报表，包括设置报表的查询条件、显示字段、排序规则、过滤条件等。

支持自定义数据汇总统计报表，包括设置报表的统计条件、显示字段、排序规则、过滤条件、分组字段、分组条件等。

支持图形报表，管理员可以自定义图形化的统计报表，支持柱状图、条形图、曲线图、面积图和饼图等多种样式。

➤ 计算机端

● 单位门户

可以实现以下功能。

新闻公告：公司重大新闻、事项，公文、规章制度、活动等信息。

系统快速登录入口：通过跳转链接、单点登录、嵌入式等方式，快速切换、登录其他系统。

公司组织架构、通讯录。

公司介绍：简介、发展历程、大事记、获得荣誉。

问卷调查、投票发布、参与快速入口。

活动中心：公司、工会活动发布、参与快速入口。

● 个人门户

个人门户可以实现以下功能。

显示个人流程相关信息（分类型查询：待办、我的流程、经办流程、完结流程）。

其他系统接入待办窗口。

日历，支持添加工作事项、可设置提醒。

信息中心：任务催办、提醒、个人信息查询、重要通知。

快速登录入口：可灵活配置个人常用功能。

● 数据门户

数据门户可以实现以下功能。

多样性报表、动态图表：可根据自身需求配置相应图表。例如，个人审批效率、申请流程数量、个人申请费用、公司经营数据、活动参与度、考试成绩等。

报表、图表可根据不同筛选条件进行查询，例如，时间、部门、类型等。

● 应用门户

应用门户用来集中显示系统内的所有应用，以便用户选择使用。

● 流程中心

OA 管理系统内置强大的工作流引擎及相关工具，通过计算机技术的支持去定义、执行和管理工作流程，协调工作流执行过程中工作之间以及群体成员之间的信息交互。系统会自动记录工作办理过程中产生的各种数据，相关人员可以随时了解工作的办理进度，并且还能够对工作数据进行查询和统计。使用工作流可以改进和优化业务流程，提高业务工作效率，实现更好的业务过程控制，是工作有序开展、规范执行、持续跟进的前提。办公 OA 管理系统界面如图 5-7 所示。

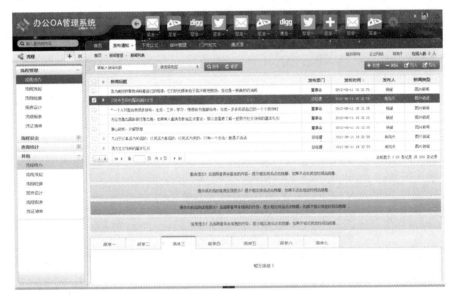

图 5-7　办公 OA 管理系统界面

企业的所有流程性事务都可以通过 OA 管理系统的工作流引擎进行申请、审批和查询统计，所有工作既可以在计算机上申请审批，也可以在手机上通过通信申请审批，包括但不限于以下工作流程。

● 费用报销。

● 费用批量报销。

● 采购申请投资类。

● 采购申请费用类。

● 差旅费报销。

● 借款申请。

● 付款申请。

- 自由流程。
- 合同评审。
- 系统交接申请。
- 系统变更申请。
- 公务车申请。
- 印章申请。
- 报废申请。
- 资产转移申请。
- 客户索赔申请。
- 维修申请。
- 班车申请。
- 名片申请。
- 商务投诉处理。
- 供应商评审申请。
- 文件评审。
- 会议室申请。

……

- 表单设计

使用表单设计器可以实现各项工作单据的在线设计，既可以使用图形化工具进行所见即所得的设计，也可以直接编辑 HTML 代码，实现复杂的单据格式。

OA 的表单设计器具有以下功能特点：

支持所见即所得的图形化编辑，支持文字、表格、图片、控件、链接、多媒体等丰富的内容格式，支持复制、粘贴、剪切、撤销、重做、缩进等常用编辑操作，支持调整字体、字号、字体颜色、背景色、对齐方式等。

支持从 Word 或 Excel 导入表单格式。

支持单行文本、多行文本、单选框、多选框、下拉列表、数值、日期、时间等常用控件，每个控件都可以设置字号、宽度、对齐方式、边距等详细参数。

支持工作编号、工作名称、用户姓名、部门名称、当前时间等宏观变量。

支持多人会签，可以选择会签时需要显示哪些控件，包括用户名、时间、会签意见等。

支持电子签章，可以将用户的手写签名扫描成图片后设置成电子签章，签章时输入密码即可显示。

支持动态表格，可以设置每一列要显示的内容，然后在填写时动态增加或删除。可以设置最小和最大行数。

支持为控件设置计算公式，当某个控件的值发生变化时，其他相关控件自动发生变化。

支持直接编辑表单的 HTML 代码。

支持表单脚本的编写，当表单发生某些事件时可以执行相关脚本实现某些复杂的功能。

支持表单 CSS 样式的统一编辑。

支持表单打印样式的设置，实现打印格式与填写、查看时的格式独立。

支持表单数据源设置，可以从其他流程的表单中选择数据，也可以通过接口从第三方系统中选择数据。表单数据源设置界面如图 5-8 所示。

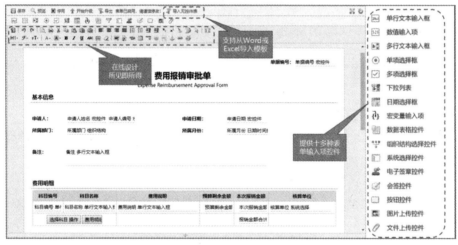

图 5-8 表单数据源设置界面

● 流程设计

通过流程设计器可以实现各项工作的流程设置，包括流程基本信息设置、流程图设置、步骤设置、表单设置、附件模板设置、正文套头模板设置、监控权限设置、归档设置等。

支持转交、退回、委托、传阅、签收、催办、协办、告知、挂起、修正、终止、归档、打印、导出、签署意见、附件等功能。

流程设计器具有以下功能特点：

支持固定流和自由流，固定流必须事先设置好步骤，自由流则没有固定的步骤，而是在工作办理的过程中可以随意转交给任何一个人，直到有人选择结束。

一个流程可以支持多个表单，在办理时可以切换，以便分别查看和录入。

支持图形化的流程图设置，提供了开始、办理、判断、分支、聚合和结束等节点，可以拖拽连接节点。可以随时添加或删除节点及连接线。

流程的每一步都提供了丰富的配置参数，完全可以满足各行各业客户的绝大多数工作办理需求，包括主办人类型、经办人权限、办理人数限制、办理顺序、转交方式、转交后跳转方式、退回权限、退回方式、修改权限、回收权限、附件操作权限、正文编辑权限、是否必须签收、是否允许填写办理意见、是否允许评论、是否允许催办、是否允许修改工作名称、是否允许协办、是否允许传阅、是否允许告知、是否允许挂起、是否允许终止、是否允许归档、是否允许打印、是否允许导出等。设置配置参数界面如图5-9所示。

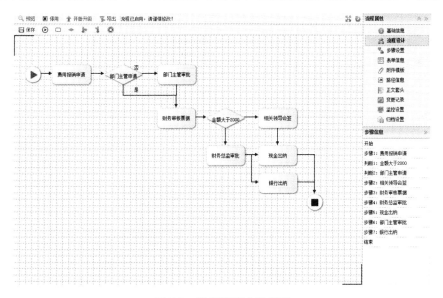

图 5-9　设置配置参数界面

　　流程的每一步都可以精确地设置有权限办理的人员，可以任意选择、由指定的扩展页面选择、通过 SQL 语句选择或通过各种预置的条件组合确定人员范围。系统提供了上百种人员选择条件。另外，还可以设置必须经办人、固定主办人、排除在外的办理人、可以预先设置的人员等更为丰富的选项。设置有权限办理人员界面如图 5-10 所示。

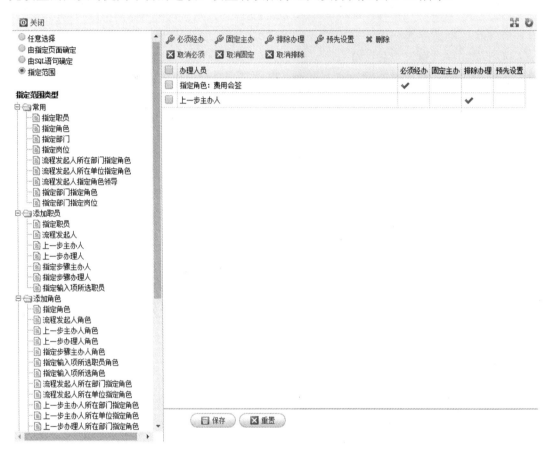

图 5-10　设置有权限办理人员界面

　　每一步可以设置具体可以访问哪个表单里的哪些输入项，哪些输入项是必填项，哪些是对当前步骤不可见的。表单设置界面如图 5-11 所示。

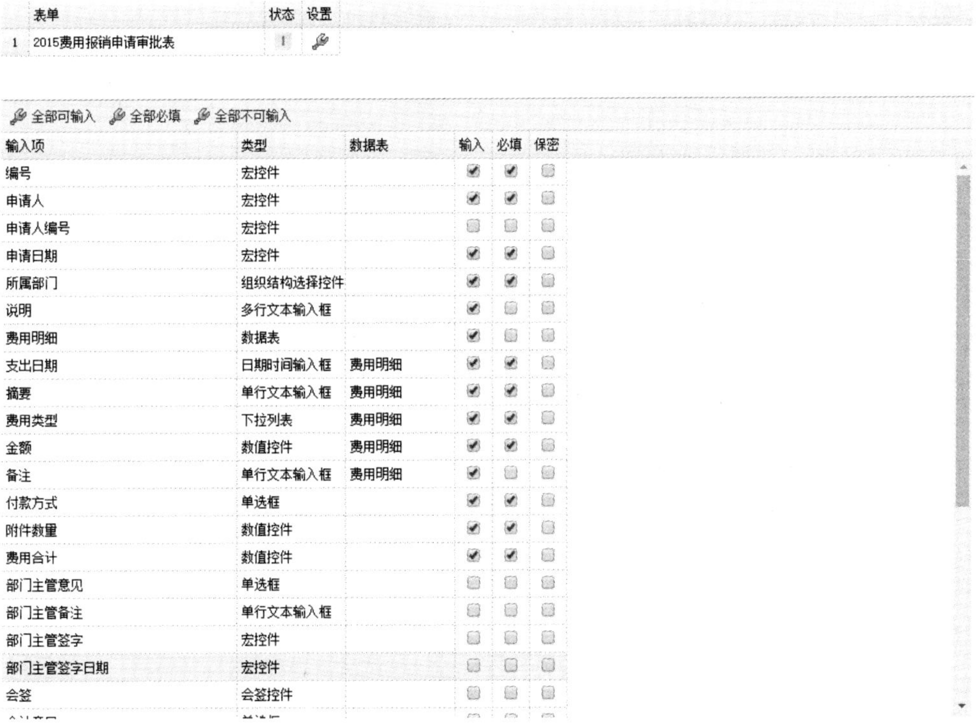

	表单	状态	设置
1	2015费用报销申请审批表		

全部可输入 全部必填 全部不可输入

输入项	类型	数据表	输入	必填	保密
编号	宏控件		☑	☑	☐
申请人	宏控件		☑	☑	☐
申请人编号	宏控件		☐	☐	☐
申请日期	宏控件		☑	☑	☐
所属部门	组织结构选择控件		☑	☑	☐
说明	多行文本输入框		☑	☐	☐
费用明细	数据表		☑	☐	☐
支出日期	日期时间输入框	费用明细	☑	☑	☐
摘要	单行文本输入框	费用明细	☑	☑	☐
费用类型	下拉列表	费用明细	☑	☑	☐
金额	数值控件	费用明细	☑	☑	☐
备注	单行文本输入框	费用明细	☑	☐	☐
付款方式	单选框		☑	☑	☐
附件数量	数值控件		☑	☑	☐
费用合计	数值控件		☑	☑	☐
部门主管意见	单选框		☐	☐	☐
部门主管备注	单行文本输入框		☐	☐	☐
部门主管签字	宏控件		☐	☐	☐
部门主管签字日期	宏控件		☐	☐	☐
会签	会签控件		☐	☐	☐

图 5-11　表单设置界面

可以为指定步骤设置转交条件，系统提供了一个智能表达式设计器，将常用的运算符、判断符、条件符、函数、宏变量和表单输入项等全部列出，用户不需要专业的计算机知识，点点鼠标就能设计出复杂的条件判断表达式。

- 在线公文编辑

支持在线起草公文、编辑排版、签批、套头、盖章等操作，支持痕迹保留。

每一步都支持办理时限设置，提供了多种计时方式和时长供选择，超时后可以发送提醒信息。

转交工作时默认只会提醒下一步，如果还需提醒其他步骤或在进行其他操作时也需要提醒，那么就可以手动设置提醒，系统支持转交、退回、催办、委托、传阅、告知、移交等多种提醒类型，每一步可以添加多个提醒，每个提醒都可以设置接收人和提醒内容格式。添加提醒界面如图 5-12 所示。

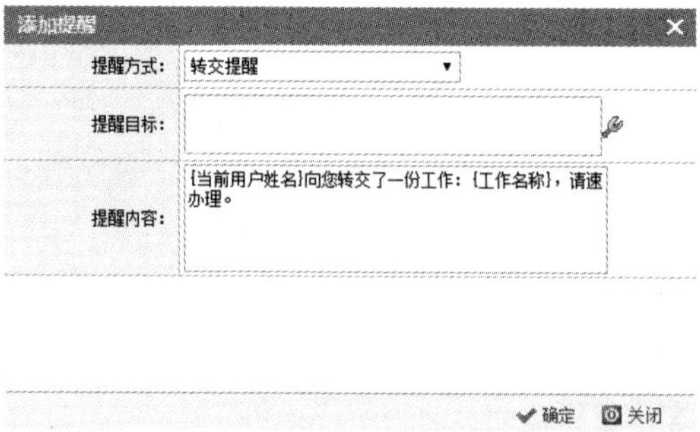

图 5-12　添加提醒界面

　　支持步骤扩展设置，当某一步在进行转交、退回、接收和收回等操作时，可以设置需要执行的扩展程序。可以选择系统内各个应用模块提供的相关扩展，例如，人事入职流程办理完毕后，可以通过入职扩展将员工信息自动写入人事档案，实现工作流与其他应用模块的协同；也可以选择 OA 为第三方 IT 厂商提供的系统对接扩展，例如，在 OA 管理系统内填写的采购申请在审批通过后，可以通过相应的扩展接口连接金蝶或用友的 ERP 系统自动生成该系统内的采购单。设置需要执行的扩展程序界面如图 5-13 所示。

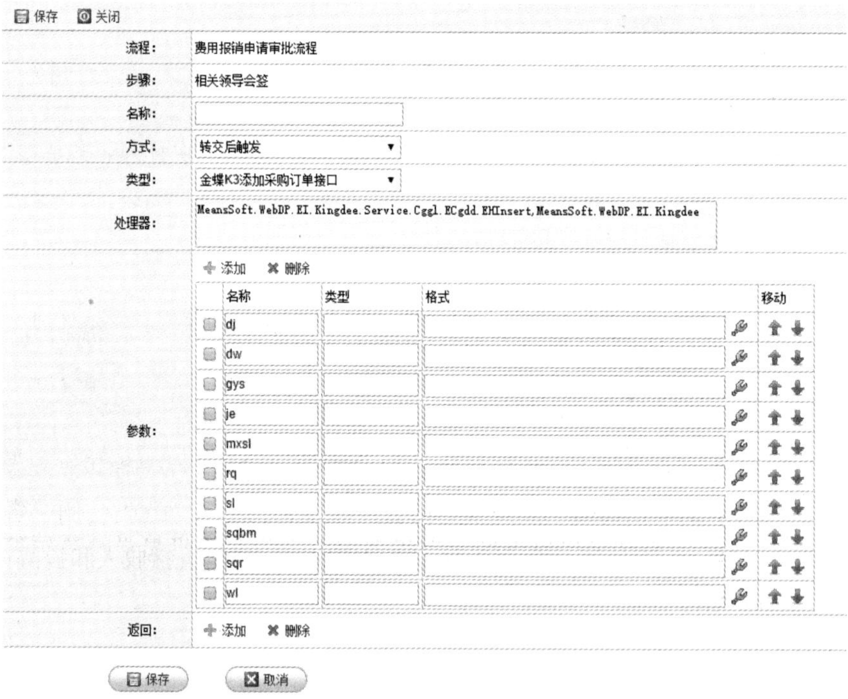

图 5-13　设置需要执行的扩展程序界面

● 工作申请

管理员将表单和流程设置好后，普通用户可以选择相关的流程创建申请，填写申请内容，然后按照设置好的步骤一步一步转交和审批。如果流程比较多，可以对流程进行分类，以便按类别查找。每个类别和每个流程都可以设置访问权限，用户只能看到有权使用的流程。创建某个流程的工作申请时，工作编号、工作名称等基本信息可以手动输入，也可以自动生成。系统会根据用户的使用情况，自动突出显示常用的流程，也可以手动收藏常用的流程。可以预览流程图和表单格式，如图 5-14 所示。

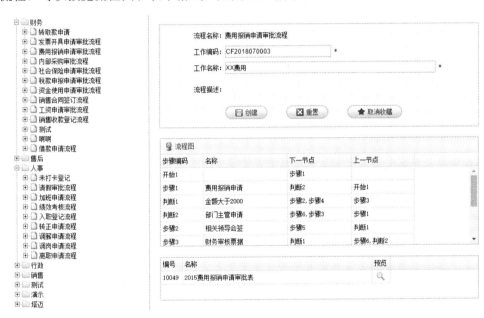

图 5-14　预览流程图和表单格式界面

● 工作审批

工作转交后，下一步的办理人会收到相关提醒信息，支持手机 App、企业微信、网页弹窗等多种形式的提醒，点击提醒可以直接打开工作审批页面。在 OA 管理系统首页的待办工作列表或者流程中心的待办工作里也会看到该工作。打开该工作后即可查看该工作的详细信息，如果不同意可以退回，如果没问题就填写审批意见，然后继续一步步往下转交，直到结束。另外，根据管理员设置的权限，办理人还可以填写附加意见，进行上传或查看附件、传阅、打印、导出等操作。支持自动审批及跳转。流程提交后可以追回，审批可选择同意、不同意、退回上一级，流程审批界面也可以快速发起沟通，如图 5-15 所示。

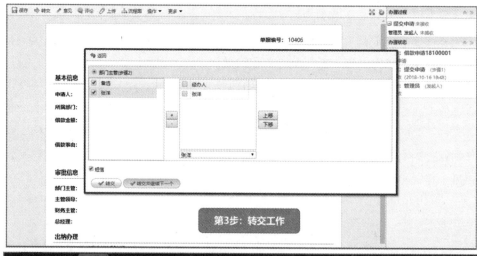

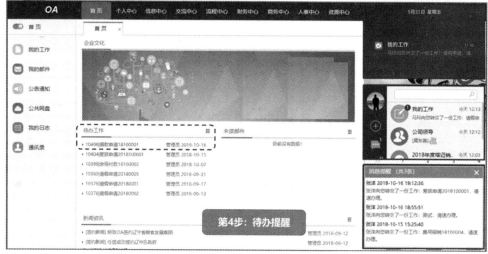

图 5-15　流程审批界面

● 工作监控

为了方便单位领导或各项业务的部门主管了解相关工作的办理进度，管理员可以为这些领导设置相关流程的监控权限，这些领导就可以随时监控流程的办理情况，在出现问题或卡壳时能及时处理。监控权限分为查看、移交和代办三个级别，查看权限仅能看不能做其他操作，移交是可以将当前办理权限授权给其他人，代办是指可以代替当前步骤的办理人进行办理。

● 工作效率统计

用户可以查看自己的工作效率，领导或管理员可以按流程、部门和人员统计工作效率，可以查看具体工作的用时，例如，预算编制、费用报销、合同审批等工作的审批效率统计报表、图表。

> 移动端

使用医院自己的 App 或企业微信，都可以实现随时随地移动办公，OA 管理系统的常见功能都可以支持移动化，包括工作申请和审批、工作查询、公告通知、新闻资讯、日程安排等。另外，还可以按照企业需求，实现费用报销、差旅申请、合同评审等常见业务功能的移动化办理。

影响工作的执行。随着智能手机的普及，越来越多的企业开始采用手机进行办公，突破时间和地域的限制，实现随时随地移动办公。

● 消息中心

消息中心用来集中显示收到的各类信息。可对消息进行分类，包括任务消息、聊天消息等。聊天消息又分为单聊和群聊，每种不同类型的消息分行显示，点开某一类消息即可看到详细内容。

● 支持未读消息突出显示。

● 支持未读消息数量显示。

● 支持同类消息分组显示。

● 支持消息类别图标设置。

● 支持关键词模糊查找。

● 支持消息置顶显示。

● 支持删除消息记录。

● 手机审批公文。

可以完整地在手机上实现工作的创建、填报、提交、审批和查询，方便企业中高级管理人员和经常出门在外的员工，不再受时间和地点的约束，随时随地都可以办公。

支持在手机端新建工作申请，可以按照类别选择要创建的工作类型。

支持两种表单显示方式，一种是跟计算机端表单显示方式一样，可以放大缩小，可以左右拖动；另外一种是专门适配手机的显示方式，即从上到下挨个显示表单输入项，每个输入项占一行。

支持附件上传下载。

支持填写附加意见。

支持转交、退回、传阅、委托等常见操作。

可以查看工作申请详细的办理过程。

可以分类查询与当前用户有关的工作，包括待办的、发起的、未办结的、已办结的等。

另外，还可以按照工作主题、状态、类型、起止时间、编号、发起人等条件进行综合查询。

● 公告通知

使用公告通知应用可以及时地向员工推送各种通知信息，例如，会议通知、人事任免公告等，可以一次性发给所有人，也可以选择接收人范围，后台可以查看具体哪些已查看，哪些还未查看，避免再通过电话或短信逐个通知，成本低，效率高。

支持大文本的发送，可以发送完整的通知内容，用户收到后即可直接查看，不需要再上别的系统内查阅。

支持图文混排，可以在内容中插入图片。

支持附件。

支持已读回执，可以查询统计已读和未读人员的信息。

支持人员范围选择，可以发给所有人，也可以发给指定的人员、部门或群组。

● 新闻资讯

使用新闻资讯模块，可以定期发布一些资讯类信息，例如，单位内部新闻动态、国际国内资讯、行业资讯等，以便员工了解单位发展状况和时事要闻。

支持图文混排。

支持 HTML 格式在线编辑。

支持列表内显示摘要。

支持访问量统计。

支持评论。

● 日程安排

内置日程安排应用，可以方便用户安排自己的日程，并能及时提醒。

支持阳历和阴历同时显示。

支持按月、周、日三种视图查看。

支持全天日程，也可以设置详细的起止时间。

日程内容支持文字、语音、图片等多种格式。

支持设置查看权限，包括仅自己可见、仅领导可见、指定范围可见和公开四种权限。

支持提醒设置，有多种提醒时限可以选择。

● 考勤签到

提供人员上下班考勤和外勤签到功能，实现员工的日常考勤和外勤人员的签到管理。

可以与位置或 WiFi 设备绑定。

可以设置多个考勤地点或设备。

可以针对不同的岗位设置不同的考勤班次。

支持考勤提醒，在要求的考勤时间点之前可以给用户发送提醒消息。

上下班考勤时可以通过手机的 GPS 模块自动获得考勤位置，不允许修改。

考勤时可以提交文字性说明，也可以拍照，不能从相册选择照片。

客户端可以查询用户自己的考勤记录。

后台可以查询所有人的考勤记录。

后台可以统计人员考勤情况、异常考勤情况。

后来可以查询外勤记录，可以用电子地图显示外勤签到的具体位置。

● 工作圈

为了加强内部员工之间的互动，内置一个类似微信朋友圈的工作圈，用户可以在此分享工作经验或心得，转发对工作有益的微信文章等，其他同事可以点赞或评论，既可以实现员工之间的知识分享，又可以建立良好的同事关系，有利于企业的良性发展。

支持文字、图片和链接等形式。

支持点赞和评论。

支持评论回复。

评论和回复支持表情。

分享时支持位置。

可以设置查看权限，默认还是公开。

可以设置标签，以便分类查看。

支持上传附件。

兼容微信文章，分享微信文章链接后能自动获取并显示文章图片和标题。

支持背景墙图片设置。

可以单独查看用户自己分享的信息。

支持收藏，用户认为同事分享的信息很好时，可以进行收藏，以便以后再次查看。

➢ 数据分析

● 工作流程报表

为了方便对工作数据进行查询统计，OA 管理系统提供了自定义报表设计器，管理员可以随时为每个工作流程设计查询或统计报表，其他有权限的用户可以随时查看工作的明细或汇总数据。支持报表字段设置，可以自定义字段名称、字段值、宽度、对齐方式等，字段值可以直接从表单输入项中选择，也可以手动设置，可以使用各种常用的计算函数。支持自定义查询统计条件；支持排序条件设置；明细报表里的每条记录可以穿透到对应的工作申请；查询和统计数据可以导出成 Excel；支持图形化的报表，包括柱状图、条形图、饼状图和面积图等。自定义查询统计参数界面如图 5-16 所示。查询统计报表样例如图 5-17 所示。人员工作审批效率统计示例如图 5-18 所示。人员工作审批效率明细示例图 5-19 所示。

图 5-16 自定义查询统计参数界面

导出

查看	工作编号	申请日期	申请人	所属部门	请假类型	开始日期	结束日期	请假天数
	12960	2015-03-12	尚书	研发部	事假	2015-03-13 08	2015-03-13 17	1
	13260	2015-03-30	周闯	售后服务部	事假	2015-03-27 08	2015-04-03 17	1
	13377	2015-04-03	尚书	研发部	事假	2015-03-23 08	2015-03-23 17	1
	13378	2015-04-03	尚书	研发部	事假	2015-03-30 08	2015-03-30 12	0.5
	13410	2015-04-03	李建华	研发部	事假	2015-04-01 08	2015-04-01 17	1
	13575	2015-04-14	尚书	研发部	事假	2015-04-14 08	2015-04-14 09	0.1
	13759	2015-04-23	尚书	研发部	事假	2015-04-23 12	2015-04-23 17	0.5
	13792	2015-04-24	尚书	研发部	事假	2015-04-17 08	2015-04-17 17	1
	13912	2015-04-30	尚书	研发部	事假	2015-04-20 08	2015-04-20 09	0.1
	14062	2015-05-08	梁盛超	研发部	事假	2015-04-03 08	2015-04-03 17	1
	14177	2015-05-14	李健洋	研发部	事假	2015-05-13 08	2015-05-13 17	1
	14280	2015-05-20	李是广	实施服务部	事假	2015-05-21 08	2015-05-21 13	0.5
	14345	2015-05-22	李健洋	研发部	事假	2015-05-22 13	2015-05-22 17	0.5
	14464	2015-05-29	刘锐	综合部	婚假	2015-06-12 08	2015-06-18 17	5
	14513	2015-06-02	张立志	研发部	事假	2015-05-26 08	2015-05-27 17	1.5
	15783	2015-08-17	林英翠	研发部	事假	2015-08-14 08	2015-08-14 17	1
	16367	2015-09-18	李超	研发部	事假	2015-09-18 08	2015-09-18 10	0.5
	17821	2015-11-19	李超	研发部	事假	2015-11-19 08	2015-11-19 12	0.5
	24589	2016-10-19	李建华	OA研发部	事假	2016-10-18 12	2016-10-18 17	0.5
	24756	2016-10-31	孙冬	销售部	事假	2016-10-28 08	2016-10-31 12	1.5

20 第 1 页 共19页 共380条记录

图 5-17 查询统计报表样例

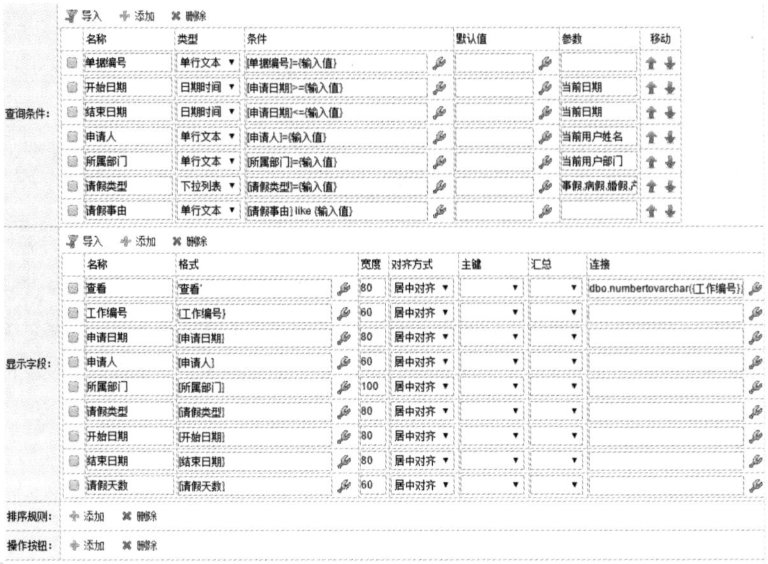

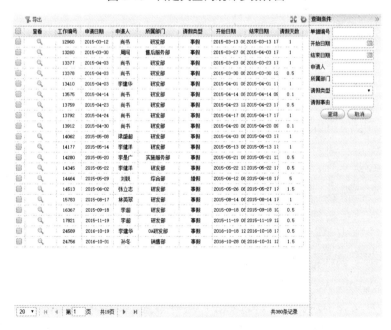

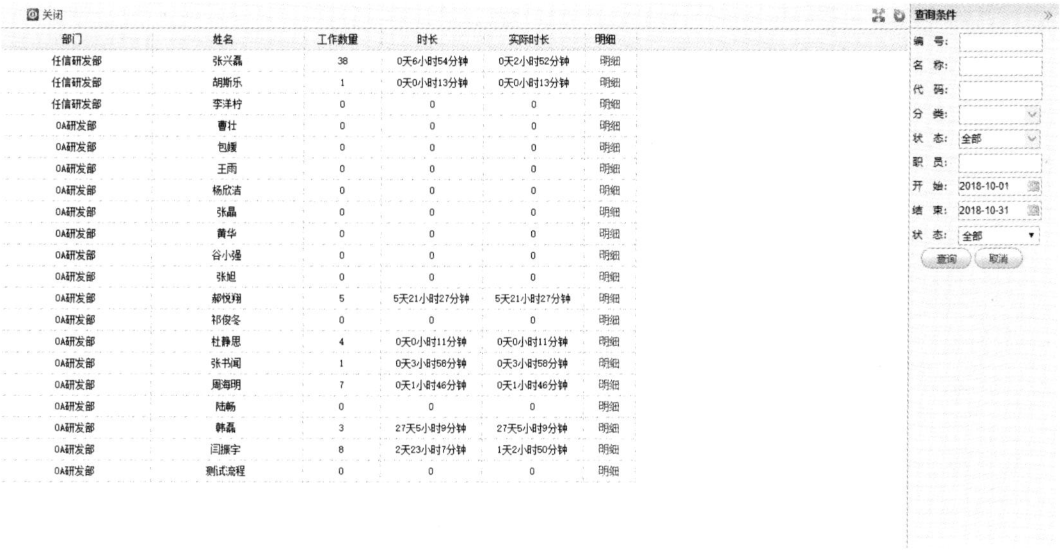

部门	姓名	工作数量	时长	实际时长	明细
任信研发部	张兴磊	38	0天6小时54分钟	0天2小时52分钟	明细
任信研发部	胡斯乐	1	0天0小时13分钟	0天0小时13分钟	明细
任信研发部	李泽柠	0	0	0	明细
OA研发部	曹壮	0	0	0	明细
OA研发部	包媛	0	0	0	明细
OA研发部	王雨	0	0	0	明细
OA研发部	杨欣洁	0	0	0	明细
OA研发部	张晶	0	0	0	明细
OA研发部	黄华	0	0	0	明细
OA研发部	谷小强	0	0	0	明细
OA研发部	张旭	0	0	0	明细
OA研发部	郝悦翔	5	5天21小时27分钟	5天21小时27分钟	明细
OA研发部	祁俊冬	0	0	0	明细
OA研发部	杜静思	4	0天0小时11分钟	0天0小时11分钟	明细
OA研发部	张书闻	1	0天3小时58分钟	0天3小时58分钟	明细
OA研发部	周海明	7	0天1小时46分钟	0天1小时46分钟	明细
OA研发部	陆畅	0	0	0	明细
OA研发部	韩磊	3	27天5小时9分钟	27天5小时9分钟	明细
OA研发部	闫振宇	8	2天23小时7分钟	1天2小时50分钟	明细
OA研发部	测试流程				明细

查询条件：编号、名称、代码、分类、状态：全部、职员、开始：2018-10-01、结束：2018-10-31、状态：全部　查询　取消

图 5-18　人员工作审批效率统计示例

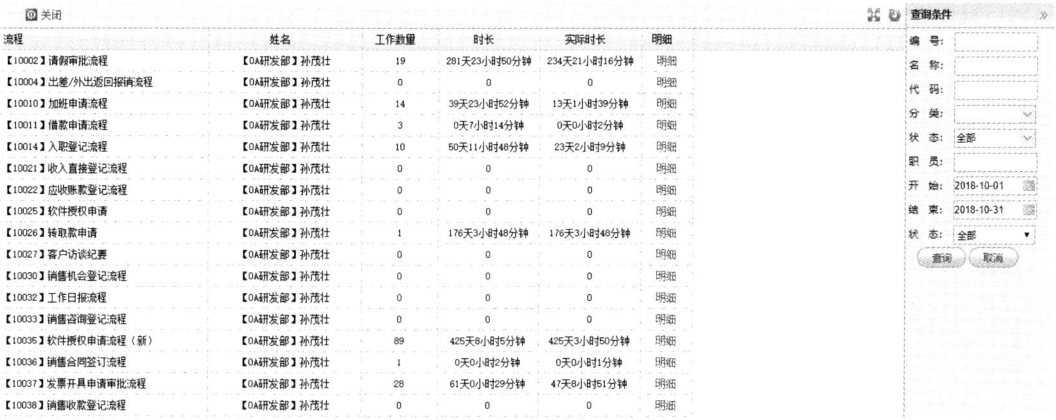

流程	姓名	工作数量	时长	实际时长	明细
【10002】请假审批流程	【OA研发部】补茂壮	19	281天23小时50分钟	234天21小时16分钟	明细
【10004】出差/外出返回报销流程	【OA研发部】补茂壮	0	0	0	明细
【10010】加班申请流程	【OA研发部】补茂壮	14	39天23小时52分钟	13天1小时39分钟	明细
【10011】借款申请流程	【OA研发部】补茂壮	3	0天7小时14分钟	0天4小时2分钟	明细
【10014】入职登记流程	【OA研发部】补茂壮	10	50天11小时48分钟	23天2小时9分钟	明细
【10021】收入直接登记流程	【OA研发部】补茂壮	0	0	0	明细
【10022】应收账款登记流程	【OA研发部】补茂壮	0	0	0	明细
【10025】软件授权申请	【OA研发部】补茂壮	0	0	0	明细
【10026】转取款申请	【OA研发部】补茂壮	1	176天3小时48分钟	176天3小时48分钟	明细
【10027】客户访谈纪要	【OA研发部】补茂壮	0	0	0	明细
【10030】销售机会登记流程	【OA研发部】补茂壮	0	0	0	明细
【10032】工作日报流程	【OA研发部】补茂壮	0	0	0	明细
【10033】销售咨询登记流程	【OA研发部】补茂壮	0	0	0	明细
【10035】软件授权申请流程（新）	【OA研发部】补茂壮	89	425天0小时5分钟	425天3小时50分钟	明细
【10036】销售合同签订流程	【OA研发部】补茂壮	1	0天0小时2分钟	0天0小时1分钟	明细
【10037】发票开具申请审批流程	【OA研发部】补茂壮	28	61天0小时29分钟	47天8小时51分钟	明细
【10038】销售收款登记流程	【OA研发部】补茂壮				明细

查询条件：名称、代码、分类、状态：全部、职员、开始：2018-10-01、结束：2018-10-31、状态：全部　查询　取消

图 5-19　人员工作审批效率明细示例

● 支持自定义数据汇总统计报表

各个业务功能模块都提供了相关的查询统计报表，由于数量比较多，可以利用自定义数据汇总统计报表，包括设置报表的统计条件、显示字段、排序规则、过滤条件、分组字段、分组条件等，如图 5-20 所示。

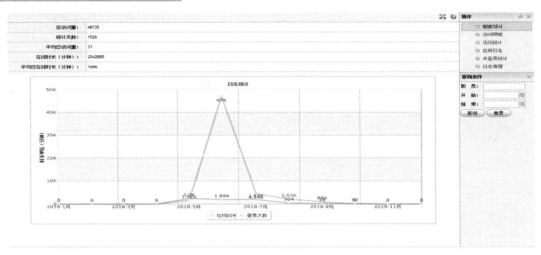

图 5-20　自定义数据汇总统计表

第 **6** 章 / 智慧后勤

6.1 智慧后勤管理

　　智慧后勤是指基于医院后勤管理实际需求，以国家相关标准规范为指导依据，基于医院后勤行为所产生的系列数据，依托互联网、物联网、可视化技术、人工智能（AI）、大数据等新一代信息技术，实现医院后勤部门与临床医技部门之间进行智慧链接，与医院信息系统之间、与地区卫健委综合后勤管理平台之间、与社会化外包公司系统之间智慧链接，打造全生态、全场景、全量化、全渠道、全智慧的后勤管理平台。针对后勤管理、监督和服务等特点，通过对资源"共享、互通"，提供全天候、高效率、个性化的新型后勤服务，构建精细化、规范化、人性化、信息化、智能化的后勤服务保障体系，提高医院整体运营效率，全面提升医院后勤的管理服务水平。

6.1.1 智慧后勤的发展需求

1. 国家政策推动医院智慧后勤建设需求

　　近年来，国家在科技战略层面及政策层面都对医院智慧化建设做出了相应的规划与布局，医院智慧后勤建设的需求也随之加快。同时，各级医院对于医院智慧后勤建设的认识更加充分和全面，加速推动了医院智慧后勤建设与发展。当下，政策、规范、标准、管理、规划都在积极推动医院智慧后勤的发展步伐。

　　2017 年 7 月 25 日，国务院办公厅印发《关于建立现代医院管理制度的指导意见》，指出要"健全后勤管理制度。……合理配置适宜医学装备，建立采购、使用、维护、保养、处置全生命周期的管理制度"。

2021 年 3 月 15 日，国家卫生健康委（简称卫健委）办公厅发布《关于印发医院智慧管理分级评估标准体系（试行）的通知》，指导各地各医院加强智慧医院建设的顶层设计，充分利用智慧管理工具，提升医院管理精细化、智能化水平。

2021 年 6 月 4 日，国务院办公厅发布《关于推动公立医院高质量发展的意见》，提出"公立医院发展方式从规模扩张转向提质增效，运行模式从粗放管理转向精细化管理，资源配置从注重物质要素转向更加注重人才技术要素"。

2．医疗服务需求对后勤管理工作提出新要求

我国经济的发展和人民生活水平提高促进了农村人口不断向城镇流动，从而使城镇人口急剧增加，直接加大了城镇的医疗需求。社会不断发展、医院改革不断深化、医疗服务要求不断提高，对后勤保障工作提出了更高、更细的要求，使后勤工作面临从传统的粗放式管理向精细化管理转变。后勤实行精细化管理必须依托智慧后勤建设，通过智慧后勤不但能最大限度地降低管理成本，而且能够提高生产效益和员工整体素质。

3．医院后勤服务社会化外包带来新挑战

医院实行医院后勤服务社会化改革——服务外包，既降低成本、提高效率，又提高了专业化服务，是医院现代化管理必走之路。据调查了解，目前很多医院后勤系统在社会化进程中存在着诸多弊端。首先，医院多为公立非营利性机构，而实行服务外包之后，供应商以营利为目的的经营模式势必会与医院本身非营利的目的相悖；其次，服务项目越多，对于医院而言，负担就越重，公用经费的开支就越多，很大程度上制约了医院的发展；再次，后勤部门滞后的基础设施成了社会化改革中的又一"拦路虎"。因为投入成本较低，部分外包服务也缺少考核机制，许多专业化的服务受到质疑，成了现代化管理中的一大阻碍。业务外包了，责任还是院方的。在此背景下，借助智能化管理工具对医院物业公司服务实时监管，对物业服务质量进行科学评估，有效保证后勤服务的管理水平。

4．技术进步推动医院后勤智慧化建设

医院后勤智慧化建设离不开技术的支持，而随着物联网、大数据、5G、云计算等新一代信息技术的迅猛发展，我国医院后勤智慧化建设已有了较为完善的技术基础。作为医院载体的医院大楼本身，通过融合物联网、信息通信、BIM 等技术，可以更好地掌握医院大楼设备设施的运行状态，并根据数据分析对人员巡检及维修保养实现科学管理，时刻为医护及患者提供更为安全、稳定的医疗环境。医院后勤的技术数字化、传输数据化、运营流

程化、操作程序化、故障预警化、管理标准化、全程可视化，大大提升了医院后勤工作的管理效率。

6.1.2 智慧后勤建设的思考

1. 医院智慧后勤建设的标准严重滞后

过去很长时间，受行业企业引导及技术发展阶段的限制，医院智慧后勤建设"贪大求全"，盲目进行"大平台"建设，医院智慧后勤成功案例无例可循，也没有政策标准可以参考，导致了重建设轻应用，重硬件轻软件，重投入轻管理，重数据轻分析的现状。在医院智慧后勤建设过程中，后勤管理者与使用人员对智慧化建设的需求存在差异。有些医院管理层直接决策，但管理层往往并非真正使用者或深度使用者，对实际需求不一定清楚，故出现决策者与使用者分离的情况。在应用中，往往是投入极大代价建成的智能化应用却少有人使用，从而导致设备使用率低、"放坏而非用坏"等问题，无法为智慧后勤建设带来正向推进。

2. 医院智慧后勤建设需求难以统一

医院智慧后勤建设应以运营需求为中心，针对每个医院后勤运营的实际情况进行规划设计。但在实际工作中，以信息科为主导的建设过程注重效果和价格，强调数据安全倾向于本地存储，导致占用大量服务器存储空间，无法发挥数据分析价值，不能实现移动终端管理。以总务科为主导的建设过程更加强调实用性、及时性、便捷性，注重平台操作的实用性，从有助于人员工作效率与后勤管理水平提升的角度进行规划与建设。

3. 持续保证医院智慧后勤建设的规划经费

医院智慧后勤建设涉及部门多、内容广，应该按照发展规划逐步实施。但在实际建设过程中，为了满足短期的业务需求，每家医院按照自己的需求和能力配置不同标准进行智能化建设，形成的七零八落应用型建设难以互联。另外，医院内部不同系统和设备厂家的通信协议接口不同，遇到问题就新建一个系统或者购买一个设备，系统之间不能实现真正互联。不同设备、不同系统不断堆砌，管理烦杂，形成了信息孤岛，甚至造成智能化建设推进困难。在项目规划或建设过程中，医院主管领导职位的变动也会对建设内容及后续投入产生影响。比如延迟项目建设时间，调整项目内容的建设顺序，增加或压缩项目资金投入，都可能导致医院后勤的智慧化建设需要重新定位及规划。

4．医院智慧后勤建设忽略数据价值

目前的后勤管理中更多的仍是以人的经验判断为主，在短期及小范围内经验确实能够提供依据和帮助，但是从长远及大范围来看，还是需要精准及大量的数据提升后勤管理水平。在医院智慧后勤建设中，院方长期对数据重视程度不高，对数据价值的认识不够，加上量化思维能力不足，对采集到的数据不能进行科学标准的量化分析，或者分析工具单一，未能充分发挥数据价值，造成数据浪费。通过积累的数据进行精准的分析与计算，结合全生命周期管理，进一步助力医院提高主动运维能力，减少计划外停机时间，保障医院业务安全运行。

6.1.3 智慧后勤发展方向

1．从实际需求角度出发应用智能化技术

近几年，医院智慧后勤建设不断提速，国家政策的推动引导，后勤观念的改变提升，一大批以移动互联网、大数据及人工智能为基础的应用平台在全国各地的医院得到推广与落地。然而，热门技术与应用的普及也让公众在一定程度上忽视了智慧后勤其他的重要功能属性。过多关注热点技术而忽视了对后端基础支持的智能化、信息化建设，导致终端用户的体验不平衡、不完整，用户综合满意度无法提升。从实际需求角度来看，只有应用最符合医院需求的智能化技术，才能让智慧后勤建设真正助力医院高质量发展。

2．智慧后勤建设满足用户真实需求，以运维为导向进行

智慧以人为本，智慧后勤建设的最终目标是应用落地提高效率，而应用落地需要运维来保障。不同区域、不同人群的需求存在很大差别，对于差异化需求的准确把握一定是以运维场景为导向来进行分析和设计的（而非以单项技术或应用为导向）。因此，在医院智慧后勤建设过程中，尤其是前期的规划设计中，应该坚持"以终为始"，从使用者的需求及运维要求角度出发，让智慧后勤建设能够着眼于满足用户真实需求的应用落地。

3．由注重形式到注重内容，以平台应用落地为新方向

医院后勤建设应围绕"安全、高效、节能、人性化"的价值理念，保障医院的运行安全是智慧后勤建设的首要条件。医院智慧后勤建设一定要以实用性及落地性为原则，从注重面子形式到注重全面落地。医院后勤智慧建设结合医院后勤管理现状，从医院运营需求

角度进行规划设计，以最终使用者的需求和应用场景为出发点，制定以应用落地为方向的建设方案。

4. 面对多层次的差异化需求，需要通过顶层设计解决

医院管理层认为顶层设计的缺乏是阻碍医院智慧后勤发展的首要因素。面对现阶段层出不穷、错综复杂的技术和应用，智慧后勤建设很容易发展成为盲目的系统和应用投资，而忽视各系统之间的关联性和兼容性问题，每次升级、改造往往都要推倒重来。面对多层次、多维度，以及不断发展的差异化需求，顶层设计一定是在对医院智慧后勤具有完整认识的基础上，搭建整体技术架构的，整体规划、分步实施，从而保证医院后勤的智慧化建设理念超前，投资合理，持续可升级。

6.2 智慧后勤的架构及应用场景

基于安全、节能、高效三个维度构建医院后勤全场景综合业务管理平台。通过三维可视化技术将机电设备监控、能耗管理、节能管控、环境信息、人员巡检报修管理等集成结合，实现设备故障定位、维修巡检作业及联动控制管理的可视化。通过高效测控、分析决策、准确预警、综合智能分析等功能，实现设备设施安全隐患的预警预测及处置，提高安全管理水平，降低设备运行能耗，为医院提供一体化安全智能综合管理解决方案。通过数字化、智能化、信息化推动后勤全面高质量发展，实现医院设备设施精准预警预测。能源分析管控及后勤业务精细化管理，提升后勤设备设施安全运行水平，提高能源利用率，降低能源消耗，提升临床服务满意度。医院后勤全场景综合业务管理平台架构如图 6-1 所示。

1. 智慧后勤运营管理

医院后勤数据资源可视化管理中心，基于可视化技术集成设备监测点位与建筑空间布置信息，将设备数据资源、综合服务管理、能耗统计数据、医院环境信息等有机结合，通过直观的方式显示当前空间中监测点位的位置、运行、告警、工单、设备档案等信息，实现安全运行及工单处理流程的可视化管理。医院后勤数据资源可视化展示界面如图 6-2 所示。通过集成各系统的关键业务数据，便于工作人员实时查看，改进工作方式，降低人力成本，提升管理效能。

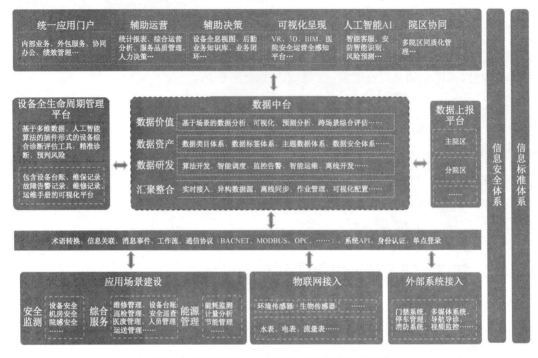

图 6-1 医院后勤全场景综合业务管理平台架构

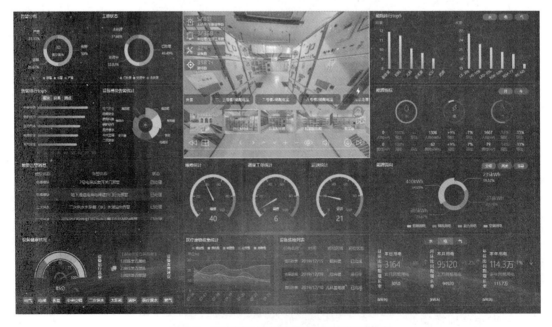

图 6-2 医院后勤数据资源可视化展示界面

2. 智慧安全管控

智慧安全管控主要是实现对医院机电设备的智能化安全管控。通常包括各类机电管控系统和综合统计分析、智能报警、服务调度等功能模块，并融合 GIS、BIM、VR、AR、BI 等技术应用，建立设备安全管控管理平台。该平台对医院设备设施的运行数据与环境因素进行立体测控，通过对数据的实时采集、动态分析、复杂计算实现可视化场景下的故障预警，快速定位故障设备及故障部位，并根据故障级别及人员层级分别提供 App 通知、短信、电话等多方式的分级告警。设备安全管控管理平台利用大数据技术对设备故障隐患进行有效预测，实现对每一个设备及重点配件的预测性维护保养，减少安全事故，延长设备使用寿命，实现设备设施的全生命周期智慧化管理。智慧安全管控效果图如图 6-3 所示。

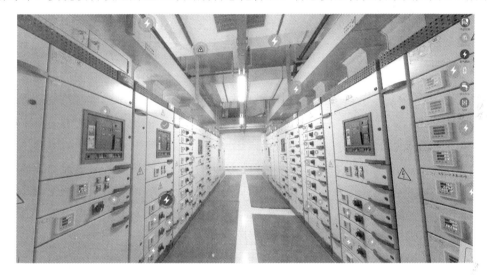

图 6-3　智慧安全管控效果图

3. 智慧后勤服务

智慧后勤服务指后勤日常服务保障的信息化，主要包括第三方服务管理、员工服务管理、患者服务管理、后勤支持服务管理等类别，建立服务保障信息平台或融入运维管理信息平台。包括维修管理、巡检管理、保养管理、设备台账、订餐管理、车辆管理、医废管理等内容，支持文字、图片、语音等多种形式，将临床科室报修、设备告警工单集成到"一站式调度中心"，实现临床报修、工单执行、服务跟踪、服务评价的闭环管理，系统将设备全生命周期管理与维修、保养、使用材料统计等工作无缝集成，实现科学调度与智慧运维，提升医院服务质量。医院后勤综合管控平台效果界面如图 6-4 所示。

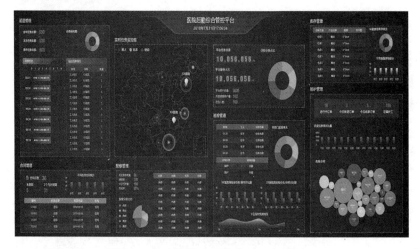

图 6-4　医院后勤综合管控平台效果界面

4. 智慧能效监测

智慧能效监测是指将医院冷热能量、水、电、气等能源介质作为监测对象，通过信息化手段对用能进行实时采集、计量、统计分析和集中调度管理，实现对能源的全方位监控和管理，建立能效监测平台。主要包括能源数据采集计量、能效消耗分析、能效对标分析、能效分布分析、能效专家系统、能耗报警、用能设备管理、系统基础管理等功能模块，保证最优的能源利用率和舒适的室内环境，同时预测诊断设备隐患，避免设备损耗，延长设备寿命，减少能耗支出，全面提高医院的安全性能和节能效益。能源智能管控平台界面如图 6-5 所示。

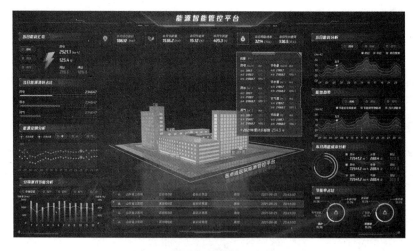

图 6-5　能源智能管控平台界面

5. 智慧安全防范

智慧安全防范主要是实现对医院安全设施管理、安全事件管理和整体立体安全防范部署功能，包括视频监控系统、出入口管控系统、巡更系统、入侵报警系统、停车管理系统、人员监测系统、危化品管理系统、消防联动系统、安防设备管理系统、安防报警系统等，融入 GIS、BIM、人脸识别、人像识别、可疑人员管控、异常事件管控、风险报警等功能，建立智慧安防信息平台，智慧安防信息平台界面如图 6-6 所示。

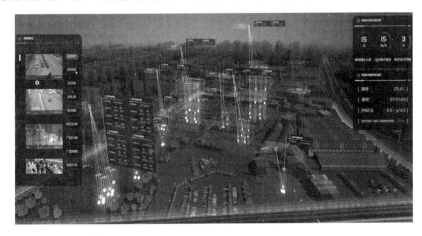

图 6-6　智慧安防信息平台界面

6.3　智慧安全管控

6.3.1　电气安全管理系统

电气安全管理系统以高低压配电柜、变压器、配电箱、线缆及 UPS 不间断电源设备作为监管对象，通过布置智能监测终端采集设备运行数据（电流、电压、温度、剩余电流）及周边环境安全因素（温度、湿度）等，应用智能网关将数据上传至医院后勤物联网智慧监管平台进行数据分析，并基于诊脉电流及时快速判断相应线路上的用电设备类型及运行故障，实现对电气设备运行状态的动态感知和准确预警。

6.3.2　电梯安全管理系统

电梯安全管理系统通过对接电梯控制协议或安装独立传感装置和智能摄像头，实时采集电梯运行数据及影像信息。当电梯运行出现异常时，电梯安全管理系统会结合运行数据和影像信息实现准确预/报警。当电梯出现困人故障时，安装在轿厢内部的智能视频系统会自动播放安抚音频，并对乘梯人的不文明行为进行监督管理，实现电梯的安全智能管理。

6.3.3 医氧安全管理系统

医氧安全管理系统是医院供氧系统使用的实时在线监测系统，主要监测气体液位、压力、温度、流量等参数和供氧设备的运行数据，对进出人员进行面部识别，当参数超出限定标准实时报警，并可远程监测各临床科室供氧压力、浓度、流量数据，精确计量计费，减少医护人员额外工作量，保证供氧安全。

6.3.4 锅炉安全管理系统

锅炉安全管理系统实时测控锅炉及换热站设备的运行参数，根据设备运行数据及振动幅度准确预判设备运行故障，并通过手机 App、短信、电话等方式推送给相关负责人及时处理。平台通过对设备运行历史数据的周期性分析，为用户提供科学的维护保养建议，提高设备运行效率，保证锅炉及换热站的运行安全。

6.3.5 二次供水管理系统

二次供水管理系统通过从PLC控制模块或智能传感器实时采集设备数据，对设备数据、工艺数据、水质数据进行实时监测和分析，并对二次供水设备的重点安全部位进行可视化安全监控。当设备运行出现异常或故障时，平台可通过三维场景快速定位故障部位，并快速了解故障原因，通过边缘计算与数据分析实现故障的提前预判与早期干预，以更加精准化、可视化、智能化的方式保障二次供水饮用安全。

6.3.6 污水安全管理系统

污水安全管理系统通过从 PLC 控制模块或智能传感器实时采集污水处理设备的运行数据，并实时监测压力、流量、水位、水质、废气等参数，当设备运行出现异常或者故障时可准确定位故障部位，并快速了解故障原因。通过水质监测系统可实时了解水质各项指标，水质出现异常时，可通过移动端第一时间通知工作人员进行处理，确保排水系统的安全运行。

6.3.7 中央空调管理系统

医院中央空调分为内机和外机两部分。外机多在楼顶等较为空旷、空气流通好的环境中，便于散热。而风吹日晒的环境会导致外机故障率较高，因此，中央空调管理系统主要监测设备的运行状态和外部环境安全因素，即空调内机、外机电压、电流、是否有可燃物/易燃物靠近、风机盘管是否漏油、电容器/压缩机运行温度、控制柜的温湿度等。中央空调外机发生故障不易被人察觉，但是通过平台可以实现对设备的 24 小时实时监控，节省人力物力，从而有效减少中央空调事故的发生。

6.3.8 智慧厕所管理系统

智慧厕所管理系统通过物联网、智能传感等技术对厕所内人流、蹲位、环境等数据实时监测，可根据厕所内温湿度及异味浓度值自动调节通风设备，并根据如厕人流量的变化精确测算清洗频次，实现保洁人员的科学清扫。在如厕患者出现突发状况时，一键报警功能可快速通知医护人员进行应急处理。通过对厕所服务所涉及的人、物、事的全过程实时监控管理，全面提升医院厕所的服务质量。

6.3.9 换热站管理系统

换热站管理系统通过智能传感器对换热站和电热水炉的运行状态进行实时监测。换热站监测包括电压、电流监测，温度、压力、液位、流量监测，换热站环境温湿度、水浸监测，电机保护监测，电热水炉监测，绝缘监测。当出现异常时，可通过平台第一时间被工作人员发现，并能督促工作人员快速到达现场排除故障。

6.3.10 井盖安全管理系统

井盖安全管理系统采用物理传感技术、地理信息技术、计算机网络技术建立遍布井盖管理的智能网络，实现对市政井盖开启、位移、倾斜、破损、防盗等状态的主动感知，同时对井盖内部的温湿度、压力、气体浓度等指标实时检测，如出现特殊状况，智能监控报警器可立即发送报警信息到医院后勤物联网智慧监管平台，并通过多种方式将报警信息发送给工作人员，提高处置效率，最大限度地保障井盖安全。

6.4 智慧后勤服务

6.4.1 后勤一站式调度服务中心

后勤一站式调度服务中心是将医院内各后勤部门所提供的服务集中到一个统一的对外联系"窗口"，最终实现一个中心解决所有后勤相关问题的目标。后勤一站式调度服务中心系统支持电话—网络双通道服务申请，包括以下模块。

（1）电话弹屏：医院内部分机来电，系统自动识别来电科室并弹屏提醒，来电基础信息自动关联新需求工单，服务人员无须手动输入。

（2）新建工单：后勤一站式调度服务中心根据来电进行需求工单的新建录入，完成后进行任务调度，分派和指定相应服务班组。系统提供各类服务需求类别字典库，操作人员仅需点击选择对应的服务需求类别，无须人工输入，服务申请更清晰、准确、规范。新建工单界面如图 6-7 所示。

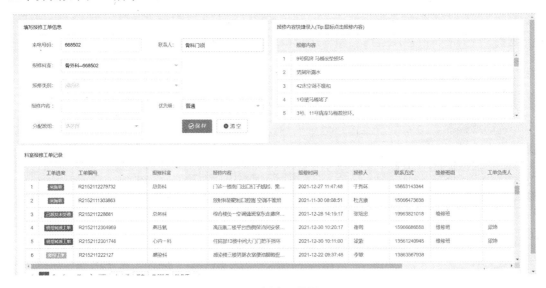

图 6-7　新建工单界面

（3）修改工单：当服务工单于登记信息有误或需求填写有误时，可以修改工单。修改工单界面如图 6-8 所示。

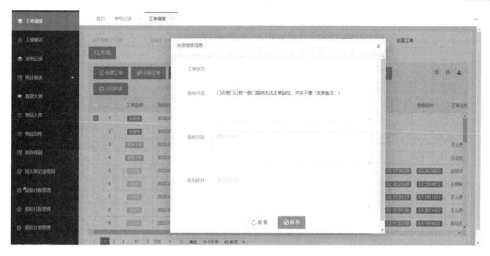

图 6-8　修改工单界面

（4）结单：当误报、错报或由于某些特殊情况导致服务无法完成时，可以凭服务工单结单权限填写结单说明。结单界面如图 6-9 所示。

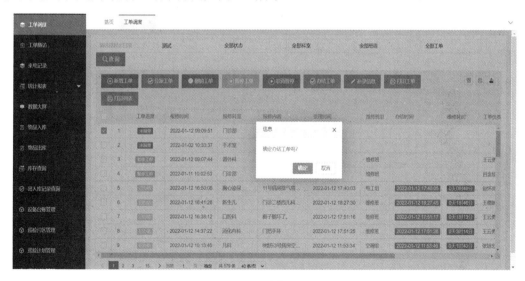

图 6-9　结单界面

（5）调度分配：后勤一站式调度服务中心根据网络服务申请进行任务调度，分派相应服务班组。调度分配界面如图 6-10 所示。

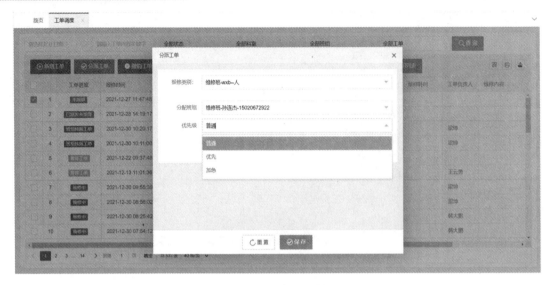

图 6-10　调度分配界面

（6）工单打印：后勤一站式调度服务中心支持服务需求工单的打印，打印格式可根据用户需求定制。工单打印界面如图 6-11 所示。

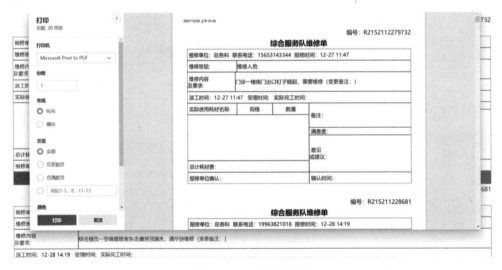

图 6-11　工单打印界面

（7）满意度回访：针对电话来电服务需求，在完工后由后勤一站式调度服务中心做满意度回访，记录满意度情况及意见。工单日访任务界面如图 6-12 所示。

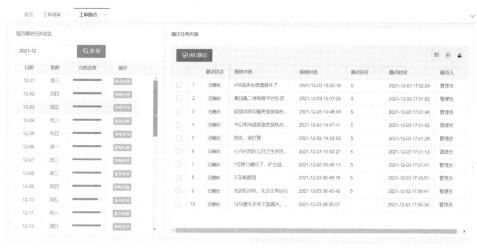

图 6-12　工单日访任务界面

（8）统计查询：后勤一站式调度服务中心系统提供按时间、服务状态、科室等多维度查询，可实时查看工单进度、服务跟进信息、服务用料情况等信息。统计报表界面如图 6-13 所示。

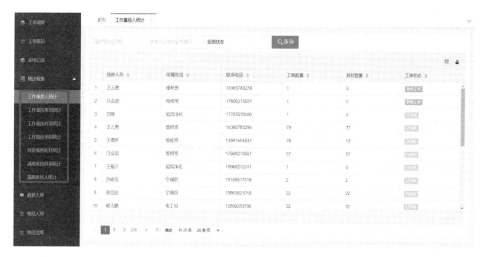

图 6-13　统计报表界面

6.4.2　维修管理

维修管理定位于各维修班组使用，使维修班组能够及时获取维修工单信息，统计个人和班组工作量，并利用知识库降低新员工学习成本，缩短培训周期。

（1）提供维修人员上班签到功能，系统自动记录签到时间和位置信息。

（2）提供维修任务标准化数据库，每个维修类别都定义了标准维修时间、维修价格、权重积分、维修人数，便于精细化管理，实现维修工作量、工作效率、满意度和成本统计。

（3）提供班组内分配维修任务界面，通过勾选维修人员（可多选）完成任务分配。

（4）提供"抢单"界面，支持维修任务抢单模式。

（5）提供维修人员维修记录界面，按照维修中、已暂停、变更申请、已办结、已评价等状态显示，点击可以查看维修任务详情。

（6）支持维修人员对维修任务进行暂停申请、加时申请、变更申请。

（7）维修任务超时时，给出消息提醒，在任务标准耗时结束前 10 分钟，维修管理系统给出"即将超时"提示，并给出"申请加时"提醒，当标准用时用完后系统再给出"超时未完成"提醒消息。

（8）提供班组成员管理界面，班组长可以对班组成员进行添加和删除。

（9）提供班组内维修记录查询界面，可以通过维修类别、科室名称、科室电话维修人员姓名、维修任务状态、维修任务满意度、维修内容关键字等字段进行模糊查询，点击记录可以查看维修任务详细内容。

（10）提供班组内维修记录统计报表界面，可以按照时间段、维修类别、耗时、维修人员、满意度等字段统计生成报表，如图 6-14 所示。

（11）支持大数据统计功能，提供维修信息的平均耗时、平均耗材、平均满意度、平均成本等数据的查询，支持横向和纵向排名查询分析。

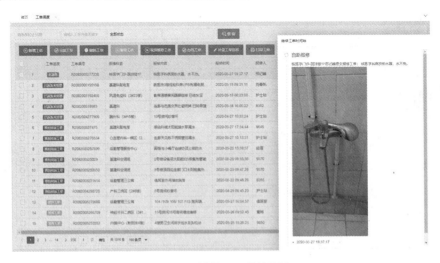

图 6-14　维修记录统计报表

6.4.3 设备台账管理

物联网的发展对医院设施设备的管理有了很大提升，通过二维码、RFID标签对后勤设施设备进行数字化处理，将设施设备从入院、入库到使用、折损，再到维修、报废等一系列过程进行全生命周期管理。设备台账管理是医院设施设备整个生命周期中基础信息的录入采集阶段，包括以下功能。

（1）设备台账：包含设备图片展示、设备通信状态显示、设备基础信息、设备生命周期信息、设备管理信息、设备其他信息等，全方位定位设备的多维状态。

（2）全生命周期监测：设备全生命周期指的是设备从采购、安装、运行、维护到最后报废的一系列过程。设备全生命周期检测功能，提供可选时间范围的生命周期曲线展示，可以记录设备实际运行曲线，同时可查看设备历史告警次数、维护维修情况、能耗走势和能效。

（3）设备分级管理：根据各类设备管理要点，从安全、服务质量、能源浪费等方面对设备进行分级，从而区分管理重点，合理分配管理资源（时间、精力），提高设备管理效率。

6.4.4 设备巡检管理

设备巡检管理是设备全生命周期管理中最重要的一个环节，融合了设备基础信息查阅，定期巡检信息上传，维护信息处理，形成设备管理知识库，对设备养护管理有很大的帮助。片区是指每个巡检员负责巡检任务的区域，片区内包含设备点位信息，每个巡检任务需要指定片区，巡检片区管理界面如图6-15所示。

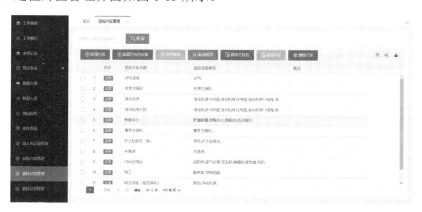

图 6-15　巡检片区管理界面

（1）设备信息查询：通过手持终端扫描设备二维码可查询对应设备相关基础信息，包括设备编码、设备状态、设备型号、使用地点等。设备信息查询界面如图6-16所示。

设备编码	设备名称	设备状态	所在楼宇	所在楼层	具体位置	所属片区	所属院区	型号	负责人	操作
977038034	10室UPS	正常	主体大楼	5		主体大楼SF-10F		123124		查看明细
975673542	10室控制柜	正常	外科楼	F		重症、外科楼手术室、设备层				查看明细
902398738	10室控制面板	正常	主体大楼	5		主体大楼SF-10F				查看明细
974930739	10室面板	正常	外科楼	2		外科楼1F2F				查看明细
967464743	10室配电盘	正常	外科楼			重症、外科楼手术室、设备层				查看明细
943380128	1号变压器	正常	主体大楼	-1		变压器控室		S0009		查看明细
850149330	1室UPS	正常	主体大楼	5		主体大楼SF-10F				查看明细
837147737	1室安配控制柜	正常	主体大楼			主体大楼设备层、设备科				查看明细
906364331	1室控制柜	正常	外科楼	F		重症、外科楼手术室、设备层				查看明细
819875543	1室控制面板	正常	主体大楼	5		主体大楼SF-10F				查看明细

显示第1到第10条记录，总共1134条记录 每页显示 10 ▾ 条记录　　　　　　　　‹ 1 2 3 4 5 ... ›

图6-16　设备信息查询界面

（2）巡检任务查询：通过手持终端扫描设备二维码可查询对应设备巡检任务和巡检任务详情等信息。巡检任务查询界面如图6-17所示。

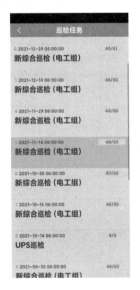
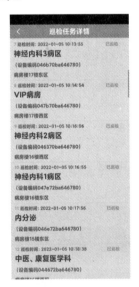

图6-17　巡检任务查询界面

（3）巡检任务执行：手持终端扫描设备，进入相应设备的巡检任务工单，现场记录巡检情况，完成巡检任务，支持拍照功能。设备巡检管理系统自动记录巡检任务发生时间、完成时间，实现人、地、时的匹配，提高巡检工作效率。巡检任务管理界面如图6-18所示。

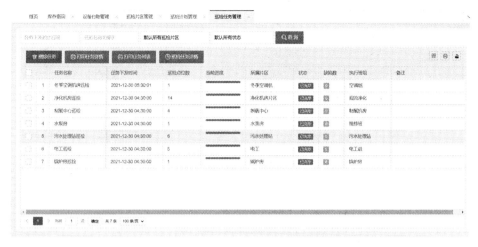

图 6-18 巡检任务管理界面

（4）缺陷管理：提供缺陷管理界面，提供方便灵活的缺陷查询、处理方式，当用户以不同的角色登录本系统时，系统将根据当前人员的工作权限列出只属于该用户能够处理的缺陷于"待处理"列表中，工作一目了然，如图 6-19 所示。

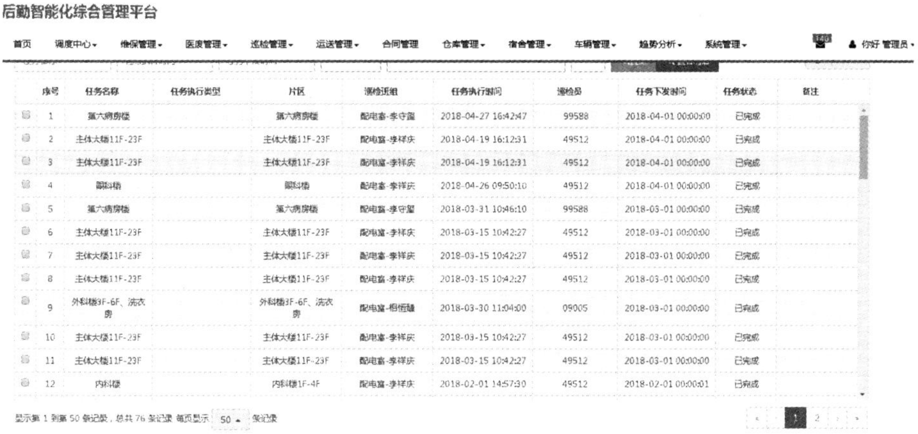

图 6-19 缺陷管理"待处理"列表

6.4.5 维修仓储管理

维修仓储管理是整个维修流程中很重要的一环，维修人员接到维修派单后，根据报修描述信息填写物资领料申请，便于精细化管理每个维修工单，也便于统计维修成本，包括以下功能。

（1）入库管理：新增入库物品，建立入库凭证号，实现快速检索，也可通过条形码扫描选择物品，可查询入库数量、采购日期、经办人、供货单位等信息。新增物品入库界面如图 6-20 所示。

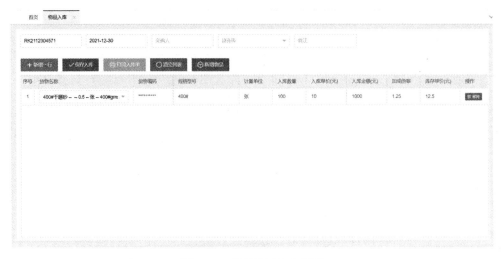

图 6-20　新增物品入库界面

（2）出库管理：新增出库物品，建立出库凭证号，实现快速检索，也可通过条形码扫描选择物品，可查询出库数量、领用部门名称、出库日期、经办人等信息。物品出库管理界面如图 6-21 所示。

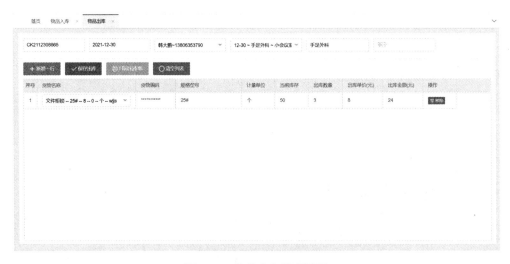

图 6-21　物品出库管理界面

（3）维修单出库：根据维修单添加耗材，所需耗材从工程仓库中直接出库，耗材明细显示在维修单上，可实现快速检索和查询，统计分析报表如图 6-22 所示。

	科室名称	使用时间	耗材名称	型号/规格	单位	使用数量
1	门诊负一男厕小便池	2021-12-30	小便池电磁阀		个	1
2	门诊负一卫生间男厕	2021-12-30	小便池感应器		个	1
3	普外--3号房	2021-12-29	窗户把手（小）		个	1
4	内分泌3号房	2021-12-29	窗户把手（小）		个	1
5	儿科西区护士值班室	2021-12-29	马桶盖（新）		个	1
6	神经外科开水间	2021-12-29	开水炉阀芯		个	1
7	内分泌11号房	2021-12-28	窗户把手（小）		个	1
8	神经内--1.14号房	2021-12-28	马桶盖（新）		个	2
9	手足外科6号房	2021-12-28	窗户把手（小）		个	1
10	胃内科隔离间	2021-12-28	结构胶		个	1
11	肿瘤二科4号房	2021-12-28	窗户把手（小）		个	1
	默认统计当月数据				合计使用耗材：	137.00

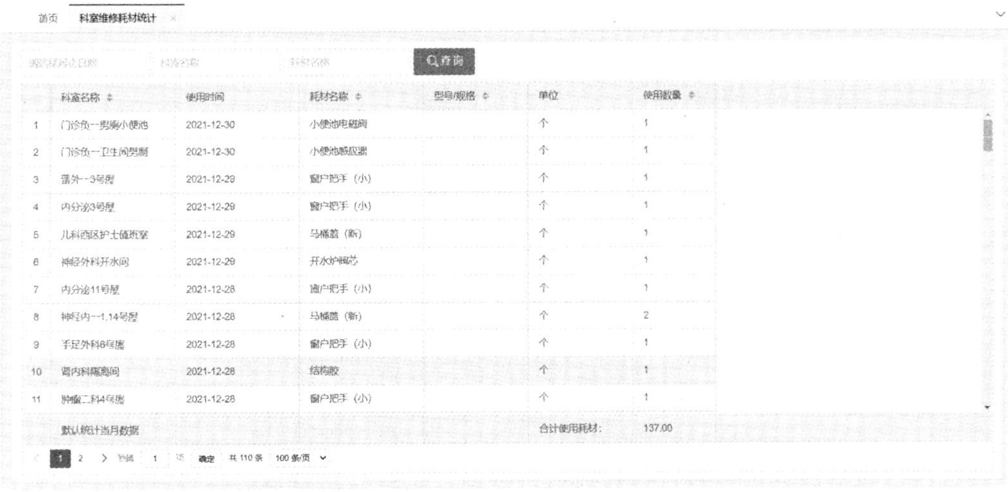

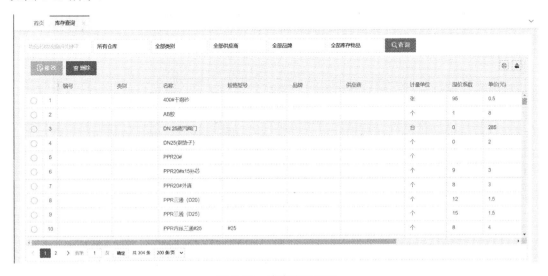

图 6-22　维修耗材统计分析报表

（4）退库管理：物品退库可快速检索，查询物品进货批号、退款数量、退还供应商名称、退还日期、经办人等信息。

（5）库存盘点：库存盘点可以实时统计、汇总、检索、分析库存情况，库存查询界面如图 6-23 所示。

	编号	类别	名称	规格型号	品牌	供应商	计量单位	溢价系数	单价(元)
1			400#干磨砂				张	95	0.5
2			AB胶				个	1	8
3			DN 25蒸汽阀门				台	0	285
4			DN25(钢垫子)				个	0	2
5			PPR20#				个		
6			PPR20#x15补芯				个	9	3
7			PPR20#外直				个	8	3
8			PPR三通（D20）				个	12	1.5
9			PPR三通（D25）				个	15	1.5
10			PPR内丝三通#25	#25			个	8	4

图 6-23　库存查询界面

（6）低值预警：可自定义预警值，当库存量低于预警值时，维修仓储管理系统自动预警提醒。

（7）仓库报表：对后勤工程耗材、维修配件库的分类统计、成本核算等。

6.4.6 智慧运送管理

智慧运送管理系统，是利用移动互联网、物联网技术，旨在变革传统的口耳相传的低效率的医院运送系统，实现信息化管理、数字化决策，为医院提供安全、及时、高效地运送服务。

医院的运送服务一般包括：急诊（120）患者的运送、孕妇的运送、手术前的患者运送、手术后的患者运送、血液的运送、标本运送、药库与药房之间药品的运送、医疗器械的运送，等等。运送任务种类烦杂，工作随机性强。

（1）基础信息管理：智慧运送管理系统支持各种基础信息的录入和管理，包括各科室及科室人员基础信息、各类运送服务类型信息管理等。通过录入和管理运送员信息，建立运送人员信息档案，包括但不限于运送人员和科室人员的姓名、联系方式、权限等。

（2）下单：下单方式灵活，支持电话、网络客户端，手机 App 等各种运送申请下单方式，支持对接医院 HIS 系统自动下单。

（3）运送登记管理：用户下单时，根据需要在智慧运送管理系统中进行统一登记，登记成功后由系统统一生成任务号，系统通过任务号对该运送事件持续跟踪。登记内容包括：申请部门/科室、申请人姓名、联系电话、运送服务内容、运送起止地点、运送时间等具体信息。

（4）运送派工管理：智慧运送管理系统可支持多种派工模式。支持在运送登记时直接指定工单执行人员，支持由管理人员手动分派工单，支持不选择运送员的抢单模式。管理人员包括调度中心与科室，以及工单发起人可通过系统随时了解运送工单情况，运送任务清晰可追踪。

（5）运送跟踪管理：智慧运送管理系统对运送工单包括接单、流转、开始、完成、结束等全过程进行监控，处于不同运送状态的任务以颜色加以区分，接近运送时限要求的任务可由系统预警并通知相应工作人员及管理人员。管理人员包括调度中心与科室及工单发起人，可通过系统随时了解运送工单情况，运送任务清晰可追踪。运送跟踪管理界面如图 6-24 所示。

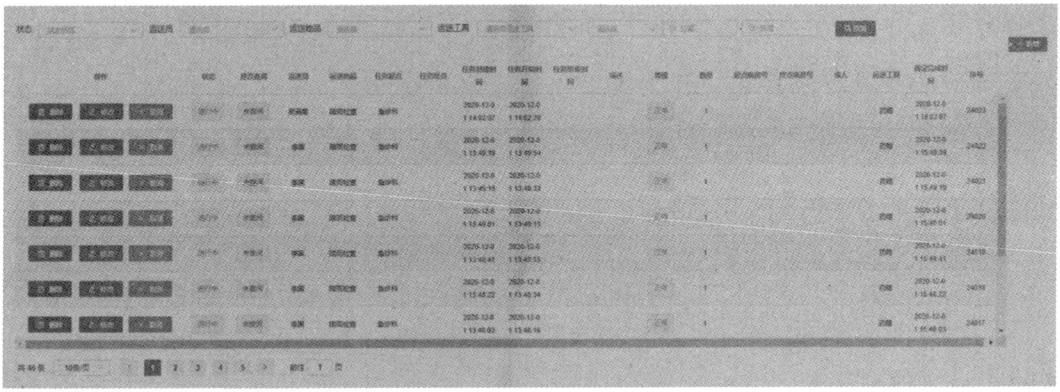

图 6-24　运送跟踪管理界面

（6）运送完工管理：小组成员完成任务后，运送任务周期随之完结，在手机端自动计入已完成界面中。

（7）报表统计管理：运送跟踪管理界面系统具有强大的数据库，支持多维度数据在系统中自动保存，可生成各类统计报表，为优化中央运送服务提供数据支撑，并作为考核依据，支持多种检索方式统计输出，例如按时间、任务类型、执行小组、执行人员等信息统计输出，支持组合方式统计输出。

6.4.7　后勤满意度管理

定期统计临床对后勤服务的满意度，获取临床服务痛点，有助于管理水平提升。不断提升的后勤满意度就是后勤服务的终极目标。

（1）投诉登记：登记投诉相关信息，包括投诉人、投诉方式、投诉内容、投诉时间、联系方式等。

（2）投诉处理：根据投诉事件进行取证后给出处理意见。

（3）投诉回访：根据投诉处理意见及措施给予投诉人回访，告知处理意见，记录回访沟通情况。

（4）通过服务满意度测评及现场巡查对后勤服务质量进行全面监督，进行满意度测评，包括参阅满意度、护工满意度等。

（5）现场巡查需采用多级巡查机制，一般建议医院采用三级巡查，即一级服务人员自查、二级服务班组复查、三级院领导抽查。巡检记录界面如图 6-25 所示。

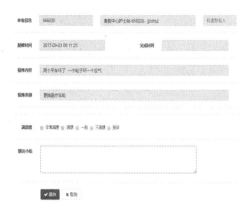

图 6-25　巡检记录界面

6.4.8 后勤绩效管理

后勤绩效是医院绩效考核中的一部分。后勤信息化水平的提高为后勤精细化管理提供了非常有利的条件，能够实现后勤绩效管理水平的升级，做到公正、公平、公开，有利于后勤质量文化的建设。后勤绩效统计界面如图 6-26 所示。

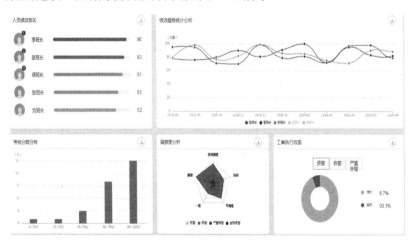

图 6-26　后勤绩效统计界面

（1）提供绩效考核指标管理界面，支持编辑修改指标权重。

（2）建立质量考核体系：制定质量管理目标。建立规范的考核指标，例如服务态度、服务形象、服务礼仪、出勤纪律、工作规范、应急处置能力等。

（3）提供人员工作量统计报表，支持导出 Excel 文件。

（4）提供人员考核指标详细统计表，并支持关键字排序和导出 Excel 文件。

6.4.9 合同管理

合同管理模块包括以下功能。

（1）建立合同全生命周期管理机制，合同审核会签、合同履行、合同执行监管、合同结算、合同变更等全流程自动流转，每个节点都支持消息提醒服务，通过配置对应负责人来及时处理合同节点事宜。

（2）提供合同历史数据，管理人员可有效掌握合同进展，执行过程中的人员交接与变更均能留下电子记录，提高合同审批的透明度。

（3）登记合同信息内容，支持图片、PDF 格式文件上传。

（4）设置授权管理机制，将合同分类设置查阅权限。

（5）由材料设备部门、工程维修中心及物业公司共同对供应商供应产品的质量、价格、交货能力、售后服务等进行综合评价，评价结果纳入考核指标。

（6）提供后勤服务的外包质量考核、响应时间、维保频率、合同执行跟进等，将前述指标纳入外包公司服务绩效考核体系，将合同要求与外包服务数据进行对比分析，考核外包服务质量与服务满意度，并将其作为续签合同的数据支撑。

6.4.10 保洁管理

现阶段，医院的保洁工作大多外包给物业管理公司，由物业管理公司指派保洁人员维护医院的卫生环境，因此，如何对物业公司的保洁人员进行管理考核是保洁管理模块需要解决的问题。结合医院后勤保障的职能划分，保洁管理模块通常以总务科为主，具体功能如下。

（1）排班管理：保洁管理系统平台可制定日常工作计划，平时按照日常工作计划进行保洁工作，对作业过程实时监控，实现作业工作量、作业规范化程度、事件处置等方面的统计分析，如若科室或其他公共区域有临时保洁需求，通过调度中心及时将保洁任务（大概需要人员数、位置、时间、紧急程度等）派发到保洁管理班组负责人。

（2）监督检查：保洁管理系统可通过对保洁员到岗时间及时收集、随时抽查保洁员当前是否在岗等功能，对岗位进行检查、考核并落实责任范围内的各项工作任务，支持检查结果拍照视频上传。

（3）满意度管理：对保洁工作进行满意度调查，并搭配进行整洁理念或文化的宣传，提高保洁意识。

（4）考核管理：对保洁人员进行工作考勤、日常工作考核评估，系统核算考核报表。

（5）统计管理：统计保洁人员日常工作量和临时工作量，逐步完善保洁工作考核体系。

6.4.11 车辆管理

车辆管理系统是针对公务用车进行车辆基本信息（含保险信息）录入，实现从用车申请、用车审批、派车登记、记录车辆行驶信息（里程数、加油信息）、交车登记到车辆维保登记等一系列全过程闭环管理的功能模块，包括以下功能。

（1）车辆基本信息录入：将车辆品牌、购买日期、购买金额、排气量、车色颜色、座位数量、车牌号、已行驶、车辆状态等信息录入系统，实现车辆信息数字化管理。车辆基本信息录入界面如图6-27所示。

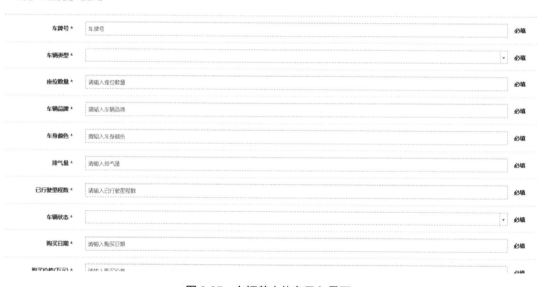

图6-27 车辆基本信息录入界面

（2）司机管理：将司机姓名、身份证号、手机号、驾照类型、家庭住址等信息录入系统，方便系统调度，及时派车。当班司机如需加班可以通过微信公众号登录系统，填写加班申请单，系统支持加班第二天补录申请单。司机管理界面如图6-28所示。

图 6-28　司机管理界面

（3）用车申请：申请人通过系统发起用车申请，发送至领导审批，审批结果实时反馈。车辆信息实时查询，支持特定车型申请。调度派工后，可查询出车辆信息、司机信息。还车后，即时收到完工提醒，可进行满意度确认。用车申请界面如图 6-29 所示。

图 6-29　用车申请界面

（4）用车审批：领导根据申请人用车申请情况进行审批，审批结果实时反馈。支持车辆信息查询、车辆状态查询、用车记录查询等。用车审批界面如图 6-30 所示。

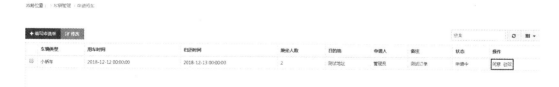

图 6-30　用车审批界面

（5）调度管理：车辆基本信息管理，包括车型、车号、颜色、座位、状态等信息。调度中心根据用车审批单进行任务调度，派工出车。还车后反馈完工信息至申请人及审批人，支持满意度回访。支持派工、完工信息短信通知。系统提供 GPS 定位系统接口，可以根据业务需要实现车辆行驶轨迹查询等功能。

（6）统计分析：可按时间、车辆、司机多维度进行统计和分析，支持工作量统计。

6.4.12 订餐管理

1．用户点餐页面

二维码须区分患者码和职工码。不同身份扫描二维码，显示的菜品、价格等内容不同。

二维码须集成地理位置（楼、层、房间、床）信息，无须用户输入地址。二维码自动绑定地理位置，支持同一页面多店铺切换。

店铺首页应展示店铺名称、服务电话（一键拨号）、公告、订餐须知等基本属性，餐厅可对此类信息进行实时编辑。

根据分类展示菜品名称、价格、详情等属性，支持不同身份，显示不同菜品列表和菜品价格。

2．点餐下单

可以对菜品分类，并且对分类可以进行点餐时间点控制，时间点精确至分，设定起送费、餐盒费等费用。单独备注不同餐型，患者点餐时可备注说明医嘱要求。支持在订单页面对菜品进行二次编辑，并对患者所选菜品进行数量、价格、打包等数据汇总。

3．订单完成

支持微信支付、余额支付、第三方通道等支付方式，订餐管理系统支持 2 种以上常规一卡通数据接口。支持分订单退款。对菜品配送提供过程显示（待支付、已支付、已接单、配送中、已完成）。可对已完成订单进行评价。支持绑定职工一卡通卡号，从而区分职工及病患身份。

4．餐厅管理端

可自由切换实时接单和隔天接单，支持批量接单，并按照楼层进行批量导出订单，支持批量一键接单。可对菜品排班，菜品定时上下架。支持对店中售出菜品的管理和数据统计。按日、周、月对财务数据进行统计汇总。可对打印机进行管理，并且支持打印机分类打印。支持餐厅二维码管理。

5. 监管端

展示餐厅换菜率，根据消费者评价生成评价结果。

6. 餐厅运营移动管理端

餐厅运营提供移动管理端，以便餐厅经营者能及时对订单、菜品、退款、数据分析等内容实时掌握及修改，菜品上下架管理及价格修改，并且能够修改配送状态。另外，还提供退款管理（对用户发起的退款进行处理）和财务管理（记录日交易额及每日订单详情）。

7. 端口访问

支持微信端、企业微信端、钉钉端等多端口访问。

8. 打印订单

（1）支持批量打印（A4 纸形式）、小票打印。打印机应支持 WiFi 与 4G 卡自由切换。配送单打印：打印点餐用户订单的地址、电话、菜品列表、金额、付款方式等。备餐单打印：支持患者随时点单，开启该功能后，每个患者点餐后即打印一份该订单的地址、电话、菜品列表、金额、付款方式等信息，供后厨备餐用。

（2）备餐总表打印：若开启模式为提前点餐，到特定时间点（如 10∶30 之后不再接受订餐，此时开始备餐）则打印出各个菜品的总订餐份数，由后厨参照此总表来备餐。分食堂打印：分别印机打印不同食堂的订餐信息。

9. 扩展要求

支持人脸识别，所需硬件可进行选配。支持自提柜接口。自提款可单选或者串联。支持一卡通数据对接，并完成数据读写。

6.5 智慧能效监测

实时采集医院水、电、气等各种能耗数据，动态分析能耗状况，快速定位用能负荷高峰，可视化显示能耗数据信息，科学管理和降低能耗使用成本。对能耗数据进行分析处理，并且对高能耗设备实时能效进行监控诊断，出现异常及时告警，以此实现医院能效的科学管理。

1. 能耗查询

可查询历史能耗和实时能耗状态的分项、支路用能明细，并查看一段时间内的用能强度；通过设置查询条件，选择查询时间段进行对象能耗的自定义查询，可直观展示在查询条件下的累计能耗，以及不同查询时间段的能耗差值。能耗查询结果如图6-31所示。

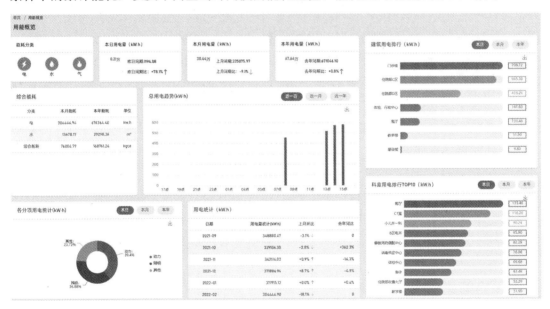

图6-31 能耗查询结果

2. 定额管理

制定医院用能的基准，根据年度用能概览调整后续的用能计划；展示各类能源的逐月能耗及其月定额能耗指标的对比结果，可查询历史年份的定额对比结果；展示所选能源类型在选定时年份的总能耗与定额的对比结果，使用颜色区分与定额的差额；展示所选能源类型在选定年份的逐月能耗对比，包括定额值、实际能耗、超定额量、超定额百分比、与去年的同比和环比对比结果，体现全年的汇总数据对比结果；可录入医院的逐月定额（电、水），系统自动计算获得日定额和年总定额。能耗定额管理界面如图6-32所示，用能监管/负荷预测界面图6-33所示。

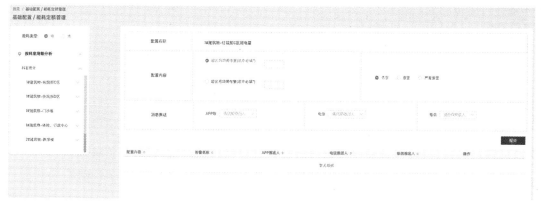

图 6-32　能耗定额管理界面

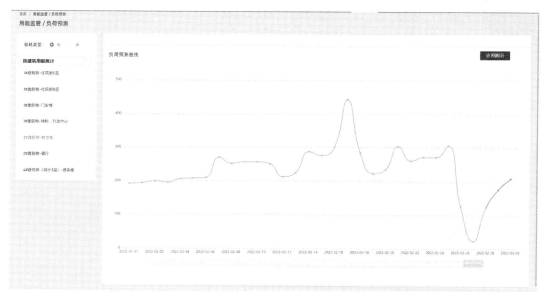

图 6-33　用能监管/负荷预测界面

3. 能效分析

可查询设备的能效曲线，通过设备和时间查询对应的能效数据；可设置能效标准，查看能效评估结果；可查询冷量信息；通过选择列表中的冷源系统，展示该冷源系统的逐时冷量，时间粒度包括时、天、月、年，筛选时间段后即可查询。能效分析界面如图 6-34 所示。

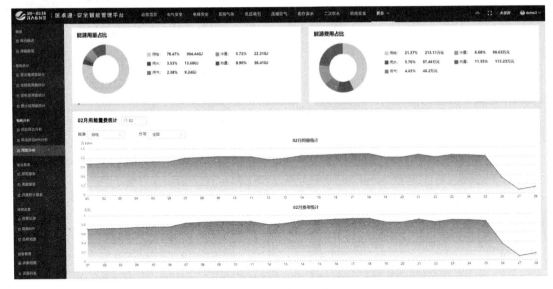

图 6-34　能效分析界面

4. 报表导出

展示用户自由配置的报表信息；用户可以在 Excel 中编辑报表模板，通过自定义报表页面展示配置的模板和系统相应计算的统计数据；可查看能耗报表、智能抄表、报警报告、能效报告等。报表导出界面如图 6-35 所示。

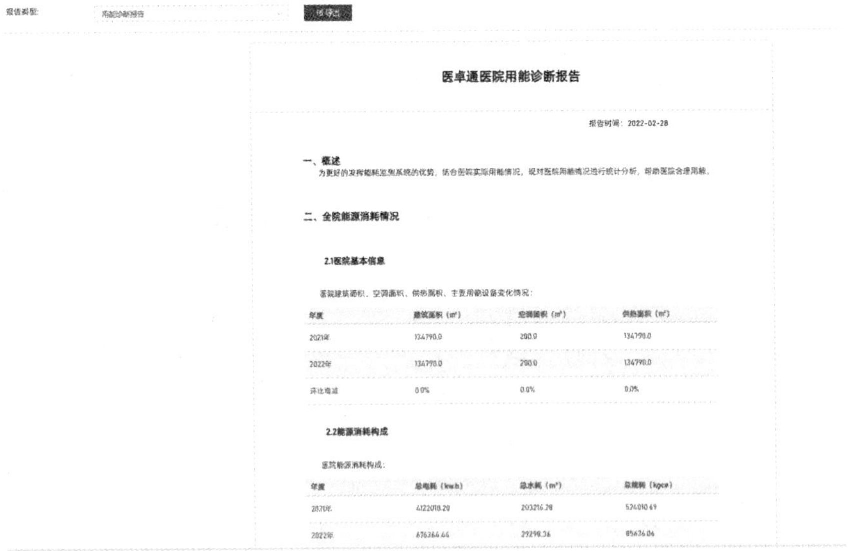

图 6-35　报表导出界面

5．智能分析

智慧能效监测系统可以结合天气情况和能耗信息，自动分析昨天、上周、上月的用能情况；分析能耗异常原因，并提出优化策略；用户可按优化策略调节用能情况。智能分析结果如图 6-36 所示。

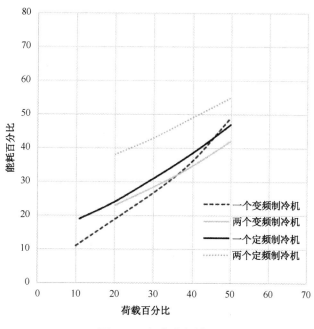

图 6-36　智能分析结果

6.6　智慧安全防范

6.6.1　视频监控系统

视频监控系统是医院物联感知系统的重要组成部分。视频监控系统采用高清视频监控技术，实现视频图像信息的高清采集、高清编码、高清传输、高清存储、高清显示；系统基于 IP 网络传输技术，提供视频质量诊断等智能分析技术，实现全网调度、管理应用，为用户提供"高清化、网络化"的视频图像监控功能，满足用户在视频图像业务应用中日益迫切的需求。

医院安全防范监控场景比较固定，具体包括医院常用道路、出入口、办公楼宇出入口、仓库、办公楼宇办公区、走廊、服务台、电梯、食堂操作间、食堂收银、就餐区域、楼梯、消防通道、天台、宿舍、超市等。

医院典型应用场景包括门（急）诊室、住院部出入口及通往楼顶的出入口、儿童住院部出入口、各楼层出入口、重点实验室出入口、太平间出入口。水、电、气、热等设备间/收费窗口、收费处和财务室、对外接待室或用于医患纠纷调解的场所，以及致病微生物、血液、管制药品、贵重金属、放射性物品、易燃易爆品等集中存储的场所及出入口。

1. 室内场景监控设计

（1）出入口。

医院各栋楼进出口、宿舍门口颇多，是医院安全防范的重点区域。为了加强对各个单元楼进出人员的管理，需在各楼门口设置监控点。考虑到要求能看清楚进出人员的样貌，本区域的监控需要全天候工作。由于该区域会存在背景光较强而导致看不清进出人员样貌等细节问题，所以选择具有带宽动态功能的红外摄像机。

（2）走廊。

传统摄像机拍摄出来的画面比例一般为4∶3或16∶9，看到的场景为视角广但视野不深，而医院建筑内部的走廊具有狭长、窄小的特点，如果采用传统的摄像机需要多台摄像机才能完全覆盖狭长的走廊，若选用支持走廊模式的摄像机可以将画面比例变换为9∶16，让视角更小，视野更深，减少医院走廊中部署的摄像机数量。为了保障走廊区域设备安装后的美观和协调，需要部署支持走廊模式的红外半球摄像机。

（3）扶梯、楼梯口。

扶梯、楼梯口是医护人员进出必经之地，如有紧急事件发生，也是留下线索最多的地方，该位置的安防监控要求也比较高。扶梯、楼梯口除了需要能够看清进出人员，还需要看清进出人员的细节信息，例如携带的物品等。该位置需要部署高清红外摄像机进行进出人员监控。

（4）电梯轿厢。

行政办公楼基本上都会有办公电梯，而电梯作为公共交通工具，也是监控的重要区域。在电梯轿厢安装电梯半球摄像机，其通过专用的视频传输线接入视频编码器中，从而实现对电梯的实时监控。由于电梯轿厢环境特殊，所以需要安装专用的电梯摄像机。

（5）门诊大楼。

医院门诊大楼有人员流动大、人员群体复杂、交叉流动人群多等特点，是整个医院突发事件和人群聚集事件发生概率和频率最高的地方。可在传统的方案中加入智能分析系统，实现对重点人员的跟踪和防控。例如，部署智能分析球和智能半球摄像机。

（6）食堂。

食堂为人员聚集度较高场所，安防要求也非常高。在食堂的出入口、食堂大厅等重点区域部署高清红外枪机、高清红外半球摄像机和高清室内球机等设备，在后厨各操作间部署防油污摄像机和温湿度监测摄像机，对食堂进行无死角、无盲区、全实时监控。

（7）医院护士站。

医院护士站是典型的医院场景，全天候开放，24 小时在线，是医患矛盾及各类安全事件的高发地。建议在医院护士站采用高清网络防爆半球摄像机，达到全天候高清成像，并且无死角监控。

（8）医院药品、医药器材仓库。

医院药品、医药器材仓库等环境人员走动、设备物品摆放情况复杂，白天与夜间环境光照条件较弱，需要实时监控是否有破坏性事件发生，并看清事件现场可疑人员特征。建议使用 200 万像素红外球型网络高清摄像机。

2. 室外场景监控设计

前端摄像机选型应根据应用场景的不同监控需求，选择不同类型或者不同组合的摄像机，室外可以依据固定枪机与球机搭配使用、交叉互动原则，以保证监控空间内的无盲区、全覆盖，同时根据实际需要配置前端基础配套设备，例如防雷器、设备箱、视频传输设备及线缆等。

针对室外监控点位的实际情况，将摄像机、补光灯（选配）安装于监控立杆上，网络传输设备、光纤收发器、防雷器、电源等部署于室外机箱。室内摄像机安装比较简单，可以直接通过交换机、电源模块连接网络和取电。

（1）周界防范。

在医院周界场景，实现对周界防范事件侦测功能，摄像机对固定区域进行视频移动侦测。如果有人异常闯入，摄像机会通过白灯闪烁、语音提示、智能跟踪等对入侵者进行警示震慑。通过接入专业智能警戒球机，实现对周界防范事件侦测功能，并可在平台上对其进行配置、接收报警等操作，在事件中心模块对该报警配置联动动作。

（2）医院制高点监控。

医院制高点监控具有如下特点：监控场景范围广，监控距离远，需同时对大面积和小细节进行面和点的兼顾监管，宜采用制高点监控加高倍球的方式对该类场景进行监控，并且以实时视频为入口，通过 AR 增强现实技术，为空间中各类结构化数据及非结构化数据建立空间及时间关系。

（3）医院大门口及医院生活区出入口。

医院大门口及医院生活区出入口颇多，社会人员往往通过这些出入口强行闯入医院或生活区，是医院安全防范重要的区域。为了加强对医院及医院生活区进出车辆及人员的管理，需在每个门口设置监控点。安装摄像机时，需考虑夜晚的光线很差，并且要求每个监控点要看清楚进出车辆的车牌和人员的样貌，为医院的管理提供事实依据。可采用固定红外摄像机和快速球机配合的方式，实时记录各出入口信息。红外摄像机负责 24 小时监控整个场景，满足系统无盲区的要求；球机满足监控系统灵活性要求，可通过定制预置位等在不同时段分别监视不同区域目标。

（4）主要道路。

医院主要道路需要满足在覆盖范围内看清过往行人、车辆的行为特征和体貌特征的要求，推荐采用 200 万像素网络高清球形产品来对大范围监控区域进行监控。在重要监控区域推荐采用带有自动跟踪功能的网络高清智能球机，对进出人员进行自动跟踪。摄像机要达到 IP67 的防护等级，避免在雨天等环境下雨水或灰尘的进入。在晚上光线不足的环境下，推荐采用超低照度功能或红外功能的网络高清枪机，保障在夜晚等光线不足环境下的监控图像质量。

（5）停车场、单车棚。

医院停车场、单车棚是整个医院安全防范的薄弱环节。为了加强机动车、自行车和电瓶车的车辆管理，减少巡逻人员的劳动强度，让监控人员实时监控停车场、单车棚的情况，发现警情能够及时处理，需在停车场、单车棚区域设置监控点。考虑到停车场、单车棚光线差，并且要求能看清楚车辆停放和人员活动情况，为停车场、单车棚安全管理提供事实依据，对这些区域的监控有全天候工作的要求，因此，需要选择高清红外摄像机。

6.6.2 医院人员精准轨迹分析系统

近年来，我国各个医院都在加强监控网络的投入和建设，视频图像侦查技术作为立体化治安防控体系中的重要组成部分，越来越受到卫健委和医院领导的重视。随着以人像识别为代表的人工智能技术的兴起，靠人力接力的视频图像侦查工作也发生了变化，全天候不眠不休的"智能之眼"正在逐步取代人眼的视频图像侦查。

安防监控中心管理人员在视频图像侦查过程中也遇到过不少难题，具体痛点描述与需求分析参见表 6-1。

表 6-1　当前安防监控视频图像侦查痛点与需求分析

序　号	痛 点 描 述	需 求 分 析
1	视频检索效率低	视频线索全量解析
2	查看视频时无法截图搜索	查看视频时截图搜人
3	通过可疑人员（黄牛/犯罪前科人员）背影锁定人脸过程烦琐	背影识人
4	寻找特征明显的可疑人员效率低	特征寻人
5	重点区域安全事故及时处理困难	重点区域安全事故快速处理

（1）视频检索效率低。

一般来讲，在医院发生物品丢失事件或者安全事件后，院方工作人员通常会调取周边的 10 路摄像机，查询事件发生前后半小时的视频，排查相关线索。查看 600 分钟的视频，安保人员通过人眼按 2.5 倍速查看也需要耗时 4 小时。该过程需要安保人员从几个小时的视频片段中反复观看、比对，才有可能找到可疑人员相关信息视频检索效率低，并且容易错过破案的黄金时间。

（2）查看视频时无法截图搜索。

查看视频图像文件是当前安保人员处理安全事故的主要辅助手段。通过查看视频图像文件结合安全事故处理经验可发现可疑人员相关线索。然而，在传统的查看视频过程中，只有视频回放、倍速播放等简单的查阅辅助工具，不能实现对视频片段中嫌疑目标快速捕捉、查询的目标。

（3）通过可疑人员背影锁定人脸过程烦琐。

大部分情况下，案件线索只有可疑人员背影，没有清晰的人脸。而根据可疑人员背影锁定人脸的过程烦琐。首先需要用户上传背影图片进行人体搜索，依靠主观判断，寻找是否有可疑人员人脸的照片。若没有，则需要根据结果进行二次搜索，再次判断是否有可疑人员人脸的照片。如此往复。重复检索会降低人脸结果的锁定真实性。

（4）寻找特征明显的可疑人员效率低。

在进行人体或人脸搜索时，针对有明显特征的部分，不能有效利用，需要在搜索结果中进行人为识别、判断。有的情况下，还需要一张张地对结果的大图进行浏览和辨别，效率非常低下。

（5）重点区域安全事故及时处理困难。

门诊、急诊等人流密集区域，是医院扒窃等案件的易发地带，具有流动性大、转移速度快、取证困难大等特点，除非人赃俱获或有监控为证，否则即便犯罪分子被抓，也会矢口否认犯罪事实。安全事故及时侦破处理较为困难。

当前，大部分医院信息中心和保卫中心通过院内安保机制建设和深入开展一系列安全整治行动，明显增强了处理安全事故能力，总体处理效率也相对较高。但由于人流量大、安全事故数量多、流窜性强及保卫人力不足等多种因素的制约，以盗窃为代表的多发性侵财型小案的处理能力不强，成为安保工作中的一块"短板"，医院人员精准轨迹分析系统可以考虑部署一下工能模块。

（1）图片寻人功能。

基于地图上的智能搜索模块，提供人脸、人体、背影、特征、机动车及非机动车的有图或无图搜索功能，形成人脸人体个性化检索分析、背影寻脸、特征识人、人脸人体关联、机动车非机动车检索、对比分析的特色应用，为客户提供全方位、立体化图片寻人方式，从而实现"找到人"的重要一步。

（2）人员防控子系统。

人员防控子系统主要实现对重点关注人员的管控，比如辖区内部的在逃人员、医院票贩子、黄牛等。该子系统用名单库管理对重点人员名单信息进行维护和管理，可使用人脸布控应用按多维度对目标人员进行实时布控，用多级防控对院内重点区域按等级布控，用实时/历史告警对布控目标的告警数据进行研判和查询，从而积累"找到人""确认身份"后再"布控抓捕"的基础数据来源。同时为方便用户对目标进行及时拦截，还提供实时追踪、告警展示、告警目标轨迹等研判工具。

（3）人脸布控。

人脸布控可按照布控类型、布控范围、有效期、预警阈值等维度进行实时布控，并提供对布控任务进行撤控、布控、删除等基础管理功能。

（4）布控告警。

用户可通过布控告警模块对人脸布控和多级防控产生的告警数据进行处理。提供了对告警数据的管理功能，包括告警详情查看、告警抓拍对比、告警确认/误报等功能。

（5）全量解析子系统。

全量解析子系统主要基于 AI 解析算法，实现对本地上传或监控设备采集的视频、图片进行解析，以获取视频、图片中的人脸、人体、车辆和非机动车的特征和结构化数据，为基于人像/车辆特征分析的大数据应用提供结构化特征数据支持。

根据数据状态分类，全量解析子系统包含基于 GIS 地图的一键解析、离线文件解析、在线录像解析、实时视频解析和实时图片解析。解析对象分类包括人脸解析、人脸人体关联解析、人机非结构化解析和车辆二次解析。根据数据类型的不同，全量解析子系统提供了多倍速解析、定时解析、循环解析、紧急解析、闲时解析等多样化的解析策略，方便用户根据实际情况灵活高效地使用资源。

实时视频解析和实时图片解析主要应用于医院重点区域，侧重于实时性，可及时关注区域动态、感知紧急情况。实时视频解析和实时图片解析功能通过存储其解析后的结构化数据，避免因存储大量视频录像造成的存储空间浪费的问题。

在线录像解析主要用于监控设备的视频录像，侧重于目的性，可快捷精准地从录像中解析出数据。该功能避免了因为大量监控设备实时解析造成的算力消耗，并且通过其多倍速解析功能，可极大地缩短解析时间。

离线文件解析主要用于非本系统产生的视频通过用户本地上传到系统进行解析的情况，能够快速地解析任意设备产生的视频文件，复用医院人员精准轨迹分析系统强大的大数据分析比对功能进行智能化应用，从而达到整合数据和提高用户办案灵活性的目的。

6.6.3 可视化巡更系统

可视化巡更系统是基于固定巡更作业需求，采用技术防范与人工防范相结合的安防系统。利用现有的门禁和视频监控资源，将人脸门禁一体机作为巡更点，灵活配置巡更路线，定期安排巡更员按路线巡更，从而实现对巡更工作及时有效的监督和管理。结合视频关联、报警联动、电子地图、报表等功能，实现巡更工作的自动化运行、全方位调度和可视化管理。可视化巡更系统界面概略图如图 6-37 所示。

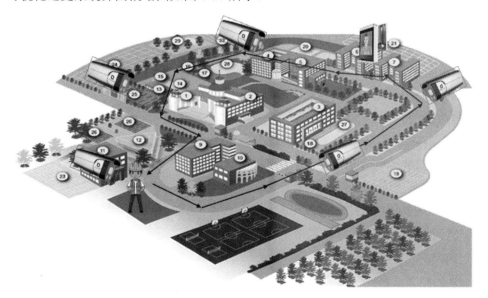

图 6-37　可视化巡更系统界面概略图

6.6.4 人员通道闸机管理系统

人员通道闸机管理系统将人脸特征作为身份识别的依据，并以此为基础借助视频技术、大数据、深度学习技术等，实现医院日常管理的信息化和身份识别统一化。人员通道闸机系统包含门禁、人员通道、访客、考勤等多场景不同类型出入口人脸身份验证。

➤ 登记注册端

登记注册端针对外部访客来访进行前台登记、信息登记和人脸权限下发等。利用普通USB 摄像机抓拍现场人脸，或者利用认证访客机抓拍人脸与身份证人脸进行人证比对，核实通过后才能进行登记和授权。

➤ 刷脸进入

访客系统的权限认证场景由人脸闸机和人脸门禁一体机组成，其中人脸闸机包括人员通道闸机和人脸通道组件。

人脸闸机的人脸通道组件将人证访客机或者普通摄像机采集的人脸库及监控中心下发的人脸库进行人脸照片比对。比对后输出语音提示及界面文字显示，并将人员身份信息及现场抓拍图片上传至后台进行完整记录。若现场为人脸闸机将输出开闸信号完成开闸，人员通行完成进/出流程。

人脸闸机用于规范受控区域的进出。所有进出人员均须经过人证合一的实名制身份核验后方可通行，可以有效防止未授权人员随意进入受控区域，提升内部安全系数。

➤ 全程轨迹留痕

系统支持以脸搜脸功能，将符合阈值的人脸图片以列表形式展示，同时按照时间顺序依次在地图上展示出人员的行动轨迹，便于用户从整体上把握目标人员的活动轨迹，有利于事后分析和取证。

➤ 无感考勤

人脸识别是对人的脸部特征信息进行身份认证的生物特征识别技术。

近年来，人脸识别迅速成为市场热点，应用在无感考勤领域，具有如下优点。

➤ 非接触，智能交互，用户接受程度高。

➤ 直观性突出，符合"以貌识人"的认知规律。

➤ 适应性强，不易仿冒，安全性好。

➤ 摄像头的大量普及，易于推广使用。

➤ 人脸识别，防治代打卡。

➤ 与传统的刷卡、打卡考勤方式相比，人脸识别无感考勤更精准。

➢ 与于指纹识别考勤方式相比，人脸识别无感考勤为非接触式考勤，更卫生。人脸识别速度快，准确率高。

➢ 多考勤点联动，考勤数据集中管理，提升单位考勤管理水平。

➢ 考勤统计模块包括考勤记录、考勤明细与月度报表。考勤可以实时记录，支持考勤结果日报表的查询和导出。考勤明细统计每一位被考勤人员当日情况，支持查询和导出。月度报表统计被考情人员每月考勤的出勤天数、迟到次数、早退次数和缺勤天数情况，支持月度报表的查询和导出。

第 **7** 章 新一代信息技术应用

7.1 物联网技术典型应用场景

物联网是通过射频识别、红外感应器、全球定位系统、激光扫描器等信息传感设备，凭借约定的协议，把物品与互联网相连，进行信息交换和通信，以实现对物品的智能化识别定位、跟踪、监控和管理的一种网络，是新一代信息技术的重要组成部分。

物联网技术在医院的应用，主要体现在对医院人、财、物和资金的有效管理，实现人员及物资管理可视化、医疗信息数字化和医疗过程数字化。利用信息化手段，实现医疗信息俱享，提高工作效率，提升服务品质，创新服务模式，优化业务流程，控制医疗缺陷，保障医疗安全，提高医疗质量，实理精细化管理，提升医院整体管理形象。物联网在医院主要有以下具体应用领域。

1. 消毒物资追溯管理

随着医院信息化的发展，将物联网技术引入到医院内所有诊疗器械、器具和物品的清洗消毒、灭菌管理流程中，可以实现对各类器械消毒过程的全程质量监督，能有效避免因手术器械感染而造成的医疗差错和医疗事故。基于 JCI 标准中关于感染的预防与控制的要求，同时也符合《医院消毒供应中心管理规范》中对消毒物品质量提出的新要求。消毒物资追溯管理系统通过引入先进的射频识别（RFID）技术，将灭菌管理流程中的回收、清洗、打包、灭菌、存放、发放、术前核对、术后清点、追溯几大功能实现信息化，简化工作操作步骤，强化、规范手术供应室流程管理，使整个流程中的所有环节具有可追溯性，一旦发生感染事故，可快速追踪流程信息，确定问题所在，有效降低医疗纠纷的发生率，完善了整个服务流程，提高了医院的服务质量。

（1）回收：供应室护士用胸卡登录器械包回收系统，进入工作状态。科室护士刷卡并复认其验证信息，系统会显示其器械包中的工具数量，信息确认完成后，即可完成器械包回收确认。

（2）清洗：对回收器械进行分类清洗，记录清洗设备数量。

（3）打包：对清洗合格的器械按种类打包，并绑定数据标签。

（4）灭菌：系统自动记录器械包消毒核实人员、消毒器柜号、消毒间等信息；信息核实完成后，数据上传至服务器，以便器械包信息的追踪；器械包消毒完成后，送往无菌室存储。

（5）存放：器械包消毒完毕后存入无菌存储室，通过 RFID 读写设备，系统自动记录器械包类别、存入时间、取出时间、有效期培信息等，可通过信息管理查询系统进行库存及有效期的查询。

（6）发放：无菌室根据科室申请发放并采集人员及器械包对应数据。

（7）术前核对：刷卡登录术前模块扫描标签，系统自动完成信息匹配对比。

（8）术后清点：通过手术器械包标签中的信息，对包内器械的种类、数量进行清点。

（9）追溯：根据时间、科室、操作人员等条件追溯对应器械包。

2．医疗垃圾追溯管理

医疗垃圾追溯管理系统是采用射频识别技术、卫星定位技术、网络技术，实现医疗垃圾产生、回收、运输、处理等全过程的监控和追踪，使整个处置过程具有可追溯性，为各管理部门对医疗垃圾处置过程的全程监管提供基础的信息支持和保险。

医疗垃圾属于危险废弃品，含有大量的感染性废物、病理性废物、损伤性废物、药物性废物、化学性废物及放射性污染物等有害物质，按照卫健委相关规定，必须封闭储存、定点存放、专人运输，必须进行焚烧处理，以确保杀菌和避免环境污染，不允许任何形式的回收和再利用。

医疗垃圾追溯管理系统在医院的应用，有利于对医疗垃圾流转数据进行电子数据采集及统计，使管理部门有监控依据，并及时准确地掌握废弃物处置情况，提升了管理水平，实现了医疗垃圾运输处置的电子化监管和预警。根据垃圾种类的不同，自动提醒垃圾的处置差异，一旦发生医疗废物污染事故，可有效地确定责任，快速采取措施，减少危害，实现医疗卫生机构对医疗废物登记的电子化管理和处理过程的可追溯，有效降低医院内的感染发生率。其中，手术室作为控制医院感染重要、核心的环节，加强对手术室医疗垃圾的监管和追溯可有效防止院内感染的发生。

3. 婴儿防盗管理

婴儿防盗管理系统是近年发展起来的，基于 JCI 标准中对患者安全的要求，采用物联网 RFID，在婴儿身上佩戴可发射出无线射频信号且对人体无害的智能电子标签，对婴儿所在位置进行实时监控和追踪，还可对企图盗窃婴儿的行为及时发出报警提示，实现实时监控、主动防护。

医院在人为防范的基础上，使用婴儿防盗管理系统，可避免因新生儿特征相似、理解和表达能力欠缺而出现的错误识别、抱错的现象；将医护人员与婴儿、母亲与婴儿绑定，防止婴儿被人从医院内盗走，有效保护婴儿安全，保障各方权益；规范产房的日常管理，提高医疗质量；整合母婴识别、婴儿防盗、通道权限等功能，充分提高医院新生儿管理效率和服务水平。

4. 医院资产定位追踪管理

贵重、抢救医疗设备作为医院资产的重要组成部分，对医院的发展至关重要，医院管理人员及时、准确地了解贵重设备的分布动态情况，防止贵重设备的丢失与闲置，可提高设备的使用效率和医疗服务效率，也符合 JCI 标准中对医疗设备安全有效管理的要求。

医院资产定位追踪管理系统是在医疗资产和设备上安装防拆卸 RFID 标签，进行资产定位、防盗等管理的。该系统为医院资产分配唯一的定位标签，管理员通过定位标签，短时间内即可全面而准确地掌握资产状况，及时了解贵重、抢救医疗设备的在离线状态，实现自动库存盘点，规避人工盘点的失误。

5. 高值医疗耗材管理

高值医疗耗材属于医疗耗材中特殊的种类，其医疗安全要求高，生产使用过程需要严格控制，仅限于部分科室使用，价格比较昂贵。传统的高值医疗耗材的管理基础数据登记不全，领用不规范，相关记录不完全，极易导致错账、漏账、重复记账，安全隐患大。

高值医疗耗材管理系统运用物联网技术，为每种高值医疗耗材对应唯一条形码，对其采购、在库、使用各个环节进行全程控制和跟踪，避免不必要的损耗，实现医院对高值医疗耗材的规范化、精细化管理，加强成本控制，提高医疗质量，保障患者安全。基于 JCI 标准中质量改进与患者安全的要求，在系统中，建立医院审核通过的资质合格产品信息资料库，日后工作中通过扫描产品条形码，即可识别产品资质是否合格，确保源头的安全性；

由相关科室扫描条形码完成高值医疗耗材的备库、领取、收费等流程，减少人工录入的失误率，提高工作效率。医院管理人员通过系统中各环节扫描条形码的相应记录，可以准确地掌握耗材的流向，实现全程追踪，堵塞管理漏洞，提高管理质量。

6. 冷链管理

近年来，国家对药品、血液、试剂、生物制品等对温湿度敏感物品的生产、存储、流通等环节的监管越来越严格。冷链药品在存储和运输过程中，需要遵守相关指标，使其在流通的整个链条中处于恒定状态，保证药品有效期和药效不受损失。如果温度过高，会导致药品疗效降低或失效，甚至出现严重不良反应；如果温度过低，会出现药品冻融过程，导致部分药品变性或者失效。

医院冷链管理系统是利用新一代信息技术、传感器技术、二维码技术等，将其安装到医院的冷藏设备上，通过无线传输，结合物联网技术，融入医院信息系统，使对温度敏感性医用试剂在存储和运输过程中符合国家规定的冷藏要求，做到不"断链"，实现全程实时智能化管理，对异常情况进行预警报警，以保证药品、试剂的质量。

7. 医院门禁管理

医院门禁管理主要布点于病区进出通道、病区治疗室、重要场所进出通道等地方，安装门磁开关、电控锁及读卡器等门禁控制装置，对持卡人进行身份识别，设置不同的权限和有效时段信息，防止非授权人员的进出。其目的在于对人员的流动进行合理的监管和控制，加强医院的安全防范管理，给医生和患者提供一个相对安全、有序的环境，也符合JCI标准安全与防范的要求。

医院门禁管理系统一般与一卡通系统共用一张智能卡，兼容门禁管理、收费和消费管理、巡更管理、考勤管理、停车场管理和图书管理等，所有来医院就诊的患者和医院医护人员都使用该智能卡实现院内各种身份识别和电子支付功能，做到一卡多用。

8. 医院智能一卡通管理

医院智能一卡通管理与医院的日常管理和生活息息相关，主要体现在人员信息管理、就医缴费、饭堂就餐、门禁通道、停车管理、院内消费、考勤管理和查询管理等方面，实现"一卡多用，多卡合一"，其功能包括身份识别和电子钱包，满足医院现代化管理要求，方便医务人员、患者和患者亲属等各种持卡人在医院工作和生活，最大限度地缩短患者就医时间，使医院实现电子化管理，提高管理效率。医院智能一卡通管理系统的基本流程如下：根据身份证等相关证件为医护人员和患者每人发行一张智能卡，作为其在医院内的身份识别凭证和电子钱包，并以此取代众多纸质证件和现金；在医院各服务点安装不同功能的智能卡读卡器、自助机和管理软件；持卡人在服务点机器上刷卡，便能在医院内部自动实现多种身份识别和电子支付服务功能。

9．医院食堂管理

医院食堂管理是一个综合管理的系统过程，涉及营养、食品卫生、食堂运作、行政管理、经济管理等方面。传统的食堂管理采用人工订餐、配餐，制作报表。由于数据量大、容易出错、费时费力、管理工作烦琐，在数据分析上时有出入，影响成本核算，误导决策。

医院食堂管理系统的应用为医院提供了一个高效的管理模式，系统流程包括食堂窗口点餐、员工送餐管理、患者营养餐管理、消费精细化管理、后勤决策支持等。医护人员和患者点餐完毕后，所有数据都由计算机分析执行，规范了业务流程，提高了工作效率，改善了服务质量，为医院经营者和决策者提供更加及时、准确的消费数据和管理信息。

医院食堂管理系统采用智能卡、手持机等，结合手机点餐等功能，实现智能点餐和结算，通用性强。对人员数据和存储容量没有限制，扩展无限制，使用方便，使餐厅食堂管理科学化、现代化。

10．刷卡洗澡管理

刷卡洗澡管理系统主要采用智能卡、控制器、自助机等，解决病房和职工宿舍在洗浴过程中的用水流量问题，实现过程精细化管理，达到节约成本的目的。该系统的应用符合《绿色医院建筑评价标准》的要求，既节省了水资源，又能提高医院精细化管理水平，避免医院内日常洗澡中常见的长流水现象。通过这种管控方式让大家重视水资源节约问题，同时避免了无意识浪费问题。

11．样本追溯管理系统

随着《电子病历系统功能规范》与《等级医院评审标准》的推广与应用，以及医院对样本的追溯管理，实验室样本的状况检测需求越来越强烈，医院对实验室信息管理系统的要求不仅是对业务流程的记录与规范，还上升到了管理流程的记录与规范。

样本追溯管理系统以检验瓶贴条形码为核心，实现全院样本信息电子化采集、流通、共享。其不仅是一个业务流程系统，还是一个管理流程系统，使医院有一个整体平台可以实时查询、监控样本流转状态。样本追溯管理系统的应用，使医院内的临床部门、后勤部门与实验室等多部门之间形成闭环监控管理，整个系统以监控患者标本为中心，包括临床部门医生开单、临床部门护士采标、后勤部门送标、实验室标本组接标审核、实验室工作组预存、实验室出具检验报告及审核等环节。对这些环节的闭环监控管理，可以实时监控样本流转过程，并根据设定的预提示、超时警告信息，实时提醒样本状况，提升了医院的管理水平，使整个处置过程具有可追溯性。

7.2　大数据技术典型应用场景

1. 院长管理驾驶舱

可视化展示医院整体收入、患者数、用药情况、医疗质量、收益等指标，领导可以随时随地查看相应信息和医院经营状况，用数据辅助院领导做出正确决策。

2. 门急诊分析

门急诊是医院的主要收入来源，门急诊的人流量和诊疗效率是院长非常关注的指标。通过挂号人次、接诊人次、次均费用、处方情况、门急诊收入构成、门急诊用药情况及各科室接诊人次分析，可以展示医院门急诊实时人次变化和门急诊收入结构，制定正确的管理制度。

3. 住院分析

分别从平均住院日、住院收入、出院情况、床位、各科室收入等指标，展示医院整体住院情况，加强住院管理，提高患者满意度。

4. 资源分析

通过分析病床使用情况、病床科室分布、平均住院日等信息，严格控制三甲医院床位利用率。通过有效床位资源配置，进一步贯彻医改的分级诊疗政策。控制床位使用率在合理的水平，在保证医疗安全的基础上缩短平均住院天数。

5. 医保分析

针对医院医保收入、医保构成、医保基金趋势情况、医保收费趋势、科室医保收费及医保拒付等指标分析，查看医院医保报销情况，规范报销流程，防治医保拒付情况发生。医保部门也可以分析各个医院医保报销和住院患者之间的关系，分析医生是否过度治疗、超常规开处方等，发现医保套费及医院资金流失的原因，减轻医保压力。

6. 阳光用药

实时监测医生开药情况，如公开医院药品使用情况，基本药品目录使用量占比和金额占比、抗菌药物使用占比、药品金额前十名、医生开药前十名，提高医护人员的合理用药自觉性，防止商业贿赂行为，加强用药管理，保障用药安全性、经济性，提高医疗质量。

7. 医疗质量分析

通过展示医疗质量评价指标，如并发症、感染率、死亡率（麻醉、新生儿、孕产妇）、满意度等，分析医院的整体医疗质量，及时发现医疗过程中的问题，及时改正，提高医疗质量，避免医疗事故。

8. 药品耗材分析

展示药品收入、抗菌药品收入、抗菌药品占比、各科室药品收入等指标，进行药品计量分析、各科室药品使用情况分析，通过对综合药品库存情况和各科室用药情况的预测，制定采购计划，防止库存积压或者无药可售，避免药品过期问题。促使药品采购—入库—入药房—科室领药—用于临床整个流程数据可以溯源。对特殊药品进行管理，全程记录和跟踪药品领取、使用情况，确保用药安全。

7.3 5G 技术典型应用场景

1. 远程会诊

由于远程会诊对图像传输这个有着特殊的要求，一般需要 1080P、30FPS 以上的实时视频要求，4G 网络还远远达不到这个标准，而 5G 网络高速率的特性，能够支持 4K/8K 的远程高清会诊和医学影像数据的高速传输与共享，并让专家能随时随地开展会诊，提升诊

断准确率和指导效率，促进优质医疗资源共享。

2. 远程超声

5G 的毫秒级时延特性，能够支持上级医生操控机械臂实时开展远程超声检查。相较于传统的专线和 WiFi，5G 网络能够解决基层医院和海岛等偏远地区专线建设难度大、成本高，以及院内 WiFi 数据传输不安全、远程操控时延的问题。

3. 远程手术

5G 网络高速率、大带宽、低时延的特性，可以有效保障远程手术的稳定性、可靠性和安全性。利用 5G 网络切片技术，专家可随时随地掌控手术进程和患者情况。

4. 应急救援急救

5G 医疗应急救援系统通过网络切片、边缘计算、大数据等技术，以 5G 急救车为基础，配合人工智能、AR、VR 和无人机等应用，利用 5G 医疗设备可以第一时间完成验血、心电图、彩超等一系列检查，并通过 5G 网络将医学影像、患者体征、病情记录等大量生命信息实时回传到医院，实现院前院内无缝联动，大大缩短抢救响应时间，为患者争取生机。

5. 5G 手术远程示教

5G 手术远程示教指通过对医院手术相关病例进行直播、录播等形式进行教学培训。5G 手术远程示教系统核心功能包括手术图像采集、手术转播、手术指导等。

6. 远程监护

依托 5G 低时延和精准定位能力，可以支持可穿戴监护设备在使用过程中持续上报患者位置信息，进行生命体征信息的采集、处理和计算，并将数据传输到远端监控中心，远端医护人员可实时根据患者状态，做出病情判断和处理。

7. 智慧导诊

智慧导诊一般分为两种形式：机器人 AI 导诊导航，立式大屏导诊。

智慧导诊设备涵盖的功能有：业务资讯，挂号预约，健康宣教，院内导航，医生排班信息的查询。

8. 智慧院区管理

患者体征实时监测、院内人员安全管理、医疗设备全生命周期管理是智慧医院建设中的共同诉求。利用 5G 海量连接的特性，构建院内医疗物联网，将医院海量医疗设备和非医疗类资产有机连接，能够实现医院资产管理、院内急救调度、医务人员管理、设备状态管理、门禁安防、患者体征实时监测、院内导航等服务，提升医院管理效率和患者就医体验。

9. 移动医护

移动医护将医生和护士的诊疗护理服务延伸至患者床边。在日常查房护理的基础上，医护人员通过 5G 网络可以实现影像数据和体征数据的移动化采集和高速传输、移动高清会诊，解决 WiFi 网络安全性差的问题，提高查房和护理服务的质量和效率。

10. 人工智能辅助诊疗

随着计算机技术和医学影像技术的不断进步，医学影像已逐渐由辅助检查手段发展成为现代医学最重要的临床诊断和鉴别诊断方法。5G 智慧医疗解决方案以 PACS 影像数据为依托，通过大数据+人工智能技术方案，构建人工智能辅助诊疗应用，对影像医学数据进行建模，分析病情、病灶，为医生提供决策支撑，提升医疗效率和质量，能够很好地解决我国医学影像领域存在的诸多问题。

11. 智慧安全医院

5G+智慧安全医院的模式，能够构建实时的物联网智能感知平台，对医院内设备设施进行安全智慧化检测，实现对设备运行异常信息地全方位、实时获取，并结合边缘计算、大数据分析和人工智能技术研发，可视化安全、准确地预警预测，结合 BAR 闭环，实现智能干预系统，切实有效保障医院安全，实现以安全为目标的技术持续研发和创新。

7.4 区块链技术典型应用场景

区块链与人民的生产生活息息相关，区块链提供的去中心化的完全分布式 DNS 服务通过网络中各个节点之间的点对点数据传输服务就能实现域名的查询和解析，可用于确保某个重要的基础设施的操作系统没有被篡改，可以监控软件的状态和完整性，规避不良篡改，确保系统所传输的数据无误。

区块链上存储的数据，具有高可靠性且不可篡改，适合用在公益场景。公益流程中的相关信息，如捐赠项目、募集明细、资金流向等，均可以存放于区块链上，并且有条件地进行透明公开公示，方便社会监督。

1. 医疗健康数据共享

目前医疗健康数据大多以中心式存储方式，存放在各个医疗机构的信息系统中，能够满足机构内的数据管理和应用需求。但中心式存储的数据容易遭受丢失、更改和攻击，同时，中心式存储方式也阻碍了医疗数据互联互通互操作业务的发展。

采用区块链技术的医疗健康数据共享，可以实现健康档案、检查检验数据、个人就医记录等医疗数据的去中心化存储，提升互联网医疗、远程医疗等患者医疗健康数据共享的安全性和一致性。同时，应用区块链可以建立个人健康数据链，允许患者灵活地掌握个人全生命周期的健康信息。

2. 医疗保险应用

医疗数据"孤岛式"中心存储，使得医疗保险相关的投保和理赔业务所需的医疗数据难以共享。大量的保险业务仍停留在依靠纸质复印、快递、人工录入和人工审核等的工作方式上，效率和准确性难以保证。使用区块链技术，将保险相关的医疗数据快速上链，可安全地向保险公司提供不可篡改的医疗数据服务。保险机构可以使用"可信任"的链上数据完成线上理赔等业务，成本更低，业务操作更快捷。

3. 医联体医疗应用

居民就近就诊或体检，根据需求通过区块链实现病历向上级医院的授权和流转。上级医院的医生在被授权后，可迅速了解患者的过往病史和体检信息，患者也不需要重复做不必要的二次基础检查，享受医联体内各级医生的"管家式"全程医疗服务。

7.5 人工智能技术典型场景应用

1. 医疗机器人

机器人技术在医疗领域的应用并不少见，比如智能假肢、外骨骼和辅助设备等可以修复人类受损身体，医疗保健机器人可以辅助医护人员工作等。目前，实践中的医疗机器人主要有以下两种：

一是能够读取人体神经信号的可穿戴型机器人，也成为"智能外骨骼"；

二是能够承担手术或医疗保健功能的机器人，以 IBM 开发的达·芬奇手术系统为典型代表。

2. 智能药物研发

智能药物研发是指将人工智能中的深度学习技术应用于药物研究领域，通过大数据分析等技术手段，快速、准确地挖掘和筛选出合适的化合物或生物，达到缩短新药研发周期、降低新药研发成本、提高新药研发成功率的目的。

人工智能通过计算机模拟，可以对药物活性、安全性和副作用进行预测。借助深度学习，人工智能已在治疗心血管疾病药、抗肿瘤药和常见传染病治疗药等多领域取得了新突破，在抗击埃博拉病毒中智能药物研发也发挥了重要的作用。

3. 智能诊疗

智能诊疗就是将人工智能技术用于辅助诊疗中，让计算机"学习"专家医生的医疗知识，模拟医生的思维和诊断推理，给出可靠的诊断和治疗方案。智能诊疗场景是人工智能在医疗领域最重要且最核心的应用场景之一。

4. 智能医学影像识别

智能医学影像识别是将人工智能技术应用在医学影像的诊断上。人工智能在医学影像中的应用主要分为两部分：一是图像识别，应用于感知环节，其主要目的是将影像进行分析，获取一些有意义的信息；二是深度学习，应用于学习和分析环节，通过大量的医学影像数据和诊断数据，不断对神经元网络进行深度学习训练，促使其掌握诊断能力。

5．智能健康管理

智能健康管理是将人工智能技术应用到健康管理的具体场景中。目前主要集中在风险识别、虚拟护士、精神健康、移动医疗、健康干预等基于精准医学的健康管理上。

（1）风险识别：通过获取信息并运用人工智能技术进行分析，识别疾病发生的风险及提供降低风险的措施。

（2）虚拟护士：收集患者的饮食习惯、锻炼周期、服药习惯等个人生活习惯信息，运用人工智能技术进行数据分析并评估患者整体状态，协助规划日常生活。

（3）精神健康：运用人工智能技术从语言、表情、声音等数据中做情感识别。

（4）移动医疗：结合人工智能技术提供远程医疗服务。

（5）健康干预：运用人工智能对用户体征数据进行分析，定制健康管理计划。

随着社会进步和人们健康意识的增强，人口老龄化问题的不断加剧，人们对提高医疗技术水平、延长寿命、维持健康的需求也更加急迫。在实际的产业发展中，中国智能医疗仍处于起步阶段，笔者认为，在未来的发展中，中国国内公司应当加强数据库、算法、通用技术等基础层面的研发与投资力度，在牢固基础的同时进一步拓展智能医疗的应用领域。

第 **8** 章 / 智慧医院精选案例

8.1 山东第一医科大学第一附属医院

"4G 改变生活，5G 改变社会"。2020 年 11 月 27 日，工业和信息化部办公厅、国家卫生健康委员会办公厅发布《关于组织开展 5G+医疗健康应用试点项目申报工作的通知》，指出要充分发挥 5G 技术的特点优势，着眼丰富 5G 技术在医疗健康行业的应用场景，为 5G+医疗健康创新发展树立标杆和方向。

山东第一医科大学第一附属医院（远景图如图 8-1 所示）与山东润一智能科技有限公司强强联合，自 2019 年开始发布全国首个"5G+智慧安全医院"，在医院后勤领域积极探索 5G 技术的赋能和应用，充分利用 5G 技术的高速率、低时延和大连接等特性提升医院后勤管理的精细化水平，有效助力医院后勤科学化、智慧化管理。

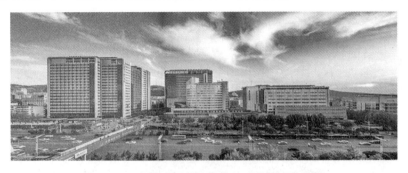

图 8-1　山东第一医科大学第一附属医院远景图

8.1.1 概述

山东第一医科大学第一附属医院（山东省千佛山医院）成立于 1960 年，为山东省慈善医院。医院占地 7 万余平方米，建筑总面积 23 万余平方米，设有临床、医技科室 95 个，开放床位 2 899 张。目前已建设成为一家集医疗、教学、科研、康复、保健、预防、急救于一体的省级大型综合性三级甲等医院。

山东第一医科大学第一附属医院的安全智能管理平台，由山东润一智能科技有限公司分两期进行建设，2019 年 12 月项目正式上线运行。平台包括电气、电梯、锅炉、医用气体、中央空调、二次供水、太阳能 7 个模块，充分借助中国联通的 5G 网络技术，实现对院区设备设施安全的"测、传、查、控"的闭环处置与管理，率先成为全国首个医院后勤领域的 5G 医疗卫生行业标准优秀应用案例，为医院的"大安全""大后勤""大服务"提供强有力的支撑。

8.1.2 建设背景

1. 安全生产

安全生产是医院第一要务，医院后勤管理的设备种类多、型号杂、分布广，员工工作劳动强度大，巡检有间隔，安全隐患大。

2. 信号传输

由于地下空间信号稳定性差，传统网络带宽不够，无法保证设备运行数据及视频数据传输的实时、高清、流畅。

3. 延迟反馈

设备运行异常实现故障告警，由于传统网络数据传输延迟等原因，系统不能做到远程启停与及时处置，带来极大的安全风险。

8.1.3 建设内容

1. 5G 视频联动抓拍

通过 5G 技术，针对电缆沟、强电井、地下管廊等信号传输不稳定的特殊环境，当测点告警产生时，基于 5G 网络的毫秒级时延特性可快速联动摄像头自动拍摄现场图片，实现 4K 超高清视频图片的回传显示，给大数据分析带来了更清晰的图像资源和更多的海量数据，实现精准预警及快速确认，提高了医院后勤设备设施安全管理效率。5G 视频联动抓拍效果图如图 8-2 所示。

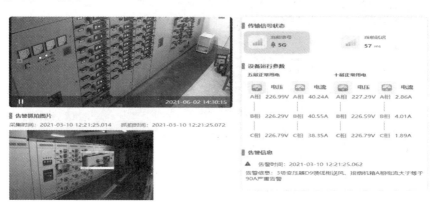

图 8-2　5G 视频联动抓拍效果图

2．5G 多维数据传输分析

基于 5G 网络大带宽特点，对电梯系统、医用氧气等系统数据、视频、环境数据等进行实时采集和同步传输，与云端的数据库同步比对分析，实现故障隐患的自动识别预警，自动转工单及处置，防止安全事故发生。5G 多维数据传输分析效果图如图 8-3 所示。

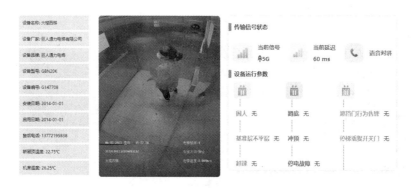

图 8-3　5G 多维数据传输分析效果图

3．5G 远程控制处置

发挥 5G 网络低时延的特点，为二次供水、中央空调等场景的远程控制和无人值守提供技术基础。通过 PLC 云组态平台实现对设备的远程监控和控制。当设备发生严重告警时，工作人员可以远程控制设备的开关、运行时间，最大程度地降低安全风险。5G 远程控制处置效果图如图 8-4 所示。

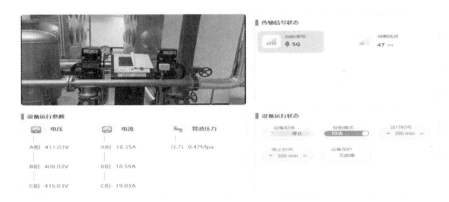

图 8-4　5G 远程控制处置效果图

4．5G 全覆盖巡检

传统巡检方式受气候条件、环境因素、人员素质和责任心等多方面因素的制约，效率低且实时性差。5G 使用微基站连接网络信号能覆盖任何角落。系统可实现特殊场景的 7×24 小时的高频率、无人化巡检。5G 全覆盖巡检示意图如图 8-5 所示。

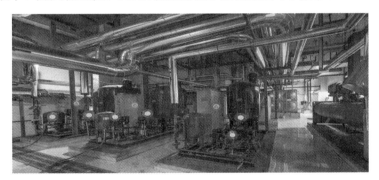

图 8-5　5G 全覆盖巡检示意图

5．5G 数据互联整合

为了满足后勤业务的不同需求，医院建设了多套信息化系统，需要多种制式的网络进行数据传输。有线网络存在布线受限、组网不灵活、成本高等问题。4G 网络存在拥塞问题，很难满足统一网络承载、不同业务需求的现实问题。5G 网络千兆大上行的特性，可实现平台 7 大模块数据的无延迟同步传输，同时承载其他业务系统实现数据的互联整合，打造后勤管理业务的大数据中心。5G 数据互联整合功能界面如图 8-6 所示。

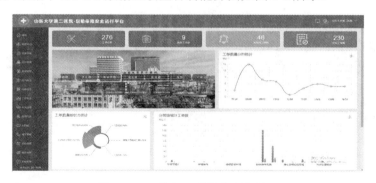

图 8-6 5G 数据互联整合功能界面

8.1.4 示范案例

2019 年 10 月，山东第一医科大学第一附属医院、山东润一智能科技有限公司与山东联通三方联合发布全国首家"5G+智慧安全医院"，积极探索 5G 技术在医院后勤安全管理中的应用与研究。

2021 年 2 月，国家卫健委 5G 医疗卫生行业标准项目组经过评议，作为 5G 技术在医院后勤领域的唯一一家申报案例，山东第一医科大学第一附属医院的"5G 医院后勤安全智能管理平台"经过专家组评议，被评为"5G 医疗标准优秀案例单位（甲级）"，如图 8-7 所示。

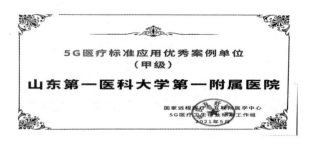

图 8-7 5G 医疗标准应用优秀案例单位奖状

8.1.5 建设成效

1. 全域监管运行安全

依托可视化技术，通过 5G 信号的全覆盖，实现对地下空间设备设施运行情况的实时三维立体巡检，辅助工作人员全面提升巡检水平。

2．远程处置降低风险

设备发生严重告警时，系统借助手机端、PAD，云平台可快速完成比对、分析及远程控制信号推送等一系列事件的处理，预留处置时间，降低安全风险。

3．多维数据精准告警

系统以监控场景的高清图像为依托，借助 5G 技术的高速回传，对设备告警等级和发生原因进行分析和确认，制定合理处置方案，提供决策依据。

4．全生命周期管理

传统 4G 通信条件下，工业数据采集在传输速率、覆盖范围、延迟、可靠性和安全性等方面存在的局限性，无法形成较为完备的数据库。

运用 5G+大数据技术与后勤保障安全运行平台相结合，可实现更多设备间快速及时地信息传输和交流互通。基于 5G 的大带宽低时延，平台在极短时间内进行信息状态上报，结合云端数据库的超级计算能力进行自主学习和精确判断，对设备可能发生的故障进行精准预测干预，实现设备全生命周期管理。

8.2 山东大学第二医院

医院智慧后勤建设是国家政策、社会经济及智能技术发展的新趋势。2021 年 3 月 15 日，国家卫生健康委员会办公厅发布《医院智慧管理分级评估标准体系（试行）》，指出医院智慧管理是"三位一体"智慧医院建设的重要组成部分。通过物联网、大数据、5G、人工智能等技术的加持、软硬件的集成，切实提升医院安全管理水平，同时也提高了医院后勤管理效能。

坐落于济南北部的山东大学第二医院，依托润一科技的人才、技术和服务等优势，朝着科学的、智能的、安全的、绿色的智慧后勤迈进。其中，基于 3D 数据可视化技术打造的后勤保障安全运行平台，让医院实现了设备运行管理、智慧安防等多方面的智慧应用，有效助力了医院后勤科学化管理。

物联网+智慧医疗

8.2.1 概述

山东大学第二医院作为国家卫健委委属（管）医院，也是全国第一家通过新版等级评审标准的三级甲等医院，医院鸟瞰图如图8-8所示。医院占地面积11万平方米，建筑面积13万平方米，编制床位2 600张。

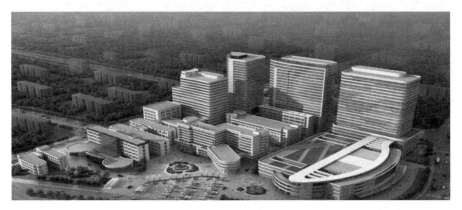

图8-8　山东大学第二医院鸟瞰图

2020年6月，润一科技启动了山东大学第二医院后勤保障安全运行平台项目建设，并于同年10月上线运行。平台包括电气、电梯、二次供水、中央空调、医用气体、换热站、太阳能、地下管井、一站式服务平台9个模块，采用"软件+硬件+服务"的业务模式，为医院提供运维服务，并输出数据分析报告，有效避免医院安全事故的发生，提升后勤服务保障质量。

8.2.2 建设内容

1. 3D 数据可视化

通过山东大学第二医院的3D数据可视化模型，与平台的各个子系统联动，通过直观的方式显示各系统当前空间中各监测点位的位置、运行、告警等信息，实现设备运行管理、设备故障定位、维修作业管理的可视化。以三维视角直观显示设备对象中的信息数据，助力医院后勤实现可视化综合管理。3D数据可视化功能界面如图8-9所示。

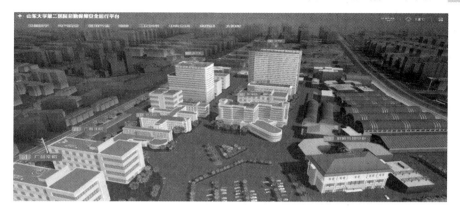

图 8-9　3D 数据可视化功能界面

2. 设备安全管理

平台通过实时监测电梯、空调、二次供水、中央空调、换热站、太阳能等系统设备的运行数据，及时发现运行异常，快速定位及分析异常原因，自动产生告警并推送给工作人员进行处理，保证设备安全运行。设备安全管理功能界面如图 8-10 所示。

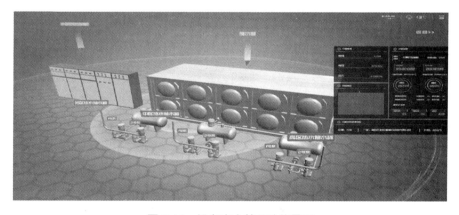

图 8-10　设备安全管理功能界面

3. 巡检保养管理

医院 3D 数据可视化模型建立时，需要提前把各类设备的巡检计划和保养维护周期内置到系统中。系统会结合设备运行告警信息自动生成运维计划表，对设备巡检保养的流程实现可视化管理。当发生设备故障时，可在系统中查询设备的厂家、型号、维修等设备属性信息和库存备件情况，并对寿命即将到期的设备及时预警和更换配件，防止事故发生。巡检保养管理功能界面如图 8-11 所示。

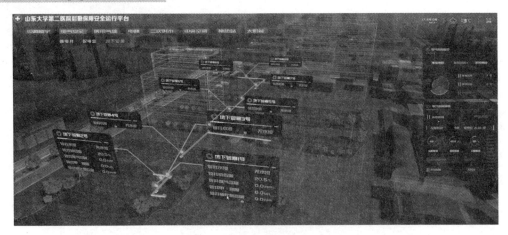

图 8-11　巡检保养管理功能界面

4．环境监测管理

系统实时显示医院建筑及设备周边环境参数情况，方便管理人员对院内环境数据进行整体把控。系统对具体监测场景的实时环境数据进行颜色渲染，以颜色区分环境参数数据变化趋势，提高环境管控质量。环境监测管理功能界面如图 8-12 所示。

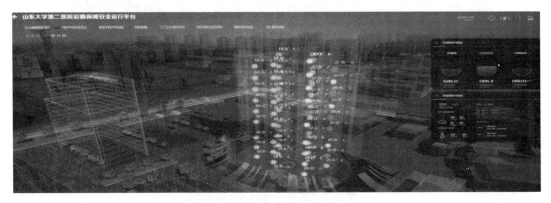

图 8-12　环境监测管理功能界面

5．智慧安防管理

系统结合视频抓拍、人脸识别、人脸比对等技术，与数据可视化模型空间管理区域结合，将现场视频信息与应用场景模型融合，将院区内分布广泛零散的各类摄像头等设备现场进行"集中"管理，对应场景进行整合分析形成结构化数据，提高现场的管理效率。智慧安防管理功能界面如图 8-13 所示。

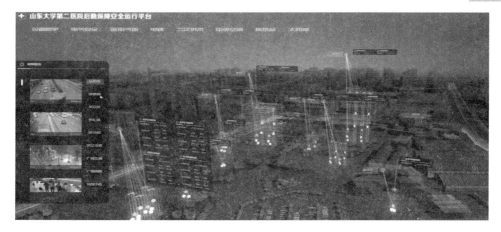

图 8-13　智慧安防管理功能界面

6. 数据统一融合

平台把所有临床科室报修、设备告警工单集成到一站式调度中心，统一登录，统一调度，统一监管，打破系统之间的信息孤岛，重塑业务流程。利用平台的维修、巡检项目执行检查跟踪机制，与设备档案信息、维修保养信息、故障预警告警记录进行数据整合，利用大数据分析优化后勤班组的人力资源配置，为后勤管理效率做加法，管理难度做减法。数据统一融合功能界面如图 8-14 所示。

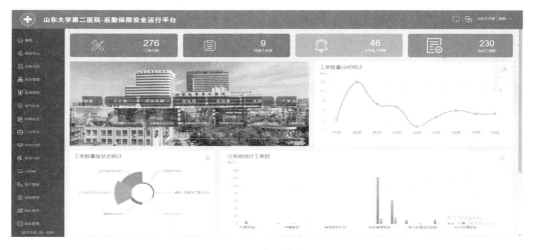

图 8.14　数据统一融合功能界面

8.2.3　建设成效

1．降低管理成本

系统通过对设备的监测管理，降低设备的故障率和专业人员依赖度，减员增效。同时可以实现各子系统信息共享，节省不必要的硬件投资。

2．提高人员效率

借助手机端、PAD，通过联动设置，可使系统在某些突发事件发生时自动、快捷、准确地完成一系列相关事件的处理，以减少人员配置，降低管理费用，提高人员效率。

3．预防事故发生

各子系统有机整合、协同操作，通过数据记录与分析等方式替代以往的经验管理与判断，借助云边端技术，使系统自主诊断、自主报警、自主控制，减少人为失误、主动干预以防止事故的发生和扩大。

4．全生命周期管理

运用 3D 数据可视化和大数据技术，与后勤保障安全运行平台相结合，将各子系统数据进行沉淀融合，院方相当于拥有了一本设备的"电子病历"。系统对设备可能发生的故障进行预测预防，科学巡检与保养，实现设备全生命周期管理。

8.3　中山市人民医院

中山市人民医院是原卫生部首批数字化示范医院，鸟瞰图如图 8-15 所示，信息化基础较好。2003 年，医院率先在国内建成大规模、集成化的医院信息系统，达到国内领先、国际先进的水平。从数字化医院向智慧医院转型升级，是中山市人民医院在高水平医院建设方面的核心目标。2020 年，在这一建设目标的驱动下，医院开始重新规划信息化建设，第一期项目（大数据平台、HIS 系统、多媒体智能分诊导诊系统）通过 4 个月左右的开发实践，已于 2021 年春节期间成功上线运行，比计划时间提早一个月完成。

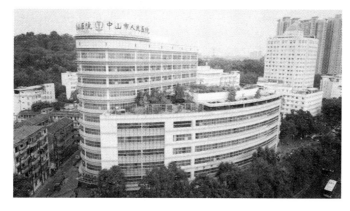

图 8-15　中山市人民医院鸟瞰图

8.3.1　打破传统方案，建设大数据平台

在第一期项目中，中山市人民医院大数据平台共集成了 32 个业务系统、83 个接口，汇集了医院 18 年的历史数据。该平台由森亿智能提供技术支撑，采用 Lyniate 公司的 Rhapsody 中间件作为消息引擎，基于 Kubernetes 的云原生架构，并采用双活技术。这样的技术架构保证了平台运行的高可用性，同时让医院信息科能够快速按需调整服务器资源，为整个平台的顺利运转和智慧医院建设打下扎实的技术基础。

在过去，传统集成平台的建设方案一般是直接把业务系统之间的接口照"搬"到平台进行统一管控，缺少对业务流程的重新梳理和流程规划，接口耦合问题依然存在。对此，中山市人民医院吸取了其他医院的经验，打破了传统集成平台建设方案，通过对各信息系统流程进行梳理规划，制定了符合医院业务流程的标准服务接口，减少接口冗余，解除系统耦合，实现了业务的互联互通。ESB 交互监控显示，平台近 7 天的日均交互量超百万，ESB 交互监控：近 7 天日均交互量超百万界面如图 8-16 所示。

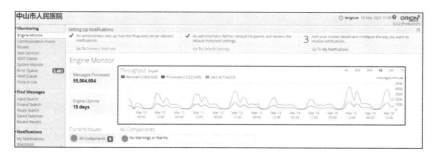

图 8-16　ESB 交互监控：近 7 天日均交互量超百万界面

由于医院很多系统对于数据服务的需求是同质化、可复用的。因此，在平台建设之初，医院信息科在厂商配合下，梳理了医院的整体业务流程，弄清楚公共的数据接口是哪些？涉及哪些对接流程的改造？现有接口是否稳定？

在详细理清业务流程后，医院信息科统筹协调厂商进行整改，为之后的数据集成与治理打下了基础。

数据治理标准的建立，对于后续平台数据治理及利用非常重要。首先需要建立标准数据集、患者主索引（EMPI），并进行字典统一等。这些工作是在集成平台建设中通常都会涉及的常规操作，森亿智能通过人工智能进行赋能，将原来需要人工完成的匹配事项，变成由机器预先处理+人工核对的方式，让原来的脏活、累活变得"高大上"起来。

除了标准化常规操作，中山市人民医院院方还在森亿智能的协助下，遵循电子病历系统应用水平分级评价、病案首页填写规范及国内成熟的数据治理规范，并结合医院的实际情况，通过应用要求对数据进行后结构化治理及数据质量校验。这些工作主要涉及 LIS、EMR、PACS、HIS、心电、病案等多个系统的数据治理。数据质量提上去了，临床也就能用得更好了。

8.3.2　平台为医院创造实实在在的价值

如今，中山市人民医院大数据平台已经在一些临床及管理环节发挥效能，例如药事服务、临床闭环管理（危急值、出入院、手术、检查检验）、经营管理决策等管理环节。

经过一段时间的应用，中山市人民医院院方深切地感受到，平台建设与应用创造了以下价值。

1. 让 IT 运维流程更加规范

平台充当了"吹哨人"的作用。当平台运行出现问题时，管理人员能对医院各项业务系统的运行情况进行追踪监控。过去的系统服务运行都是"黑箱"，一旦发生宕机或消息丢失等异常情况，难以快速、准确地了解其原因。现在借助平台的可视化消息全链路监控技术，业务系统是否有故障、消息交换成功与否、交换过程哪个环节出了问题，医院信息科都能一清二楚。加之相应的预警机制，使得问题触达相应责任人的过程变得更加及时和高效。

权责分明，解决了信息系统之间相互推诿的问题。医院信息科也能借助平台对信息化厂商产品的效率、使用问题进行更加细致的把控，以了解其使用情况。

2. 让历史数据发挥其应有价值

对临床科室的医生来说，由于过去没有一个可以集中查看患者数据的系统平台，想要查看影像数据需要登录 PACS 系统，查看检验数据需要登录 LIS 系统，查看检查报告和病历需要登录 EMR 系统，耗时耗力，非常不便。

医院的上一代 HIS 系统是在 2003 年上线的，其中积累了 18 年的历史数据。在本次 HIS 系统升级换代后，在集成平台的助力下，医院打通了各个厂商系统之间的数据壁垒，集中整合了数据，形成以患者为中心的数据集。借助平台的患者 360°视图功能（患者 360°视图功能界面如图 8-17 所示），临床医生可以查看到患者在医院的所有历史数据，从而更好地开展诊疗工作。

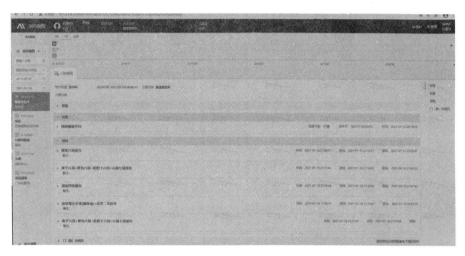

图 8-17　患者 360°视图功能界面

跨系统数据的查看与管理功能，有助于提升临床诊疗工作的质量与效率。例如，在患者 360°视图中，医生能够通过检验指标的异常标识，为诊疗用药提供辅助支撑。平台上线后，有不少临床科室的医生反馈，这些功能真正给他们带来了便捷，节省了不少工作时间。

平台对患者同样益处多多。例如，某位慢性病患者需要长期吃药、定期复查。医生可以通过平台的患者 360°视图，查阅患者检验指标的历史变化情况，调整患者用药，从而提升患者的治疗效果。

8.3.3　为智慧医院建设打好基础

目前，全行业都在积极推进智慧医院建设。从智慧医院的整体架构可以看出，需要实现信息互联互通、智能化决策及精细化管理。

在医院信息系统升级规划中，中山市人民医院果断选择引入集成平台来更好地管理各个业务系统，实现互联互通，现已取得一定的成效；借助人工智能、大数据等前沿技术，医院已初步完成了传统数字化医院向智慧医院的升级改造。

未来，院方还将基于该平台，在提升医院整体数据质量的基础上，继续开展和探索数据在科研、临床、运营管理、病种质控等场景下的智能化应用，最大限度地发挥高质量医疗数据的价值。

8.4 上海市儿童医院

8.4.1 概述

上海市儿童医院是一家集医疗、保健、教学、科研、康复于一体的三级甲等儿童医院，前身是由我国著名儿科专家富文寿及现代儿童营养学创始人苏祖斐等前辈于 1937 年创办的上海难童医院，1953 年更名为上海市儿童医院，是我国第一家儿童专科医院。2003 年成为上海交通大学附属儿童医院。经过四年多的研究和实践探索，上海市儿童医院基于儿童就医需求和医疗改革需求，结合"互联网+"技术特点，提出并构建了"互联网+"儿童医疗健康服务系统。该系统基于云平台与移动互联网设计，包括三个核心组成部分：一是以优化就医流程、缓解就医难、提高服务可及性为目标的微信全流程就医服务平台；二是以增强医患互动、提高健康医疗知识可及性为目标、线上线下相结合的儿童健康教育服务平台；三是以增强精准就医、促进分级诊疗合理就医、提高优质医疗资源可及性为目标的儿联体分诊与会诊平台。

通过微信、家长学校、智能床旁、儿联体、互联网医院的实践，突破了信息交换壁垒和时间地域限制，创新了组织形式、服务流程、运行模式和技术业务，形成了一种全流程、线上线下、医患互动、区域联合、协调统一的儿童健康服务模式。上海市儿童医院因在"互联网+"儿童医疗健康服务及医院信息化工作方面取得的成效，获得中国医院协会 2017 年医院科技创新奖二等奖，微信曾获得全国医院微信服务号第一、全国专科医院微信公众号第一、全国优秀政务微信公众号，获得 2017 年度上海十大健康微信公众号。

8.4.2 微信全流程就医服务

上海市儿童医院于 2014 年 4 月 8 日开通了医疗服务平台（智能手机微信就医导航系统），率先实现了微信在线挂号、在家候诊，缩短了在院候诊时间，同时也实现了专家预约、自助收费、在线候诊、报告查询、药师在线、三维导诊等全方位的信息化服务。上海市儿童医院微信公众平台有两种形式：为用户推送消息的上海儿童医院健康科普微信号（ID: shchildrenhealth），以及具有自定义回复功能的上海市儿童医院微信服务号（ID: shchildren）。微信服务号通过"阳阳服务""科室矩阵""个人中心"三大板块，为患者展示便捷的服务功能，极大地改善了到医院排队挂号付费的传统就医流程。微信公众服务号得到了众多患儿家长的关注与应用，截至 2017 年年底，微信粉丝达到 64 万。

8.4.3 O2O 儿童健康教育服务

微信医疗服务的发展，也推动了传统健康教育模式的转变。O2O（Online To Offline，线上到线下）的健康教育服务模式充分结合与发挥了传统与新兴媒体的优势，让儿童健康知识的科普，在维持科学性的基础上，针对不同群体的需求开展精准科普，提高了促进健康的有效性。"上海市儿童医院家长学校"是利用 O2O 模式开展儿童健康教育的扎实实践。依托医院优质的专家资源和互联网医疗服务多年的发展与积累，在线上，通过医院官方微信、微博等媒体平台，对家长咨询最多、关注最多的话题进行征询，并分类汇总。紧密贴合家长的迫切需求，同时结合国际、国内健康日主题活动，以及季节性疾病健康宣教的要求等，设置线下课程框架，课程内容涵盖儿童疾病的专题讲解、健康问题热点和解读、育儿知识与技能传播等家长关心的各方各面。

回到线上，医院整理讲课内容，以图文和视频形式经由医院官方微信、微博等媒体平台或组合发布，进行二次传播，满足家长不能来线下参加健康讲座的需求。线上线下相结合的"家长学校"自 2014 年开办以来，现已累计举办 199 场，线下直接受益家长近 15 000 人次，间接受益达数万人次。

8.4.4 医护患一体化关系互动服务系统（智能床旁系统）

上海市儿童医院在医患共同参与型关系模式基础上，根据国内医患关系现状和儿童就医大环境，充分利用移动通信、互联网等现代化信息技术，建设并实践一套医护患一体化关系互动服务系统（智能床旁系统）。它是基于移动互联网技术，以智能手机、平板电脑等移动设备为载体，整合院内外信息资源，为患者提供一体化、智能化互动的平台，真正实现"患者参与式管理"。

目前系统主要为患者提供两类服务：一类是连接医院信息系统，为患者提供诊疗计划、护理计划、医嘱查询、一日清查询、检查和手术处理说明、床前呼叫等医护服务；二类是满足患者在日常住院的需要，提供订餐、影视乐园等人性化服务。医护人员也能借助系统了解病区患者的病史、报告，制定治疗计划，并通过医疗系统实现日查房和患者病情跟踪。智能床旁系统的应用，患者满意度高达 95%，App 平均每年下载安装量 2.8 万次，实名注册用户 6 000 例。

8.4.5 上海儿童医疗联合体互联网平台

为切实解决目前存在的儿科就医难问题，推进分级诊疗制度改革，上海市儿童医院于 2012 年 11 月建立了上海儿童医疗联合体——上海儿童医院普陀儿科联合团队，现已覆盖上海中西部 5 区 33 家医疗机构。上海儿童医疗联合体依托"上海儿童互联网医院"的建设，围绕医疗资源整合、医疗信息共享、患者注册管理及儿科人才培养四个方面，着力打造远程医疗中心、医疗协作中心、健康数据中心和人才培训中心。每年完成查房 1 100 余例，疑难病例会诊 140 余例，培训儿科医务人员 80 余人，自 2016 年上线至今，已为来自江苏、浙江、湖北等 31 个地区的近 1 万名患者提供了在线预检，并为 4 500 余名患者提供了精准预约。

1．远程医疗中心

以上海儿童互联网医院为平台，突破时间和空间的限制，通过远程视频开展面向医院与医院之间的远程联合门诊、远程联合查房、远程会诊和远程影像诊断等多种远程医疗服务。

2．医疗协作中心

实现双向转诊服务，通过互联网医院的医生协同平台，医生之间可实现转诊协作业务服务，为患者建立门诊转诊和住院转诊的绿色通道。实现检查检验预约，医院向所有协作医院开放共享检查设备资源，各协作医院可在线帮助患者预约检查项目，患者按时来院缴费检查，检查完毕报告返回给申请医生和患者，实现检查报告和医学影像的共享和互认。

3．健康数据中心

以新生儿为起点、患儿就诊和保健为节点、注册管理和危重转运为切入点，社区卫生服务中心、区级医院与儿童医院共同探索建立互联互通的儿童健康三级管理网络平台，从而建设儿童医疗联合体互联、互用的共享健康数据中心，即儿童电子健康档案库。儿童电子健康档案库在一定程度上实现了健康大数据的有效利用，助力构建儿科医疗联合团队医疗和科研协作体系。

4. 人才培训中心

儿童医疗联合体内部搭建了基于远程教学和远程考核的人才管理平台，由各专科专家团队为医疗联合体内各级医疗机构的医生、护士等开展在线医学教学和考核，提高基层医疗机构的诊疗水平，促进医疗服务的同质化。

8.5 福建中医药大学附属人民医院

8.5.1 概述

福建省人民医院（暨福建中医药大学附属人民医院）创办于1954年12月（远景图如图8-18所示），是福建省人民政府创办的首家公立医院，也是福建省首家三级甲等综合性中医院。目前在职职工1 800多人，其中，卫技人员1 600多人，高级专业技术及高学历人员600多人。现有床位1 200张，开设50多个临床医技科室，拥有先进的现代诊疗设备，服务功能完善，急难危重症诊疗综合保障能力强，中医特色优势明显。医院勇于担当，始终坚持"以患者为中心"的服务理念、秉承"人民医院为人民"的办院宗旨，以解除百姓疾苦为己任，积极为广大人民群众提供优质的诊疗服务。

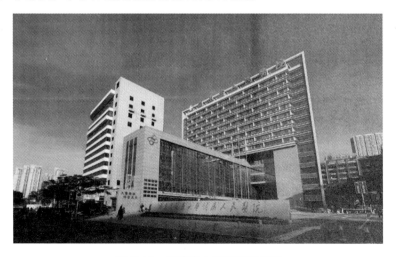

图8-18 福建省人民医院远景图

8.5.2 智慧医院具体案例应用

"循证管理（PID）"在所关注和从事的管理实践领域，注重运用可能得到的"最佳证据"来作为医院建筑设备运营决策和管理的依据。

医院通过深入调研同类型建筑的标杆节能改造案例，并结合实际用能设备现状与特点，确定了节能改造采用的措施与范围：冷站变频智能群控，按需供冷；分体空调采用无线方式远程智能控制；高效 LED 光源替代现有灯具；电梯能量回馈（轻载上行、重载下行与减速平层）；加装能耗分项计量装置。

8.5.3 智慧后勤项目创新点

1. 整体规划、顶层设计

项目分三个阶段逐步实施，主要步骤如下：

（1）针对高能耗的空调、照明与电梯系统，率先实施节能绿色改造，见效快、回收期短；

（2）针对运行安全风险大（供配电、给排水、电梯等系统）的设备，应用物联网（IoT）、大数据、云计算、人工智能等先进技术，实现后勤设备的安全管理；

（3）其他系统可以根据实际需要逐步接入系统，搭建一整套完整的后勤综合运营管理平台，实现医院后勤的安全、高效、节能、品质管理。

2. 提升后勤外包服务的监管效率

后勤服务涉及的设备种类数量众多，运维难度大且成本高，后勤服务外包的趋势越来越明显，但目前缺乏有效监管工具。本项目实施后，设备运行故障状态无须层层上报即可随时通过 App 查看，实现了监管的扁平化与同步性，为后续运营服务提升与考核奠定了基础。

8.5.4 后勤综合管理平台建设

后勤综合管理平台功能模块如图 8-19 所示，需重点关注以下方面：

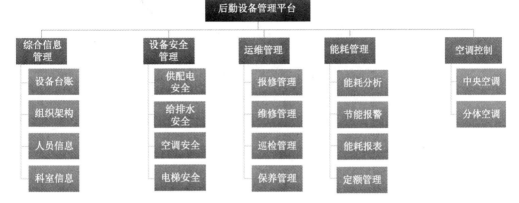

图 8-19　后勤综合管理平台功能模块

1．水电系统

2．中央空调冷站系统改造

（1）安装智能优化控制柜、水泵控制柜、冷却塔控制柜；

（2）安装各传感器、计量仪表等设备，包括冷冻、冷却供回水总管温度传感器、冷冻水末端供回水压力传感器、室外温湿度传感器、流量计；

（3）安装主机多功能数显表；

（4）完成冷站系统单机调试，目前该系统各设备均能在平台正常启停，各设备状态信号均能正常显示，水泵频率给定与反馈均正常，各测量仪表数据能在平台上正常显示、查询，包括水温、压力、流量、电量等数据。

（5）功能：远程启停；定时启停；智能启停；智能加减载；智能参数优化。

配电室电表安装图如图 8-20 所示。

3．效率效益

2019 年 6 月经专业检测公司检测后，项目综合节能率 22%，年节约电量 123.33 万千瓦时。故障报修与处理时间、单次现场巡检均明显减少。

通过融合 IoT、数据挖掘及移动互联网等技术，将后勤设备管理平台及其标准体系应用到医院建筑设备的运行维护中，显著提升了运维工作效率。

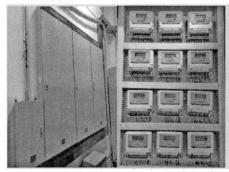

1. 安装三相四线电子式电表；
2. 安装单相电子式电表；
3. 安装智能远传水表；
4. 安装开口式互感器。

图 8-20　配电室电表安装图

4. 复制推广

项目被入选为国家"十三五"重点研发计划项目"基于全过程的大数据绿色建筑管理技术研究与示范"（编号 2017YFC0704200）工程，并接入"全国绿色建筑大数据管理平台"，在全国范围内示范推广，对推动我国绿色建筑大数据全过程管理具有重要意义。

项目被福建省住房和城乡建设厅选为福建省第一批公共建筑节能改造示范项目，充分发挥了其在医疗行业节能减排示范作用，积极推进了福建省公共建筑节能改造工作。

通过安装后勤设备管理平台，可显著提升后勤设备运行安全、能源利用效率与运维管理效率，大幅降低建筑设备运行和维护的各项成本。

从建筑 50～70 年的全生命周期来看，建筑建设阶段能耗一般只占建筑全生命周期能源消耗的 20% 左右，其余能源消耗都是发生在建筑运行阶段，应尽快对其他医院进行节能绿色改造。

8.6　福建医科大学孟超肝胆医院

8.6.1　案例背景

"十四五"规划中提到要"加快建设分级诊疗体系，提升健康教育、慢病管理和残疾康复服务质量"。事实上，我国的医疗服务体系存在"有分级"（管理）、"无分诊"的状态。医卫、医药、医保领域中产生的许多矛盾和问题，诸如资源配置失衡、制度性浪费严重、运行效率低下、"看病难、看病贵"等，几乎都与此有关。福建医科大学孟超肝胆医院作为福建省肝病医联体的牵头单位，前瞻性地引入"云医院"概念，充分利用云计算、移动互联网、物联网、大数据等技术，为 113 家肝病医联体之间积极搭建孟超云医院，并配套建设了数据互联互通平台、远程联合诊疗平台、健康管理平台、肝病学院培训平台、电子处方平台和标本配送平台，最终构建一套具有专科专病特色的立体化连续性健康管理服务新模式。

8.6.2 问题分析

在福建省肝病医联体建设之初，遇到了许多困难，主要归类为三大类（需要分析图见图 8-21）。

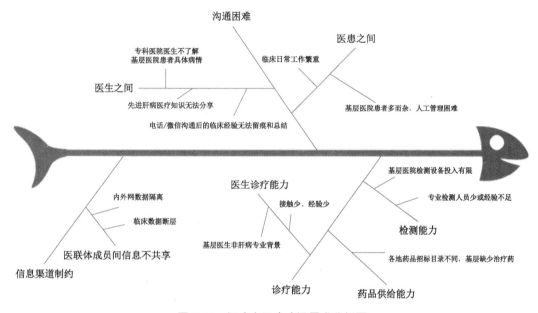

图 8-21 福建省肝病建设需求分析图

（1）临床医生的工作量繁重，而与患者沟通的内容通常烦琐、细致，医生态度差、效率低成为医患中的常态问题。此外，医联体成员间医生的沟通效率也是问题，通常在联合问诊中专科医院医生无法查阅到患者在基层医院的检验检查报告、心电图等，只能通过电话语音表达或者第三方渠道得到信息，但是这样的沟通效率低，沟通过程无痕，不利于后期复盘总结，并且易造成患者信息泄露。

（2）信息渠道的制约。肝病专科医院与基层医院之间患者的临床诊疗数据不互通，不利于双方医生制定完整的诊疗方案和康复计划。

（3）诊疗能力不平衡。在检测方面，受基层医院检测设备投入规模和检测人员专业水平影响，患者无法在基层医院完成常规的专科检查与康复管理。药品供给方面，由于各地药品招标目录的不同，基层医院往往缺少相应的专科治疗药品，导致患者需要耗费时间和费用长途奔波来医院开药。医生诊疗能力方面，基层医院医生往往不具备肝病专科背景，遇到肝病患者的机会少，经验也相对不足。综上，患者分级诊疗就诊呈现无序状态，迫切需要我们调整方案，为医生患者提供更可靠、便捷的服务支撑。

8.6.3　改进过程

为此，医院坚持以改革和创新为主线，高起点快速建设孟超云医院健康管理云服务平台（云服务平台功能图见图8-22），具体如下：

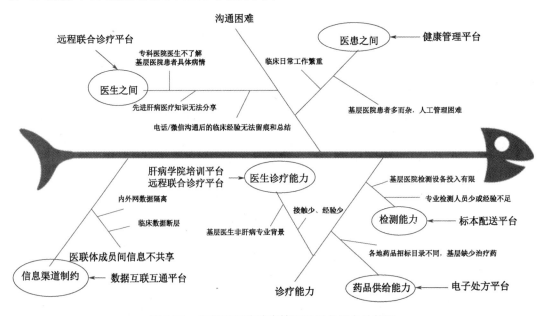

图 8-22　孟超云医院健康管理云服务平台功能图

1．数据互联互通平台

依托孟超肝胆医院在肝病学科领域的技术优势，建立肝病临床数据标准，建立福建省内首个肝病领域基于 Hadoop 架构的区域数据互联互通平台，将医联体成员单位的肝病患者临床数据按照数据标准与平台对接，形成肝病患者的健康档案，确保肝病专科医生与基层医生对患者的诊疗方案和康复管理方案的沟通无缝衔接。

2．远程联合诊疗平台

通过移动互联网、多媒体等技术，患者在孟超肝胆医院经过病情评估和阶段性治疗后，专科医生与基层医生相互对接，将康复管理方案通过平台传递给基层医生，并定期与基层医生通过平台共同对患者进行诊疗。使得基层医生在管理患者的时候没有风险，同时使患者也有信心留在基层就诊。

3．电子处方平台

由于各地药品招标目录的不同，基层医院往往缺少相应的专科治疗药品，导致患者往往需要耗费时间和费用长途奔波来医院开药。为此构建线上处方信息传递与线下药品配送相结合的电子处方平台，基层医生为康复管理的患者诊疗后可通过该平台线上开出电子处方，孟超肝胆医院的临床药师通过平台进行在线审核，确保用药安全，患者可通过移动支付功能完成药品费用的支付，随后药品就由专业团队送至患者家中。

4．标本配送平台

基层医院不具备肝病专科的检验能力，所以患者无法在基层医院完成常规的专科检查与康复管理。针对此种情况，设计了线上电子医嘱与线下标本物流配送相结合的标本配送平台。基层医生通过标本配送平台线上开出电子检验医嘱，检验报告通过线上实时传递回基层医院，同时对线下的标本收取、运送、接收实现全程条形码化跟踪追溯，确保标本的安全性与时效性，真正实现让患者在家门口就享受到优质的医疗资源。

5．健康管理平台

该平台可实现针对每位患者制定个性化的健康管理计划，包括个性化复诊频次设定、自动电话随访、智能提醒等功能，健康管理师通过平台为患者提供包括饮食指导、复诊预约、复诊提醒等覆盖院前、院中、院后连续性健康管理服务，实现患者终身健康管理。

6．肝病学院培训平台

建立肝病学院培训平台，线上线下多种形式为基层医生提供肝病规范化诊疗、疑难病例讨论、远程联合手术、远程查房等培训，做到过程和效果的可视、可量化和可控，逐步提升基层医生的肝病诊疗能力，更好地为病人服务。

8.6.4 结果对比

肝病医联体经过几年的稳定运行发展,取得了一定的成效,具体成果如下。

1. 医院收治病种结构的改变情况

经过几年的运行,医院就诊患者结构发生了较大的改变,收治主要病种从病毒性肝炎逐步转变为肝肿瘤和肝硬化,分别占总收治主要病种的43%和21%,非病毒性肝病相比原来增长近1倍,占总收治主要病种的9%。

2. 医院患者与医疗收入改变情况

自医院医联体成立运行以来,影响力也逐步扩大,吸引越来越多的外部疑难危重患者前来就医,外部患者就诊率逐年呈上升趋势,医院及医联体运行发展趋势适应医改新形势。

3. 患者就医依从性的提升

接受健康服务管理的人群逐年递增,患者在医院就医的依从性在提升,服务模式得到患者的认可与支持。

4. 医联体上转/下转数量逐年提升

2020年受新冠肺炎疫情影响,增长幅度不大,但总体也呈上升趋势,服务一直在路上。

5. 医疗服务能力及工作效率的提升

医院2017—2019年门诊人次的逐年减少,这是符合国家深化医改关于做好分级诊疗的相关要求的,但住院工作量在逐年增加。整体来看,医院整体工作效率在提升。医院的医疗服务能力也在同时期经过医联体项目的深化推动得到了明显的进步。出院患者手术占比逐年波动上升。

6. 案例实施后提升了医院的行业影响力

(1)在学术方面,论文《以信息化支撑构建立体化连续性健康管理服务新模式》被《医院与医学杂志》收录,论文《基于信息化构建立体化智能化分级诊疗体系的实践与应用》荣获"福建医改论坛"优秀论文三等奖。同时案例荣获2019"进一步改善医疗服务行动计划"全国医院擂台赛华东赛区优秀案例与最具人气案例奖,2020年荣获第三届"全国医管经典案例奖（运营管理类）"。

（2）医院患者满意度评分在逐年提升。医院在福建省卫健委开展全省公立医院满意度调查的总体得分逐年提升。2020年，在全省三级医院满意度排名第21位。

（3）本案例连续性立体化健康管理模式也得到业界广泛的认可（见图8-23）。赣州市第五人民医院借鉴本项目的模式，建设"结核病医联体管理工作平台"。孟超云医院助力贵州铜仁市万山人民医院"出武陵山区，打造信息化医院，建立云医院奠定坚实的基础"，并得到该院的认可和感谢，见图8-23。

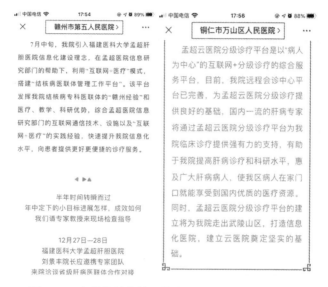

图8-23　立体化健康管理模式得到业界认可相关新闻

8.7 福建中医药大学附属第二人民医院

福建中医药大学附属第二人民医院健康管理（治未病）中心是全国健康管理示范基地旗舰单位，是国家中医药管理局中医预防医学重点学科和国家中医药管理局治未病重点专科建设单位。健康管理（治未病）中心面向全省，年体检量在16万人次以上。体检额大于1 000元的人数占比超过45.64%。

通过智慧体检信息化建设，中心构建了检前、检中、检后的全检程一体化服务生态体系；整合院内医疗、健康管理资源，打造闭环服务体系，提升医院治未病、健康管理服务能力，塑造科室和医院标杆。

数字健康全病程管理项目概括如下。

物联网+智慧医疗

1. 项目概况

"全病程管理"以跨区域、跨团队（医生、护士、个案管理师、社工、营养师、康复师、药师、管理人员）全程协作管理方式，运用"互联网+"数字化信息技术构建数字健康全病程管理平台，通过"线上+线下""院内+院外"的模式，由院内外个案管理师全程介入跟进，从院前准备、住院诊疗、出院准备、双向转诊、出院追踪随访到远程健康管理等环节，建立贯穿院前、院中、院后为患者提供连续性整合照护的全程闭环数字化管理模式。

数字健康全病程管理平台是一个多方共享、连通院内外、多途径收集数据的数字化健康服务平台。医院内网系统（包括病历系统、检查检验系统、体检系统）、转诊医院与居家随访机构的信息反馈、健康管理 App、在线客服、远程医疗平台、微信、小程序等多途径的数据信息均汇集至数字健康全病程管理平台进行存储管理。运用互联网信息技术梳理就医流程环节并进行持续优化，以及利用可穿戴设备集合物联网健康数据应用进行主动健康干预，促进传统片段式、分散式、被动式的医疗服务转变为闭环式的全人全周期主动健康管理模式。数字健康全病程管理架构如图 8-24 所示。

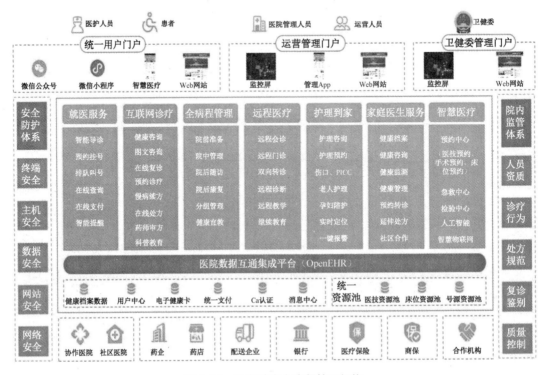

图 8-24　数字健康全病程管理架构

2．项目进展

自 2021 年 2 月正式启动以来，通过持续探索与实践证明，全病程管理做法契合国家相关政策及健康中国战略，深度拓展"互联网+医疗"服务内涵，形成了具有特色的卫生健康服务新模式，在全国范围内取得了较好反响。

2021 年 10 月开始筹建数字医疗服务中心，又名"主动健康干预中心"，利用现代数字干预技术，如可穿戴传感技术、互联网远程医疗技术、远程监测技术、数字生物标志物、数据云平台及智能健康管理技术等，结合传统的医疗健康干预方法，如用药、饮食、营养、运动康复来为人群提供个性化、综合性的主动健康管理服务。数字医疗服务中心推出了主动健康管理、糖尿病精准干预数字疗法等数字主动健康干预项目。

近期启动数字化检后全程健康管理服务，为体检患者提供用户个性化体检项评估、体检报告智能推送、智能分析、异常项解读、个体化健康教育、个性化健康干预、智能问诊、专家咨询、就医分诊、预约挂号、健康管理等服务，识别控制用户健康危险因素，全面监测、分析及评估个体或者群体的健康，并给予健康咨询、实施健康危险因素干预、个性化健康改善计划，并能够指导医疗需求和医疗服务，一站式解决用户体检需求，形成快速、高效、持续、整体的体检全程闭环管理新模式。

3．初步成果

2021 年 9 月，医院向福建省科技厅申报了"数字健康临床干预"闽台科技合作基地建设项目。

2021 年 12 月，医院主办了"数字驱动赋能疾病健康管理高端论坛暨数字健康产业创新战略联盟启动仪式"，取得了非常好的反响，被福州日报、人民资讯、中新网福建等多家媒体报道。

2021 年 12 月，医院联合康智云医、中国人民健康保险、中国平安银行、福建蓝图医学研究院正式启动了"数字健康产业创新战略联盟"。

截至 2021 年 9 月，医院为患者提供内外妇儿及中医特色等 27 个专科含糖尿病、肾病、妇科肿瘤、儿童生长发育异常等 39 个病种全程管理服务，触达 60 家医联体，服务患者 3 244人次，远程诊疗 226 人次，发表 505 条健康知识文章，进行 18 场线上直播与视频号健康宣教活动，并举行 4 场联合了 13 个专科的大型义诊活动，患者的满意度达到 100%。

8.8 鞍山市中心医院

8.8.1 案例背景

鞍山市中心医院始建于 1924 年，于 1927 年正式迁入现址开诊，为南满洲铁路株式会社鞍山医院。1986 年命名为鞍山市中心医院，并成为中国医科大学教学医院。作为辽宁省鞍山市三甲医院的行业龙头，技术力量雄厚，整体水平居高，医院占地面积 117 756 平方米，建筑面积 130 000 平方米。医院现有职工 2 504 人，床位 2 008 张，高级医疗技术人员 562 人，其中享受政府特殊津贴专家 10 人、硕士生导师 17 人、中国医科大学兼职教授 98 人。服务范围覆盖辽南地区，服务人口超 500 万人，医院年门诊总量超 140 万人次，年出院患者总数超 6.2 万人次。

随着医疗改革，医疗前段信息化建设提高了医疗工作质量和医院管理水平。然而，作为医院运行重要保障的医院后勤服务始终处于医院信息化建设的边缘，成为医院管理的一块"短板"。随着后勤人员的大量自然减员，后勤中心所承担的后勤管理、安全保卫、能耗管理、后勤服务、物资存储等，现已无法满足医院的快速发展需求。医院后勤作为医院重要组成部分，服务质量、管理水平的高低，直接影响到医院为患者提供医疗的质量，制约着医院后勤服务的发展与管理水平的提升。

医院后勤保障系统作为医院的重要组成部分，在一定程度上影响医院的发展和建设，影响医院的社会效益和经济效益。当前，医院后勤服务社会化的发展方向已初步成为人们的共识，但医院后勤改革仍面临着诸多问题，专业技术人才较缺乏，后勤的临时职工多，流动性大，工作量激增，临床服务要求越来越高的现状，严重制约了医院后勤对医教研一线工作的支持。随着医疗改革的深入，卫建委相关改革措施的出台，医院后勤服务社会化改革已成趋势，那么就需要在社会化的同时，医院制定一个整体规划，使其社会化的部分仍然在医院的管理当中，起到监督、监管、监察作用，智慧化后勤管理也要加大力度，紧跟医院改革发展的快车。

鞍山市中心医院立山院区现有设施变电所 1 座，包含变压器 3 台、高压柜 2 组、低压柜 6 组以及住院大楼配电室 3 个（其中地下 1 个、地上 2 个）、污水站、冷水机组、换热站、中央空调等。

8.8.2 医院智慧后勤整体规划及建设目标

鞍山市中心医院规划打造一个后勤一站式服务中心，基于物联网、大数据、人工智能等现代信息技术的研究应用，通过高效测控、分析决策、准确预警、综合智能分析管理等功能，对设备设施运行状态与周边环境因素实现立体测控，出现异常可安全预警和快速定位，通过三种方式和三级体系实现安全智能管理。基于独创的算法模型和大数据分析对设备故障隐患进行预测预防，以精准化、可视化、智能化的管理方式实现医院安全的闭环式智慧化管理。智慧后勤服务平台架构如图 8-25 所示。

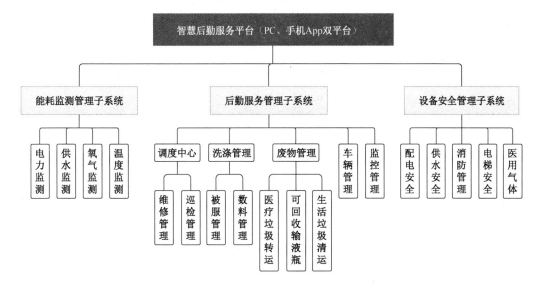

图 8-25 智慧后勤服务平台架构

8.8.3 建设进程

鞍山市中心医院一期建设主要包括后勤安全智能监测系统，首要目标是通过物联网、大数据和云计算等信息技术实现对系统的实时监测与智能管理，实现安全预警告警、设备信息管理、数据可视化等功能，提升医院的安全管理能力，降低安全事故的发生率，为前端医疗业务的顺利开展提供强有力的后勤保障支持，做到立体测控、分级报警、故障可视、动态感知、健康管理。安全智能监测系统界面如图 8-26 所示。

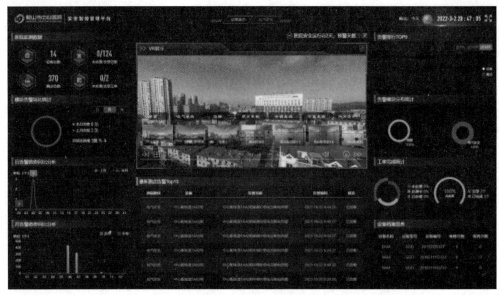

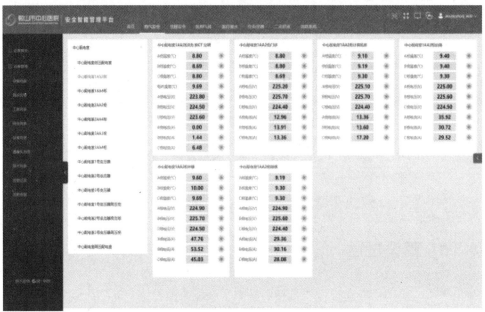

图 8-26　安全智能监测系统界面

8.3.4　关于后勤信息管理

医院数字化是技术的创新，更多的是服务的创新、管理的创新、理念的创新。医院数字化的优势和带来的变革想象空间是巨大的，能够消除众多传统手段无法逾越的屏障。后勤管理信息化是医院数字化的重要领域，能够极大地改善管理，优化流程，提高效率，控制成本，值得不断创新探索。

8.9　中国医科大学附属盛京医院

8.9.1　物联网应用系统建设项目背景

　　中国医科大学附属盛京医院是一座具有 130 余年历史传承的现代化大型综合性教学医院，承担着东北地区重症患者的会诊、急救及医疗技术和医院管理人才培训等多重任务，医院素以精湛高超的医疗技术和齐全完善的学科特色闻名于国内外，连续多年入选全国顶级医院百强。

　　医院信息化水平全国领先，率先在国内通过国家电子病历应用水平和美国 HIMMS 电子病历评估"双七认证"。2018 年，顺利通过医院信息化互联互通"五乙"测评。2019 年，医院基于"5G+物联网+互联网+医院"模式，开启精细化、人工智能、无纸化和"万物互联"的新基建，拟在智慧急救、智慧临床诊疗、智慧科研教学、智慧分级诊疗等领域实现全面智慧化提升，打造东北地区首家 5G 智慧医院。

8.9.2　创新应用

　　物联网应用系统，以"智联盛京，慧医惠民"为目标，围绕医护人员和患者的迫切需求，面向医院管控，通过搭建全面感知、泛在连接、安全可信的物联网新型基础设施，围绕智慧临床、智慧管理、智慧服务 3 个领域，覆盖 4 个院区、应用 9 大场景，实现了全场景数据采集、设备资产无感知接入，为医院在学科建设、智能诊疗、卓越运营、精准服务和患者体验等五大方面全面提升提供重要的技术支撑。

8.9.3　痛点击破

　　面向医护人员，通过终端连接设备，使体征数据同步记入病历，免除手工转录差错。临床、重症、手术、血透等科室全面接入，打造医疗物联网闭环，构建体征数据中心，为临床科研数据提供支撑。

面向科室、全院、跨院构建中央监护应急预警系统，实现对急重症患者的急症预警监控，辅助医护人员对患者进行监管，实现对呼吸机体征危机值预警、脱落预警、体征数据回溯、趋势分析等功能。

面向医疗设备管理，建立设备全生命周期管理信息化平台，以信息化和物联网为基础，对医院大型、中小型设备安全连接，打通医疗设备最后1厘米，通过物联网平台实时采集位置、能耗、状态等数据，助力实现对医疗设备的全面客观、高精度、高实时性管理，并实现全院医疗设备精细化管理。

面向资产管理，解决资产管理中账物不符及实物资产盘点中的瓶颈问题，赋能医院资产精细化管理。实现与院内业务子系统的资产采购管理、财务系统数据接口等数据共享。在提供定位基础网络建设方案的同时，支撑在同一网络环境设施下的多种院内智能化场景应用。

面向院感管理，利用物联网技术采集医废数据信息，实现医废路线监控、全程追溯、电子记录、分级查询、智能预警、医废数据可视化等功能，从而提高医废监管质量，降低院内及院外感染风险，为实现管理、政策制定提供依据。

面向医疗行为管理，通过手术室智能物联网设备与医院信息系统互联，应用 RFID 技术实现医护人员手术安全准入管理，手术衣及手术鞋智能发放、回收及追溯，最大程度地确保手术室安全及高效运营，最终实现助力盛京医院打造国内 5G 智慧医院的新标杆，进而助力盛京医院成为国际领先、国内领军的智慧物联网和智能应用示范医院。

8.10　中日友好医院

8.10.1　透析患者实时监管系统建设项目背景

中日友好医院（简称"中日医院"）是国家卫生健康委员会直属大型综合性三级甲等医院，于 1984 年 10 月 23 日开院。现编制床位 1 610 张，集医疗、教学、科研和预防保健等功能为一体，并承担中央保健医疗任务、国家紧急医学救援任务。中日友好医院血液净化中心是我国建立较早的大型血液净化中心，拥有各种先进血液净化设备 100 余台，可开展血液滤过、血液透析滤过和血液灌流等各种血液净化治疗。同时，设有专病门诊，对于继发性甲状旁腺功能亢进等长期透析并发症，能够采用药物、超声引导下射频消融和外科手术等多种方法治疗，处于国内领先水平。

8.10.2 业务痛点

患者在血液净化治疗过程中有一定危险，体温高低、电解质平衡、酸碱度平衡、钾钠等离子浓度都会对患者体征带来变化，轻者发生血压变化、体温变化，重者可能造成患者出现危急重症。血液净化一般只在白天进行，检查水机、测病人体重、穿刺血路、设置设备、配置透析液，每小时记录患者体征数据一次，两班倒的护士特别忙碌。一旦某个患者出现急症，护士如未在第一时间获知设备报警，会对抢救带来延误。同时，血液净化中心医生站通常不设置在病床旁，医生不易在办公区域了解患者体征，需要到患者床前查看透析设备，了解情况，一旦出现危机情况，存在一定的响应时间。

8.10.3 创新应用

东软汉枫透析患者实时监管系统针对以上痛点，凭借十几年医疗设备连接经验，实现全面血透机连接、数据采集、显示功能。医护人员可根据科室要求，针对性配置体征值采集项，排除不必要体征信息显示干扰，同时可实现秒级低延时报警。通过应用负载均衡技术，实时向科室矩阵化显示屏幕同步传输近百个设备数据，总体延时低于 1 秒，保证了监护系统数据显示的实效性和准确性。

面向患者，人脸识别自动采集一个患者的体重数据仅需 14 秒，采集血压仅需 1 分 30 秒，极大地提升了透析患者的就医体验。

面向医护人员，应用物联网、移动互联等技术将原来大量的人工操作向自动化、智能化方向提升，大幅提高诊疗服务效率。

面向医院管理，通过物联网数据管理，实现设备数据的自动获取、设备使用率的度量分析，保障数据价值，助力临床科研。

通过以上项目的实施，探索了一条以临床信息化建设为切入点，与医院临床诊疗服务、医疗管理、运营管理和财务管理等体系高度协同的应用设计和建设模式，为中国友好医院范围业务应用的高效协同建立了一种可复制的工程方法学。同时，有效提升了中日友好医院肾脏病透析治疗在国内的专科化地位，改善透析患者的就医体验，保障治疗安全，助力打造华北地区智慧医院及透析信息化标杆医院。

8.11　安徽医科大学第一附属医院

8.11.1　医院概况

安徽医科大学第一附属医院该院是安徽省规模最大的综合性教学医院，集医疗、教学、科研、预防、康复、急救为一体，是国家卫生应急医疗移动救治中心和安徽省紧急医疗救治基地。

在医院发展建设总战略的指导下，医院信息化建设遵循"顶层设计、标准统一；统筹规划、分步实施；联合建设、互联互通"的基本思路和"一体两翼、错位发展、统筹规划"的发展战略，逐步建设并实现"数字安医、智慧安医"的发展目标，形成了围绕"获得感、满意度、安全性、移动化、智慧化"的信息化建设亮点。

8.11.2　应用场景

第一，电子病历系统功能应用水平分级评价五级项目。项目的建设对于医院健全各业务信息化建设系统、互联互通和资源共享、规范诊疗行为、提高诊疗安全等方面具有重要的意义。项目以"优化患者服务、改善就医体验"为主线，指导建设了多种预约诊疗服务、多渠道自助模式，创新了"互联网+"在医院信息化建设中的应用。

以"优化临床业务、沉淀临床数据"为主线，建设了结构化病历系统，确保了病历质量；高度融合业务系统，建设了临床数据中心，以患者主索引为核心，集中患者历史诊疗数据，方便医护人员及时查看，全面、快捷地评估患者病情，准确地为患者诊治。

以"辅助临床决策，聚焦患者安全"为主线，建设了统一的知识库体系，辅助临床治疗，避免常规诊疗错误；建设了全流程质控和医嘱闭环路径，提升了医疗质量，确保患者就诊安全。以"辅助决策支持、高效运行管理"为主线，建设了人、财、物一体化的综合运行管理平台，完善了智慧后勤管理体系建设，完善了多载体辅助管理决策支持平台建设，为医院管理者、临床科主任提供了便捷、高效的管理方式。

第二，医疗健康管理联合研究中心及产学研项目。医院联合合肥工业大学、中国科学院大学经济与管理学院正式成立医疗健康管理联合研究中心，深化研究健康医疗大数据研究，开展大数据驱动的临床医疗应用、健康养老、居家服务、健康管理与决策创新研究工作。

安徽医科大学第一附属医院的产学研用项目的研究和试点研究，充分发挥了多学科优势，面向国内外学术前沿，加强基础研究与应用基础研究，深化产学研用合作，推动相关科技成果转化，为国家医疗健康养老事业做出新的贡献。安徽医科大学第一附属医院作为项目的研究与示范单位，为项目调研、数据分析、临床实验、平台示范等工作提供必要的支持，并协同中国科学院大学经济与管理学院、合肥工业大学开展医院风险管理与医疗人工智能方面的前沿研究工作，搭建了国际高端学术研讨平台。

第三，居民健康卡项目。医院作为安徽省居民健康卡项目试点发行单位之一，首期完成居民健康卡院内使用全业务改造，并于2017年1月参加安徽省卫建委主办的"安徽省居民健康卡"首发仪式，推动和促进了医院信息资源的整合利用和互联互通，优化医疗服务工作流程，改善人民群众就医体验，促进了卫建委实现卫生计生服务的"一卡通用"，有利于持有居民健康卡的居民享受到如就医一卡通、预约挂号、自主查阅健康档案、就诊便捷支付、自助打印检查报告、远程医疗、跨机构电子病历调阅和检验检查结果互认、公共卫生等一系列全生命周期、全区域范围、连续有效、可靠便捷的人口健康服务。同期，医院部署上线了居民健康卡自助机，对于有效落实和改善医疗服务行动计划，改善患者就医服务具有重要的意义。

第四，安徽省六安地区端到远程终端医疗项目。安徽医科大学第一附属医院远程终端作为省级中心，承担了国家科技惠民计划——"安徽省六安地区端到端远程医疗项目"。项目建成了"省—县—乡"三级医疗远程会诊网络体系，初步实现了优质的医疗卫生资源下沉、分级诊疗、双向转诊的医改要求，并通过"政—学—医—研"的有机结合，构建了多方、多用途的信息技术平台，实现了远程端到端会诊，尝试了有关医保支付政策的突破，探索了第三方运营模式，促进了远程医疗会诊模式的改变，体现了"互联网+医疗"的新形式，在一定程度上缓解了当地居民看病难、看病贵的问题。

项目取得了显著的建设成效，建立了以安徽医科大学第一附属医院远程终端为省级中心，覆盖六安市7个县级医院和16个乡镇中心医院建设的远程医疗服务下联平台。

附录 A　关于促进和规范健康医疗大数据应用发展的指导意见

国务院办公厅关于促进和规范

健康医疗大数据应用发展的指导意见

国办发〔2016〕47 号

各省、自治区、直辖市人民政府，国务院各部委、各直属机构：

健康医疗大数据是国家重要的基础性战略资源。健康医疗大数据应用发展将带来健康医疗模式的深刻变化，有利于激发深化医药卫生体制改革的动力和活力，提升健康医疗服务效率和质量，扩大资源供给，不断满足人民群众多层次、多样化的健康需求，有利于培育新的业态和经济增长点。为贯彻落实《国务院关于印发促进大数据发展行动纲要的通知》（国发〔2015〕50 号）要求，顺应新兴信息技术发展趋势，规范和推动健康医疗大数据融合共享、开放应用，经国务院同意，现提出如下意见。

一、指导思想、基本原则和发展目标

（一）指导思想。

深入贯彻落实党的十八大和十八届三中、四中、五中全会精神，牢固树立并切实贯彻创新、协调、绿色、开放、共享的发展理念，按照党中央、国务院决策部署，发挥市场在资源配置中的决定性作用，更好地发挥政府作用，以保障全体人民健康为出发点，强化顶层设计，夯实基层基础，完善政策制度，创新工作机制，大力推动政府健康医疗信息系统和公众健康医疗数据互联融合、开放共享，消除信息孤岛，积极营造促进健康医疗大数据安全规范、创新应用的发展环境，通过"互联网+健康医疗"探索服务新模式、培育发展新业态，努力建设人民满意的医疗卫生事业，为打造健康中国、全面建成小康社会和实现中华民族伟大复兴的中国梦提供有力支撑。

（二）基本原则。

坚持以人为本、创新驱动。将健康医疗大数据应用发展纳入国家大数据战略布局，推进政产学研用联合协同创新，强化基础研究和核心技术攻关，突出健康医疗重点领域和关键环节，利用大数据拓展服务渠道，延伸和丰富服务内容，更好满足人民健康医疗需求。

坚持规范有序、安全可控。建立健全健康医疗大数据开放、保护等法规制度，强化标准和安全体系建设，强化安全管理责任，妥善处理应用发展与保障安全的关系，增强安全技术支撑能力，有效保护个人隐私和信息安全。

坚持开放融合、共建共享。鼓励政府和社会力量合作，坚持统筹规划、远近结合、示范引领，注重盘活、整合现有资源，推动形成各方支持、依法开放、便民利民、蓬勃发展的良好局面，充分释放数据红利，激发大众创业、万众创新活力。

（三）发展目标。

到 2017 年年底，实现国家和省级人口健康信息平台以及全国药品招标采购业务应用平台互联互通，基本形成跨部门健康医疗数据资源共享共用格局。到 2020 年，建成国家医疗卫生信息分级开放应用平台，实现与人口、法人、空间地理等基础数据资源跨部门、跨区域共享，医疗、医药、医保和健康各相关领域数据融合应用取得明显成效；统筹区域布局，依托现有资源建成 100 个区域临床医学数据示范中心，基本实现城乡居民拥有规范化的电子健康档案和功能完备的健康卡，健康医疗大数据相关政策法规、安全防护、应用标准体系不断完善，适应国情的健康医疗大数据应用发展模式基本建立，健康医疗大数据产业体系初步形成、新业态蓬勃发展，人民群众得到更多实惠。

二、重点任务和重大工程

（一）夯实健康医疗大数据应用基础。

1. 加快建设统一权威、互联互通的人口健康信息平台。实施全民健康保障信息化工程，按照安全为先、保护隐私的原则，充分依托国家电子政务外网和统一数据共享交换平台，拓展完善现有设施资源，全面建成互通共享的国家、省、市、县四级人口健康信息平台，强化公共卫生、计划生育、医疗服务、医疗保障、药品供应、综合管理等应用信息系统数据采集、集成共享和业务协同。创新管理模式，推动生育登记网上办理。消除数据壁垒，畅通部门、区域、行业之间的数据共享通道，探索社会化健康医疗数据信息互通机制，推动实现健康医疗数据在平台集聚、业务事项在平台办理、政府决策依托平台支撑。

2．推动健康医疗大数据资源共享开放。鼓励各类医疗卫生机构推进健康医疗大数据采集、存储，加强应用支撑和运维技术保障，打通数据资源共享通道。加快建设和完善以居民电子健康档案、电子病历、电子处方等为核心的基础数据库。建立卫生计生、中医药与教育、科技、工业和信息化、公安、民政、人力资源社会保障、环保、农业、商务、安全监管、检验检疫、食品药品监管、体育、统计、旅游、气象、保险监管、残联等跨部门密切配合、统一归口的健康医疗数据共享机制。探索推进可穿戴设备、智能健康电子产品、健康医疗移动应用等产生的数据资源规范接入人口健康信息平台。建立全国健康医疗数据资源目录体系，制定分类、分级、分域健康医疗大数据开放应用政策规范，稳步推动健康医疗大数据开放。

（二）全面深化健康医疗大数据应用。

3．推进健康医疗行业治理大数据应用。加强深化医药卫生体制改革评估监测，加强居民健康状况等重要数据精准统计和预测评价，有力支撑健康中国建设规划和决策。综合运用健康医疗大数据资源和信息技术手段，健全医院评价体系，推动深化公立医院改革，完善现代医院管理制度，优化医疗卫生资源布局。加强医疗机构监管，健全对医疗、药品、耗材等收入构成及变化趋势的监测机制，协同医疗服务价格、医保支付、药品招标采购、药品使用等业务信息，助推医疗、医保、医药联动改革。

4．推进健康医疗临床和科研大数据应用。依托现有资源建设一批心脑血管、肿瘤、老年病和儿科等临床医学数据示范中心，集成基因组学、蛋白质组学等国家医学大数据资源，构建临床决策支持系统。推进基因芯片与测序技术在遗传性疾病诊断、癌症早期诊断和疾病预防检测方面的应用，加强人口基因信息安全管理，推动精准医疗技术发展。围绕重大疾病临床用药研制、药物产业化共性关键技术等需求，建立药物副作用预测、创新药物研发数据融合共享机制。充分利用优势资源，优化生物医学大数据布局，依托国家临床医学研究中心和协同研究网络，系统加强临床和科研数据资源整合共享，提升医学科研及应用效能，推动智慧医疗发展。

5．推进公共卫生大数据应用。加强公共卫生业务信息系统建设，完善国家免疫规划、网络直报、网络化急救、职业病防控、口岸公共卫生风险预警决策等信息系统以及移动应急业务平台应用功能，推进医疗机构、公共卫生机构和口岸检验检疫机构的信息共享和业务协同，全面提升公共卫生监测评估和决策管理能力。整合社会网络公共信息资源，完善疾病敏感信息预警机制，及时掌握和动态分析全球人群疾病发生趋势及全球传染病疫情信息等国际公共卫生风险，提高突发公共卫生事件预警与应急响应能力。整合环境卫生、饮用水、健康危害因素、口岸医学媒介生物和核生化等多方监测数据，有效评价影响健康的社会因素。开展重点传染病、职业病、口岸输入性传染病和医学媒介生物监测，整合传染病、职业病多源监测数据，建立实验室病原检测结果快速识别网络体系，有效预防控制重大疾病。推动疾病危险因素监测评估和妇幼保健、老年保健、国际旅行卫生健康保健等智能应用，普及健康生活方式。

6．培育健康医疗大数据应用新业态。加强健康医疗海量数据存储清洗、分析挖掘、安全隐私保护等关键技术攻关。积极鼓励社会力量创新发展健康医疗业务，促进健康医疗业务与大数据技术深度融合，加快构建健康医疗大数据产业链，不断推进健康医疗与养生、养老、家政等服务业协同发展。发展居家健康信息服务，规范网上药店和医药物流第三方配送等服务，推动中医药养生、健康养老、健康管理、健康咨询、健康文化、体育健身、健康医疗旅游、健康环境、健康饮食等产业发展。

7．研制推广数字化健康医疗智能设备。支持研发健康医疗相关的人工智能技术、生物三维（3D）打印技术、医用机器人、大型医疗设备、健康和康复辅助器械、可穿戴设备以及相关微型传感器件。加快研发成果转化，提高数字医疗设备、物联网设备、智能健康产品、中医功能状态检测与养生保健仪器设备的生产制造水平，促进健康医疗智能装备产业升级。

（三）规范和推动"互联网+健康医疗"服务。

8．发展智慧健康医疗便民惠民服务。发挥优质医疗资源的引领作用，鼓励社会力量参与，整合线上线下资源，规范医疗物联网和健康医疗应用程序管理，大力推进互联网健康咨询、网上预约分诊、移动支付和检查检验结果查询、随访跟踪等应用，优化形成规范、共享、互信的诊疗流程。探索互联网健康医疗服务模式。以家庭医生签约服务为基础，推进居民健康卡、社会保障卡等应用集成，激活居民电子健康档案应用，推动覆盖全生命周期的预防、治疗、康复和健康管理的一体化电子健康服务。

9．全面建立远程医疗应用体系。实施健康中国云服务计划，建设健康医疗服务集成平台，提供远程会诊、远程影像、远程病理、远程心电诊断服务，健全检查检验结果互认共享机制。推进大医院与基层医疗卫生机构、全科医生与专科医生的数据资源共享和业务协同，健全基于互联网、大数据技术的分级诊疗信息系统，延伸放大医疗卫生机构服务能力，有针对性地促进"重心下移、资源下沉"。

10．推动健康医疗教育培训应用。支持建立以国家健康医疗开放大学为基础、中国健康医疗教育慕课联盟为支撑的健康医疗教育培训云平台，鼓励开发慕课健康医疗培训教材，探索新型互联网教学模式和方法，组织优质师资推进网络医学教育资源开放共享和在线互动、远程培训、远程手术示教、学习成效评估等应用，便捷医务人员终身教育，提升基层医疗卫生服务能力。

（四）加强健康医疗大数据保障体系建设。

11．加强法规和标准体系建设。制定完善健康医疗大数据应用发展的法律法规，强化居民健康信息服务规范管理，明确信息使用权限，切实保护相关各方合法权益。完善数据开放共享支撑服务体系，建立"分级授权、分类应用、权责一致"的管理制度。规范健康医疗大数据应用领域的准入标准，建立大数据应用诚信机制和退出机制，严格规范大数据开发、挖掘、应用行为。建立统一的疾病诊断编码、临床医学术语、检查检验规范、药品应用编码、信息数据接口和传输协议等相关标准，促进健康医疗大数据产品、服务流程标准化。

12．推进网络可信体系建设。强化健康医疗数字身份管理，建设全国统一标识的医疗卫生人员和医疗卫生机构可信医学数字身份、电子实名认证、数据访问控制信息系统，积极推进电子签名应用，逐步建立服务管理留痕可溯、诊疗数据安全运行、多方协作参与的健康医疗管理新模式。

13．加强健康医疗数据安全保障。加快健康医疗数据安全体系建设，建立数据安全管理责任制度，制定标识赋码、科学分类、风险分级、安全审查规则。制定人口健康信息安全规划，强化国家、区域人口健康信息工程技术能力，注重内容安全和技术安全，确保国家关键信息基础设施和核心系统自主可控稳定安全。开展大数据平台及服务商的可靠性、可控性和安全性评测以及应用的安全性评测和风险评估，建立安全防护、系统互联共享、公民隐私保护等软件评价和安全审查制度。加强大数据安全监测和预警，建立安全信息通报和应急处置联动机制，建立健全"互联网+健康医疗"服务安全工作机制，完善风险隐患化解和应对工作措施，加强对涉及国家利益、公共安全、患者隐私、商业秘密等重要信息的保护，加强医学院、科研机构等方面的安全防范。

14．加强健康医疗信息化复合型人才队伍建设。实施国家健康医疗信息化人才发展计划，强化医学信息学学科建设和"数字化医生"培育，着力培育高层次、复合型的研发人才和科研团队，培养一批有国际影响力的专门人才、学科带头人和行业领军人物。创新专业人才继续教育形式，完善多层次、多类型人才培养培训体系，推动政府、高等院校、科研院所、医疗机构、企业共同培养人才，促进健康医疗大数据人才队伍建设。

三、加强组织实施

（一）强化统筹规划。建立党委政府领导、多方参与、资源共享、协同推进的工作格局。

国家卫生计生委要综合统筹、强化实施，各有关部门要密切配合、形成合力，推动重点任务落实。各地区要重视健康医疗大数据应用发展，切实搞好总体规划、基础建设、安全监管，确保各项任务措施落到实处。推进健康医疗大数据军民融合发展，促进军地健康医疗数据规范衔接、互通共享、协同应用。加强对健康医疗大数据应用发展的指导，强化对技术研发、新业态构建、应用推广的统筹协调，研究建立专家委员会，组织研究制定发展战略及相关政策、法规、标准。

（二）抓住重点着力突破。从人民群众迫切需求的领域入手，重点推进网上预约分诊、远程医疗和检查检验结果共享互认等便民惠民应用。加快推进基本医保全国联网和异地就医结算。支持发展医疗智能设备、智能可穿戴设备，加强疑难疾病等重点方面的研究。选择一批基础条件好、工作积极性高、隐私安全防范有保障的地区和领域开展健康医疗大数据应用试点，总结经验，扎实有序推进。

（三）加大政策扶持力度。研究制定政府支持政策，从财税、投资、创新等方面对健康医疗大数据应用发展给予必要支持。推广运用政府和社会资本合作（PPP）模式，鼓励和引导社会资本参与健康医疗大数据的基础工程、应用开发和运营服务。鼓励政府与企事业单位、社会机构开展合作，探索通过政府采购、社会众包等方式，实现健康医疗大数据领域政府应用与社会应用相融合。充分发挥已设立的有关投资基金作用，充分激发社会资本和民间资本参与热情，鼓励创新多元投资机制，健全风险防范和监管制度，支持健康医疗大数据应用发展。

（四）加强政策宣传普及。加强健康医疗大数据应用发展政策解读，大力宣传应用发展的重要意义和应用前景，积极回应社会关切，形成良好社会氛围。积极引导医疗卫生机构和社会力量参与开展形式多样的科普活动，宣传普及健康医疗大数据应用知识，鼓励开发简便易行的数字医学工具，不断提升人民群众掌握相关应用的能力和社会公众健康素养。

（五）推进国际交流合作。有序推进健康医疗大数据应用发展的人才技术交流与合作。鼓励相关企业和科研单位开展对国际先进技术的引进、消化吸收和再创新，推动我国自主技术与全球同步发展。加大对国际健康医疗大数据应用标准的跟踪、评估和转化力度，积极参与国际标准制定，增强相关规则制定的话语权。坚持以我为主、加强监管、确保安全原则，稳步探索国际健康医疗大数据应用发展合作新模式，不断提升我国健康医疗大数据应用水平、产业核心竞争力和国际化水平。

国务院办公厅
2016 年 6 月 21 日

附录 B　关于印发电子病历系统应用水平分级评价管理办法（试行）及评价标准（试行）的通知

关于印发电子病历系统应用水平分级评价管理办法（试行）

及评价标准（试行）的通知

国卫办医函〔2018〕1079 号

各省、自治区、直辖市及新疆生产建设兵团卫生健康委（卫生计生委）：

为落实《国务院办公厅关于促进"互联网+医疗健康"发展的意见》（国办发〔2018〕26 号）和我委《关于进一步推进以电子病历为核心的医疗机构信息化建设工作的通知》（国卫办医发〔2018〕20 号），持续推进以电子病历为核心的医疗机构信息化建设（以下简称电子病历信息化建设），我委组织制定了《电子病历系统应用水平分级评价管理办法（试行）》和《电子病历系统应用水平分级评价标准（试行）》。现印发给你们（可在委官方网站"医政医管"栏目下载），并提出以下要求：

一、地方各级卫生健康行政部门要加大工作力度，组织辖区内有关医疗机构持续推进电子病历信息化建设，提高医疗服务、管理信息化水平。

二、地方各级卫生健康行政部门要组织辖区内二级以上医院按时参加电子病历系统功能应用水平分级评价。到 2019 年，所有三级医院要达到分级评价 3 级以上；到 2020 年，所有三级医院要达到分级评价 4 级以上，二级医院要达到分级评价 3 级以上。

三、我委将对每年度电子病历应用水平分级评价情况进行通报，委医院管理研究所承担相关具体工作。

附件 1 电子病历系统应用水平分级评价管理办法（试行）

2 电子病历系统应用水平分级评价标准（试行）

国家卫生健康委办公厅

2018 年 12 月 3 日

附件 1

电子病历系统应用水平分级评价管理办法
（试行）

第一条　为进一步完善工作机制，明确工作流程，保证电子病历系统应用水平分级评价工作（以下简称分级评价工作）公正、透明、规范、有序开展，有效引导医疗机构积极开展以电子病历为核心的信息化建设，制定本办法。

第二条　参与分级评价工作的各级卫生健康行政部门及所属机构、相关医疗机构等适用本办法。

第三条　国家卫生健康委负责管理全国分级评价工作，具体工作由国家卫生健康委指导有关单位承担。各级卫生健康行政部门负责本辖区内分级评价工作，组织辖区内医疗机构进行电子病历信息化建设并开展分级评价。地方卫生健康行政部门可以委托所属事业单位或组建电子病历分级评价专家组承担相关工作。

第四条　分级评价工作按照"政府引导、免费实施、客观公正、安全规范"的原则进行。

承担评价工作的单位、个人不得以任何形式向医疗机构收取评价费用。参与评价工作的单位、个人不得以任何形式影响评价工作的公平公正。

第五条　分级评价工作通过"电子病历系统分级评价平台"进行。国家卫生健康委向各省级卫生健康行政部门发放平台管理权限。

第六条　各级卫生健康行政部门要按照国家卫生健康委统一要求，组织辖区内医疗机构按照规定时间登录"电子病历系统分级评价平台"填报数据，由平台出具自评报告，报告内容包括电子病历应用水平自评等级与得分。二级以上医院要全部按时参加分级评价工作，鼓励其他各级各类医疗机构积极参与。

第七条　自评等级为 0~4 级的医疗机构，经省级卫生健康行政部门进行审核后生效。审核内容主要包括医疗机构填报信息是否真实有效等。

第八条　自评等级为 5 级及以上的，由省级卫生健康行政部门进行初核，初核其填报信息真实有效后，提交国家卫生健康委进行复核。

第九条　省级卫生健康行政部门可以将 4 级及以下分级的审核权限下放至地市级卫生健康行政部门。经省级卫生健康行政部门批准，有条件的地级市卫生健康行政部门可以向国家卫生健康委申请 5 级初核权限，经培训考核合格后发放相应权限，并进行动态考核管理。

第十条 医疗机构要建立分级评价工作管理机制,明确本机构相关职能部门和专人负责分级评价工作。

第十一条 医疗机构要确保填报数据客观、真实,并按要求准备相关备查材料。提交的评价申请材料不全、不符合规定内容及形式或未在规定时间内提交材料,或未按要求补充材料的,视为放弃评价工作。

第十二条 分级评价工作周期为一年,评价结果反映其参评周期内的电子病历应用水平。间隔超过 2 年未参加评价的医疗机构,需再次通过原级别评价后再申请更高级别评价。

第十三条 按 2011 年《电子病历系统功能应用水平分级评价方法及标准(试行)》要求已获评 5 级及以上的医疗机构,可在已取得级别的基础上直接申报更高级别。

第十四条 参与分级评价工作的各单位及人员应当加强信息安全管理,提高信息系统安全防护水平,不得向无关人员泄露相关数据信息。

第十五条 各省级卫生健康行政部门可依据本管理办法制定本省份分级评价工作实施细则。

附件 2

电子病历系统应用水平分级评价标准

(试行)

以电子病历为核心的医院信息化建设是医改重要内容之一,为保证我国以电子病历为核心的医院信息化建设工作顺利开展,逐步建立适合我国国情的电子病历系统应用水平评估和持续改进体系,制定本评价标准。

一、评价目的

(一)全面评估各医疗机构现阶段电子病历系统应用所达到的水平,建立适合我国国情的电子病历系统应用水平评估和持续改进体系。

(二)使医疗机构明确电子病历系统各发展阶段应当实现的功能。为各医疗机构提供电子病历系统建设的发展指南,指导医疗机构科学、合理、有序地发展电子病历系统。

(三)引导电子病历系统开发厂商的系统开发朝着功能实用、信息共享、更趋智能化方向发展,使之成为医院提升医疗质量与安全的有力工具。

二、评价对象

已实施以电子病历为核心医院信息化建设的各级各类医疗机构。

三、评价分级

电子病历系统应用水平划分为 9 个等级。每一等级的标准包括电子病历各个局部系统的要求和对医疗机构整体电子病历系统的要求。

（一）0 级：未形成电子病历系统。

1. 局部要求：无。医疗过程中的信息由手工处理，未使用计算机系统。

2. 整体要求：全院范围内使用计算机系统进行信息处理的业务少于 3 个。

（二）1 级：独立医疗信息系统建立。

1. 局部要求：使用计算机系统处理医疗业务数据，所使用的软件系统可以是通用或专用软件，可以是单机版独立运行的系统。

2. 整体要求：住院医嘱、检查、住院药品的信息处理使用计算机系统，并能够通过移动存储设备、复制文件等方式将数据导出供后续应用处理。

（三）2 级：医疗信息部门内部交换。

1. 局部要求：在医疗业务部门建立了内部共享的信息处理系统，业务信息可以通过网络在部门内部共享并进行处理。

2. 整体要求：

（1）住院、检查、检验、住院药品等至少 3 个以上部门的医疗信息能够通过联网的计算机完成本级局部要求的信息处理功能，但各部门之间未形成数据交换系统，或者部门间数据交换需要手工操作。

（2）部门内有统一的医疗数据字典。

（四）3 级：部门间数据交换。

1. 局部要求：医疗业务部门间可通过网络传送数据，并采用任何方式（如界面集成、调用信息系统数据等）获得部门外数字化数据信息。本部门系统的数据可供其他部门共享。信息系统具有依据基础字典内容进行核对检查功能。

2. 整体要求：

（1）实现医嘱、检查、检验、住院药品、门诊药品、护理至少两类医疗信息跨部门的数据共享。

（2）有跨部门统一的医疗数据字典。

（五）4级：全院信息共享，初级医疗决策支持。

1．局部要求：通过数据接口方式实现所有系统（如 HIS、LIS 等系统）的数据交换。住院系统具备至少提供 1 项基于基础字典与系统数据关联的检查功能。

2．整体要求：

（1）实现病人就医流程信息（包括用药、检查、检验、护理、治疗、手术等处理）在全院范围内安全共享。

（2）实现药品配伍、相互作用自动审核、合理用药监测等功能。

（六）5级：统一数据管理，中级医疗决策支持。

1．局部要求：各部门能够利用全院统一的集成信息和知识库，提供临床诊疗规范、合理用药、临床路径等统一的知识库，为本部门提供集成展示、决策支持的功能。

2．整体要求：

（1）全院各系统数据能够按统一的医疗数据管理机制进行信息集成，并提供跨部门集成展示工具。

（2）具有完备的数据采集智能化工具，支持病历、报告等的结构化、智能化书写。

（3）基于集成的病人信息，利用知识库实现决策支持服务，并能够为医疗管理和临床科研工作提供数据挖掘功能。

（七）6级：全流程医疗数据闭环管理，高级医疗决策支持。

1．局部要求：各个医疗业务项目均具备过程数据采集、记录与共享功能。能够展现全流程状态。能够依据知识库对本环节提供实时数据核查、提示与管控功能。

2．整体要求：

（1）检查、检验、治疗、手术、输血、护理等实现全流程数据跟踪与闭环管理，并依据知识库实现全流程实时数据核查与管控。

（2）形成全院级多维度医疗知识库体系（包括症状、体征、检查、检验、诊断、治疗、药物合理使用等相关联的医疗各阶段知识内容），能够提供高级别医疗决策支持。

（八）7级：医疗安全质量管控，区域医疗信息共享。

1．局部要求：全面利用医疗信息进行本部门医疗安全与质量管控。能够共享本医疗机构外的病人医疗信息，进行诊疗联动。

2．整体要求：

（1）医疗质量与效率监控数据来自日常医疗信息系统，重点包括：院感、不良事件、手术等方面安全质量指标，医疗日常运行效率指标，并具有及时的报警、通知、通报体系，能够提供智能化感知与分析工具。

（2）能够将病人病情、检查检验、治疗等信息与外部医疗机构进行双向交换。病人识别、信息安全等问题在信息交换中已解决。能够利用院内外医疗信息进行联动诊疗活动。

（3）病人可通过互联网查询自己的检查、检验结果，获得用药说明等信息。

（九）8级：健康信息整合，医疗安全质量持续提升。

1．局部要求：整合跨机构的医疗、健康记录、体征检测、随访信息用于本部门医疗活动。掌握区域内与本部门相关的医疗质量信息，并用于本部门医疗安全与质量的持续改进。

2．整体要求：

（1）全面整合医疗、公共卫生、健康监测等信息，完成整合型医疗服务。

（2）对比应用区域医疗质量指标，持续监测与管理本医疗机构的医疗安全与质量水平，不断进行改进。

附录 C 关于印发医院智慧服务分级评估标准体系（试行）的通知

国家卫生健康委办公厅《关于印发医院智慧服务分级评估标准体系（试行）的通知》

国卫办医函〔2019〕236 号

各省、自治区、直辖市及新疆生产建设兵团卫生健康委：

为落实《关于印发进一步改善医疗服务行动计划（2018—2020 年）的通知》（国卫医发〔2017〕73 号）有关要求，指导医疗机构科学、规范开展智慧医院建设，逐步建立适合国情的医疗机构智慧服务分级评估体系，我委组织制定了《医院智慧服务分级评估标准体系（试行）》。现印发给你们，供各地推进智慧医院建设和改善医疗服务参考。我委将指定机构开展评估工作，评估有关事项另行通知。

国家卫生健康委办公厅
2019 年 3 月 5 日

医院智慧服务分级评估标准体系（试行）

医院智慧服务是智慧医院建设的重要内容，指医院针对患者的医疗服务需要，应用信息技术改善患者就医体验，加强患者信息互联共享，提升医疗服务智慧化水平的新时代服务模式。建立医院智慧服务分级评估标准体系（Smart Service Scoring System，4S），旨在指导医院以问题和需求为导向持续加强信息化建设、提供智慧服务，为进一步建立智慧医院奠定基础。电子病历、医院运营、教学、科研等信息化建设情况不在本评估范围内。

一、评估目标

（一）建立完善医院智慧服务现状评估和持续改进体系，评估医院开展的智慧服务水平。

（二）明确医院各级别智慧服务应当实现的功能，为医院建设智慧服务信息系统提供指南，指导医院科学合理有序地开发、应用智慧服务信息系统。

（三）引导医院沿着功能实用、信息共享、服务智能的方向，建设完善智慧服务信息系统，使之成为改善患者就医体验、开展全生命周期健康管理的有效工具。

二、评估对象

应用信息系统提供智慧服务的二级及以上医院。

三、评估分级

对医院应用信息化为患者提供智慧服务的功能和患者感受到的效果两个方面进行评估，分为0级至5级。

（一）**0级：医院没有或极少应用信息化手段为患者提供服务。**医院未建立患者服务信息系统；或者在挂号、收费、检查、检验、入出院、药事服务等环节中，面向患者提供的信息化服务少于3个。患者能够通过信息化手段获取的医疗服务信息较少。

（二）**1级：医院应用信息化手段为门急诊或住院患者提供部分服务。**医院建立服务患者的信息系统，应用信息化手段对医疗服务流程进行部分优化，在挂号、收费、检查、检验、入出院、药事服务等环节中，至少有3个以上的环节能够面向患者提供信息化服务，患者就医体验有所提升。

（三）**2级：医院内部的智慧服务初步建立。**医院应用信息系统进一步优化医疗服务流程，能够为患者提供智慧导医分诊、分时段预约、检查检验集中预约和结果推送、在线支付、床旁结算、生活保障等智慧服务，患者能够便捷地获取医疗服务相关信息。

（四）**3级：联通医院内外的智慧服务初步建立。**电子病历的部分信息通过互联网在医院内外进行实时共享，部分诊疗信息可以在院外进行处理，并与院内电子病历信息系统实时交互。初步建立院内院外、线上线下一体化的医疗服务流程。

（五）**4级：医院智慧服务基本建立。**患者医疗信息在一定区域内实现互联互通，医院能够为患者提供全流程的个性化、智能化服务，患者就诊更加便利。

（六）**5级：基于医院的智慧医疗健康服务基本建立。**患者在一定区域内的医院、基层医疗机构以及居家产生的医疗健康信息能够互联互通，医院能够联合其他医疗机构，为患者提供全生命周期、精准化的智慧医疗健康服务。

附录 D　关于印发医院智慧管理分级评估标准体系（试行）的通知

国家卫生健康委办公厅关于印发医院智慧管理分级评估标准体系（试行）的通知

国卫办医函〔2021〕86 号

各省、自治区、直辖市及新疆生产建设兵团卫生健康委：

为落实《关于进一步完善预约诊疗制度加强智慧医院建设的通知》（国卫办医函〔2020〕405 号）有关要求，指导医疗机构科学、规范开展智慧医院建设，提升医院管理精细化、智能化水平，我委组织制定了《医院智慧管理分级评估标准体系（试行）》。现印发给你们，供各地、各医院推进智慧医院建设时参照使用。我委暂不开展相关评估工作。

国家卫生健康委办公厅

2021 年 3 月 15 日

（信息公开形式：主动公开）

医院智慧管理分级评估标准体系（试行）

医院智慧管理是"三位一体"智慧医院建设的重要组成部分。为指导各地、各医院加强智慧医院建设的顶层设计，充分利用智慧管理工具，提升医院管理精细化、智能化水平，特制定医院智慧管理分级评估标准体系。

一、建立分级评估标准体系的目的

（一）明确医院智慧管理各级别实现的功能，为医院加强智慧管理相关工作提供参照。

（二）指导各地、各医院评估医院智慧管理建设发展现状，建立医院智慧管理持续改进体系。

（三）完善"三位一体"智慧医院建设的顶层设计，使之成为提升医院现代化管理水平的有效工具。

二、评估对象

应用信息化、智能化手段开展管理的医院。

三、评估分级

由于医院管理涉及面广、内容较多，本标准仅针对医院管理的核心内容，从智慧管理的功能和效果两个方面进行评估，评估结果分为0级至5级。分级原则如下。

（一）0级：无医院管理信息系统。手工处理医院管理过程中的各种信息，未使用信息系统。

（二）1级：开始运用信息化手段进行医院管理。使用信息系统处理医院管理的有关数据，所使用的软件为通用或专用软件，不具备数据交换共享功能。

（三）2级：初步建立具备数据共享功能的医院管理信息系统。在管理部门内部建立信息处理系统，数据可以通过网络在部门内部各岗位之间共享并进行处理。

（四）3级：依托医院管理信息系统实现初级业务联动。管理部门之间可以通过网络传送数据，并采用任意方式（如界面集成、调用信息系统数据等）获得本部门之外所需的数据。本部门信息系统的数据可供其他部门共享使用，信息系统能够依据基础字典库进行数据交换。

（五）4级：依托医院管理信息系统实现中级业务联动。通过数据接口方式实现医院管理、医疗、护理、患者服务等主要管理系统（如会计、收费、医嘱等系统）数据交换。管理流程中，信息系统实现至少1项业务数据的核对与关联检查功能。

（六）5级：初步建立医院智慧管理信息系统，实现高级业务联动与管理决策支持功能。各管理部门能够利用院内的医疗、护理、患者服务、运营管理等系统，完成业务处理、数据核对、流程管理等医院精细化管理工作。建立医院智慧管理数据库，具备管理指标自动生成、管理信息集成展示、管理工作自动提示等管理决策支持功能。

附录 E　关于进一步完善预约诊疗制度加强智慧医院建设的通知

国家卫生健康委办公厅关于进一步完善预约诊疗制度

加强智慧医院建设的通知

国卫办医函〔2020〕405 号

各省、自治区、直辖市及新疆生产建设兵团卫生健康委：

近年来，为改善人民群众就医体验，各地不断推进以电子病历为核心的医院信息化建设，创新发展智慧医院、互联网医院，建立完善预约诊疗制度等改善医疗服务工作。新冠肺炎疫情期间，智慧医院和互联网医院建设、预约诊疗等改善医疗服务成果，在应对疫情、满足人民群众就医需求等方面发挥了积极作用。为持续巩固疫情防控成果和改善医疗服务，加快推进线上线下一体化的医疗服务新模式，不断增强人民群众就医获得感，现就进一步建立完善预约诊疗制度，加强智慧医院建设等有关工作通知如下：

一、加快建立完善预约诊疗制度

二级以上医院应当普遍建立预约诊疗制度，提供门诊分时段预约、住院预约和择期手术预约，其中分时段预约精确到 30 分钟。开展日间手术的医院应当提供日间手术预约。三级医院还应当提供检查检验集中预约、门诊治疗预约服务。各医院要不断优化预约诊疗流程，避免门诊二次预约导致重复排队的情况，缩短预约后在医院等候时间。加强门诊号源管理，推广实名制预约，推进技术升级避免出现"网络倒号"情况。有条件的医疗机构应当探索提供停取车等延伸服务的预约。

鼓励二级以上医院建立门诊和住院患者服务中心，整合患者服务各项功能，为患者提供一站式的预约、分诊、结算、随访等服务，并逐步建立线上患者服务中心。

二、创新建设完善智慧医院系统

总结医院信息化建设实践，建立医疗、服务、管理"三位一体"的智慧医院系统，进一步发挥信息技术在现代医院建设管理中的重要作用，不断提高医院治理现代化水平，形成线上线下一体化的现代医院服务与管理模式，为患者提供更高质量、更高效率、更加安全、更加体贴的医疗服务。

（一）以"智慧服务"建设为抓手，进一步提升患者就医体验。针对患者的实际就医需求，推动信息技术与医疗服务深度融合，为患者提供覆盖诊前诊中诊后的全流程、个性化、智能化服务。利用互联网技术不断优化医疗服务流程和服务模式，二级以上医院根据实际情况和患者需求，提供智能导医分诊、候诊提醒、诊间结算、移动支付、院内导航、检查检验结果推送、检查检验结果互认、门急诊病历自助打印和查询等线上服务，积极推进转诊服务、远程医疗、药品配送、患者管理等功能建设与应用，构建线上线下一体化服务，实现临床诊疗与患者服务的有机衔接。

鼓励二级以上医院以《医院智慧服务分级评估标准体系（试行）》为指导，构建患者智慧服务体系，开展医院智慧服务应用评价工作。推广面向患者端的医疗数据共享应用，不断提升医院智慧服务水平。推广手术机器人、手术导航定位等智能医疗设备研制与应用，推动疾病诊断、治疗、康复和照护等智能辅助系统应用，提高医疗服务效率。

（二）以"电子病历"为核心，进一步夯实智慧医疗的信息化基础。进一步推进以电子病历为核心的医院信息化建设，全面提升临床诊疗工作的智慧化程度。按照《电子病历系统功能应用水平分级评价方法及标准（试行）》要求，推进医院内部信息系统集成整合，推进医疗数据统一管理应用，加快临床诊疗无纸化进程。探索公共卫生与医疗服务的数据融合应用，推动医院电子病历系统和居民电子健康档案系统数据共享，促进居民健康信息从纸质过渡到电子化。进一步完善医疗机构门急诊电子病历系统应用，提升临床诊疗规范化水平，发挥智能化临床诊疗决策支持功能，确保医疗数据安全有效应用，实现诊疗服务全流程闭环覆盖。

（三）以"智慧管理"建设为手段，进一步提升医院管理精细化水平。二级以上医院应当以问题和需求为导向，做好医院智慧管理系统建设架构设计，建立具备业务运行、绩效考核、财务管理、成本核算、后勤能耗、廉洁风险防控等医院运营管理平台。利用互联网、物联网等信息技术，实现医院内部信息系统的互联互通、实时监管。建立诊疗信息数据库，为医疗质量控制、医疗技术管理、诊疗行为规范、合理用药评估、服务流程优化、服务效率提升、医疗资源管理等提供大数据支持。鼓励医疗机构积极拓展智慧管理创新应用，使用面向管理者的医院运营趋势智能化预测，切实为管理者提供客观的决策依据，提升医院现代化管理水平，逐步建成医疗、服务、管理一体化的智慧医院系统。

三、大力推动互联网诊疗与互联网医院发展

地方各级卫生健康行政部门、各医院要认真落实《国务院办公厅关于促进"互联网+医疗健康"发展的意见》《互联网诊疗管理办法（试行）》《互联网医院管理办法（试行）》《远程医疗服务管理规范（试行）》等文件要求，总结新冠肺炎疫情期间开展互联网诊疗、建设互联网医院、运用远程医疗服务的有益经验，进一步推动互联网技术与医疗服务融合发展。各省（区、市）要加快建立互联网医疗服务监管平台，优先建设具备监管和服务功能的平台，并依法依规加快对互联网诊疗和互联网医院的准入，推动互联网诊疗服务和互联网医院健康、快速、高质量发展。要进一步完善远程医疗制度建设，提高远程医疗服务利用率，推动远程医疗服务常态化，充分发挥远程医疗服务在下沉医疗资源、方便群众就近就医方面的积极作用。

各医院要进一步建设完善医院互联网平台，发挥互联网诊疗和互联网医院高效、便捷、个性化等优势，打通线上线下服务，在线开展部分常见病、慢性病复诊，积极联合社会力量开展药品配送等服务，不断丰富线上服务内涵，满足人民群众就医需求，缓解线下诊疗压力，为疫情防控和改善人民群众就医体验创造有利条件。

四、工作要求

（一）加强组织领导。各省级卫生健康行政部门在疫情防控常态化的阶段，要牢牢把握互联网等信息化技术带来的发展机遇，转危为机，主动作为，指导医疗机构充分利用信息技术，不断改善医疗服务，提高医疗质量和服务效率。要从加强准入管理、完善配套政策、建立监管平台等方面共同着手，在解决实际问题中不断满足人民群众就医新需求，协调推进信息技术与医疗服务深度融合、健康发展。

（二）坚守安全底线。各级卫生健康行政部门要坚守医疗质量和安全底线，按照《互联网诊疗管理办法（试行）》《互联网医院管理办法（试行）》《远程医疗服务管理规范（试行）》《关于进一步推动互联网医疗服务发展和规范管理的通知》等文件要求，加快推进省级互联网医疗服务监管平台建设，加强互联网医疗服务监管。各医院要高度重视信息和网络安全，构建与智慧医院相匹配的网站安全、系统稳定、数据安全等安全体系。要加强互联网医疗服务中的患者隐私保护，完善隐私保护有关制度和措施。

（三）做好总结宣传。各级卫生健康行政部门、各医院要认真做好工作总结，加强同宣传部门和媒体的沟通合作，挖掘运用信息技术改善医疗服务、建设智慧医院的有效做法和先进典型，加强典型宣传，发挥示范引领作用，带动整体水平不断提升。工作中发现的好经验、好做法，请及时报我委医政医管局。

联 系 人：医政医管局 刘黔芳、王斐

联系电话：010-68791885、68791889

国家卫生健康委办公厅

2020 年 5 月 21 日

附录 F 国务院办公厅关于推动公立医院高质量发展的意见

国务院办公厅关于推动公立医院高质量发展的意见

国办发〔2021〕18 号

各省、自治区、直辖市人民政府，国务院各部委、各直属机构：

公立医院是我国医疗服务体系的主体，近年来特别是党的十八大以来，公立医院改革发展作为深化医药卫生体制改革的重要内容，取得重大阶段性成效，为持续改善基本医疗卫生服务公平性可及性、防控新冠肺炎等重大疫情、保障人民群众生命安全和身体健康发挥了重要作用。为推动公立医院高质量发展，更好满足人民日益增长的医疗卫生服务需求，经国务院同意，现提出以下意见。

一、总体要求

以习近平新时代中国特色社会主义思想为指导，全面贯彻党的十九大和十九届二中、三中、四中、五中全会精神，坚持以人民健康为中心，加强公立医院主体地位，坚持政府主导、公益性主导、公立医院主导，坚持医防融合、平急结合、中西医并重，以建立健全现代医院管理制度为目标，强化体系创新、技术创新、模式创新、管理创新，加快优质医疗资源扩容和区域均衡布局，力争通过 5 年努力，公立医院发展方式从规模扩张转向提质增效，运行模式从粗放管理转向精细化管理，资源配置从注重物质要素转向更加注重人才技术要素，为更好提供优质高效医疗卫生服务、防范化解重大疫情和突发公共卫生风险、建设健康中国提供有力支撑。

二、构建公立医院高质量发展新体系

（一）打造国家级和省级高水平医院。以推动国家医学进步为目标，依托现有资源规划设置国家医学中心、临床医学研究中心、区域医疗中心（均含中医，下同）和中医药传承创新中心，形成临床重点专科群，集中力量开展疑难危重症诊断治疗技术攻关，开展前沿医学科技创新研究和成果转化，实施高层次医学人才培养，带动全国医疗水平迈上新的大台阶。以省域死亡率高、外转率高的疾病为重点，强化国家级高水平医院对省级医院的技术和人才支持，加快补齐专业专科短板，提升省域诊疗能力，减少跨省就医。

（二）发挥公立医院在城市医疗集团中的牵头作用。按照网格化布局管理，组建由三级公立医院或代表辖区医疗水平的医院（含社会办医院、中医医院）牵头，其他若干家医院、基层医疗卫生机构、公共卫生机构等为成员的紧密型城市医疗集团，统筹负责网格内居民预防、治疗、康复、健康促进等一体化和连续性医疗服务。集团内各医院加强协作，结合实际建设优势专业专科，形成特色鲜明、专业互补、错位发展、有序竞争的发展格局，带动基层医疗卫生机构提升服务能力和管理水平。推进以全科医生为主体、全科专科有效联动、医防有机融合的家庭医生签约服务。加强公立医院公共卫生科室标准化建设，提升公共卫生服务能力。

（三）发挥县级医院在县域医共体中的龙头作用。按照县乡一体化、乡村一体化原则，积极发展以县级医院为龙头的紧密型县域医共体。加强县级医院（含中医医院）能力建设，提升核心专科、夯实支撑专科、打造优势专科，提高肿瘤、心脑血管、呼吸、消化和感染性疾病等防治能力，提高县域就诊率。加强城市三级医院对县级医院的对口帮扶，逐步使县级公立医院达到二级甲等水平。加强县级医院与专业公共卫生机构的分工协作和业务融合，做实公共卫生服务。加强县级医院对乡镇卫生院、村卫生室的统筹管理，发挥县级医院医务人员对家庭医生团队的技术支撑作用，提升居民健康"守门人"能力。加快实现县办中医医疗机构全覆盖，支持中医医院牵头组建县域医共体。

（四）建立健全分级分层分流的重大疫情救治体系。依托现有资源，加快推进传染病、创伤和重大公共卫生事件等专业类别的国家医学中心、区域医疗中心和省级医疗中心、省级区域医疗中心设置建设。支持部分实力强的公立医院在控制单体规模的基础上，适度建设发展多院区，发生重大疫情时迅速转换功能。每个地市选择 1 家综合医院针对性提升传染病救治能力，对现有独立传染病医院进行基础设施改善和设备升级。县域内依托 1 家县级医院，加强感染性疾病科和相对独立的传染病病区建设。发挥中医药在重大疫情防控救治中的独特作用，规划布局中医疫病防治及紧急医学救援基地，打造高水平中医疫病防治队伍。发挥军队医院在重大疫情防控救治和国家生物安全防御中的作用。持续强化医院感染防控管理，提高重大疫情应对能力。

三、引领公立医院高质量发展新趋势

（一）加强临床专科建设。以满足重大疾病临床需求为导向建设临床专科，重点发展重症、肿瘤、心脑血管、呼吸、消化、感染、儿科、麻醉、影像、病理、检验等临床专科，以专科发展带动诊疗能力和水平提升。持续改进医疗质量管理体系和标准体系，提高不同地区、不同级别公立医院医疗服务同质化水平。加大对中医医院的支持力度，加强中医优势专科建设。在"双一流"建设中加强相关学科建设。

（二）推进医学技术创新。面向生命科学、生物医药科技前沿，面向国家战略需求和医药卫生领域重大科学问题，加强基础和临床研究，推动原创性疾病预防诊断治疗新技术、新产品、新方案和新策略等的产出。强化科研攻关对重大疫情和突发公共卫生事件应对的支撑作用。推动科技成果转化，所获收益主要用于对做出重要贡献的人员给予奖励。健全职务发明制度。依托现有资源建设一批国家中医药临床研究和科技成果孵化转化基地，制定一批中医特色诊疗方案，转化形成一批中医药先进装备、中药新药。加快发展商业健康保险，促进医疗新技术进入临床使用。

（三）推进医疗服务模式创新。推广多学科诊疗模式。大力推行日间手术，提高日间手术占择期手术的比例。做实责任制整体护理，强化基础护理，开展延续护理服务。开设合理用药咨询或药物治疗管理门诊，开展精准用药服务。大力推进院前医疗急救网络建设，创新急诊急救服务模式，有效提升院前医疗急救服务能力。创新医防协同机制，建立人员通、信息通、资源通和监督监管相互制约的机制。推广中医综合诊疗模式、多专业一体化诊疗模式、全链条服务模式，实施重大疑难疾病中西医临床协作试点。

（四）强化信息化支撑作用。推动云计算、大数据、物联网、区块链、第五代移动通信（5G）等新一代信息技术与医疗服务深度融合。推进电子病历、智慧服务、智慧管理"三位一体"的智慧医院建设和医院信息标准化建设。大力发展远程医疗和互联网诊疗。推动手术机器人等智能医疗设备和智能辅助诊疗系统的研发与应用。建立药品追溯制度，探索公立医院处方信息与药品零售消费信息互联互通。

四、提升公立医院高质量发展新效能

（一）健全运营管理体系。全面落实基本医疗卫生与健康促进法等法律法规，为提升医院治理能力和水平提供法治保障。整合医疗、教学、科研等业务系统和人、财、物等资源系统，建立医院运营管理决策支持系统，推动医院运营管理的科学化、规范化、精细化。以大数据方法建立病种组合标准体系，形成疾病严重程度与资源消耗在每一个病组的量化治疗标准、药品标准和耗材标准等，对医院病例组合指数（CMI）、成本产出、医生绩效等进行监测评价，引导医院回归功能定位，提高效率、节约费用，减轻患者就医负担。

（二）加强全面预算管理。以医院战略发展规划和年度计划目标为依据，实行全口径、全过程、全员性、全方位预算管理，贯穿预算编制、审批、执行、监控、调整、决算、分析、考核等各环节，从数量、质量、实效、成本、效益等方面实施预算绩效管理，强化预算约束，促进资源有效分配和使用。定期公开医院相关财务信息，主动接受社会监督。

（三）完善内部控制制度。以业务管理和经济管理的重大风险、重大事件、重要流程为重点，开展风险评估和内部控制评价，强化内部授权审批控制、预算控制、资产控制、会计控制、政府采购控制、信息公开控制等，防范财务风险、业务风险、法律风险和廉政风险。强化成本消耗关键环节的流程管理，降低万元收入能耗支出。推广医院后勤"一站式"服务。

（四）健全绩效评价机制。坚持和强化公益性导向，全面开展公立医院绩效考核，持续优化绩效考核指标体系，重点考核医疗质量、运营效率、持续发展、满意度评价等。改革公立医院内部绩效考核办法，以聘用合同为依据，以岗位职责完成情况为重点，将考核结果与薪酬分配挂钩。完善城市医疗集团和县域医共体绩效考核制度，促进资源下沉，提高基层服务能力和居民健康水平。

五、激活公立医院高质量发展新动力

（一）改革人事管理制度。合理制定并落实公立医院人员编制标准，建立动态核增机制。落实公立医院用人自主权，对编制内外人员待遇统筹考虑。落实岗位管理制度，按照医、护、药、技、管等不同类别合理设置岗位，科学编制岗位责任书，实行竞聘上岗、合同管理，激励人才脱颖而出。增加护士配备，逐步使公立医院医护比总体达到1∶2左右。

（二）改革薪酬分配制度。落实"允许医疗卫生机构突破现行事业单位工资调控水平，允许医疗服务收入扣除成本并按规定提取各项基金后主要用于人员奖励"要求，合理确定、动态调整公立医院薪酬水平，合理确定人员支出占公立医院业务支出的比例。建立主要体现岗位职责和知识价值的薪酬体系，实行以岗定责、以岗定薪、责薪相适、考核兑现。在核定的薪酬总量内，公立医院可采取多种方式自主分配。医院可自主设立体现医疗行业特点、劳动特点和岗位价值的薪酬项目，充分发挥各项目的保障和激励作用，更加注重发挥薪酬制度的保障功能。鼓励对主要负责人实行年薪制。

（三）健全医务人员培养评价制度。强化医学生早临床、多临床、反复临床，加强医学人文教育。落实住院医师规范化培训、专科医师规范化培训和继续医学教育制度，加强中医药师承教育。加快培养高层次复合型医学人才，造就一批具有国际水平的战略人才、领军人才和创新团队。加强老年、儿科、重症、传染病等紧缺护理专业护士的培养培训，推动护理岗位科学管理，提升护理服务水平。改革完善人才评价机制，坚持分层分类评价，合理设置评价标准，突出品德能力业绩导向，增加临床工作数量和质量指标，探索实行成果代表作制度，淡化论文数量要求。稳慎下放职称评审权限，探索在岗位设置合理、人事

管理完善、具有自主评审意愿的三级公立医院试点自主开展高级职称评审。

（四）深化医疗服务价格改革。稳妥有序试点探索医疗服务价格优化。建立健全适应经济社会发展、更好发挥政府作用、医疗机构充分参与、体现技术劳务价值的医疗服务价格形成机制。统筹兼顾医疗发展需要和各方承受能力，调控医疗服务价格总体水平。建立灵敏有序的价格动态调整机制，定期开展调价评估，达到启动条件的要稳妥有序调整医疗服务价格，理顺比价关系，支持公立医院优化收入结构，提高医疗服务收入（不含药品、耗材、检查、化验收入）占医疗收入的比例。加快审核新增医疗服务价格项目。

（五）深化医保支付方式改革。推行以按病种付费为主的多元复合式医保支付方式，开展按疾病诊断相关分组付费国家试点，开展区域点数法总额预算和按病种分值付费试点，探索按床日付费、门诊按人头付费。探索对紧密型医疗联合体实行总额付费，加强监督考核，结余留用、合理超支分担。科学制定医保总额预算，合理确定并动态调整按病种、按床日、按人头等的付费标准。规范医保协议管理，明确结算时限，细化结算规则，确保基金及时足额拨付。指导推动公立医院积极参与国家组织药品和医用耗材集中采购使用改革，落实医保资金结余留用政策。鼓励各地探索符合中医药特点的医保支付方式。

六、建设公立医院高质量发展新文化

（一）强化患者需求导向。坚守纯粹医者信念，尊重医学科学规律，遵守医学伦理道德，遵循临床诊疗技术规范，为人民群众提供安全、适宜、优质、高效的医疗卫生服务。持续改善医疗服务，推行分时段预约诊疗和检查检验集中预约服务，开展诊间（床旁）结算、检查检验结果互认等服务。加强患者隐私保护，开展公益慈善和社工、志愿者服务，建设老年友善医院。加大健康教育和宣传力度，做好医患沟通交流，增进理解与信任，为构建和谐医患关系营造良好社会氛围。

（二）建设特色鲜明的医院文化。挖掘整理医院历史、文化特色及名医大家的学术思想和高尚医德，提炼医院院训、愿景、使命，凝聚支撑医院高质量发展的精神力量。大力弘扬伟大抗疫精神和崇高职业精神，激发医务人员对工作极端负责、对人民极端热忱、对技术精益求精的不竭动力，唱响大医精诚、医者仁心主旋律，以充满人文关怀的医疗服务赢得患者和社会的信任和尊重。

（三）关心关爱医务人员。建立保护、关心、爱护医务人员长效机制。改善医务人员工作环境和条件，减轻工作负荷，落实学习、工作、休息和带薪休假制度，维护医务人员合法权益。鼓励公立医院通过设立青年学习基金等多种方式，关心年轻医务人员成长。健全职工关爱帮扶机制，切实解决医务人员实际困难。建立医务人员职业荣誉制度。加强医院安全防范，强化安保队伍建设，完善必要安检设施。将解决医疗纠纷纳入法治轨道，健全

完善医疗纠纷预防和处理机制，依法严厉打击医闹、暴力伤医等涉医违法犯罪行为，坚决保护医务人员安全。

七、坚持和加强党对公立医院的全面领导

（一）全面执行和落实党委领导下的院长负责制。公立医院党委发挥把方向、管大局、做决策、促改革、保落实的领导作用，集体研究决定重大问题。健全完善医院党委会和院长办公会议事决策制度，建立书记、院长定期沟通和党委领导下的院长负责制执行情况报告制度，着力构建党委统一领导、党政分工合作、协调运行的工作机制。在公立医院章程中明确党建工作的内容和要求，明确党委研究决定医院重大问题的机制，把党的领导融入医院治理全过程各方面各环节，把党的建设各项要求落到实处。

（二）加强公立医院领导班子和干部人才队伍建设。选优配强医院领导班子成员特别是党委书记和院长。党委书记和院长分设的，党委书记一般不兼任行政领导职务，院长是中共党员的同时担任党委副书记。坚持党管干部原则，医院党委要按照干部选拔任用有关规定，制定实施医院内部组织机构负责人选拔任用具体办法。坚持党管人才原则，完善人才培养、使用和引进管理办法，建立医院领导班子成员联系服务高层次人才制度，探索建立以医德、能力、业绩为重点的人才评价体系。

（三）全面提升公立医院党组织和党员队伍建设质量。推进党支部标准化规范化建设。建立党支部参与人才引进、队伍建设、职称职级晋升、绩效考核、薪酬分配、评奖评优等重大事项讨论决策的制度机制，把好政治关、医德医风关。实施党支部书记"双带头人"培育工程。建立健全把业务骨干培养成党员、把党员培养成业务骨干的"双培养"机制。

（四）落实公立医院党建工作责任。建立健全各级党委统一领导，组织部门牵头抓总，卫生健康部门具体负责，教育、国有资产监督管理等部门齐抓共管，一级抓一级、层层抓落实的责任体系和工作格局。公立医院党委承担党建工作主体责任，党委书记是党建工作第一责任人，领导班子其他成员落实"一岗双责"。全面开展公立医院党组织书记抓基层党建述职评议考核，把党建工作成效纳入医院等级评定和巡视巡察工作内容，作为年度考核和干部选拔任用的重要依据。

八、加强组织实施

（一）落实工作责任。各地要把推动公立医院高质量发展作为深化医药卫生体制改革的重点任务，强化领导责任、保障责任、管理责任、监督责任，统筹推进公立医院高质量发展与体制机制改革。各地有关部门要进一步深化"放管服"改革，调整完善相关政策，为公立医院高质量发展创造良好环境。

（二）落实投入责任。按规定落实政府对符合区域卫生规划公立医院的投入政策，落实对中医医院和传染病医院、精神病医院、儿童医院、妇幼保健院等专科医院的投入倾斜政策。

（三）建立评价体系。国家卫生健康委会同国家中医药局建立公立医院高质量发展评价指标体系，与公立医院绩效考核等有机结合。地方按照属地原则对辖区内公立医院高质量发展进行评价，充分考虑各级各类公立医院实际情况，不搞"一刀切"。

（四）总结推广经验。各级卫生健康行政部门、中医药主管部门要会同有关部门加强调研指导，挖掘、总结、提炼、推广典型经验，以点带面推动全国公立医院高质量发展取得实效。

国务院办公厅

2021 年 5 月 14 日

（此件公开发布）

附录 G 关于印发公立医院高质量发展促进行动（2021—2025 年）的通知

关于印发公立医院高质量发展促进行动（2021—2025 年）的通知

国卫医发〔2021〕27 号

各省、自治区、直辖市及新疆生产建设兵团卫生健康委、中医药管理局：

为贯彻落实《国务院办公厅关于推动公立医院高质量发展的意见》（国办发〔2021〕18 号）要求，巩固"进一步改善医疗服务行动计划"成果，充分发挥公立医院在保障和改善民生中的重要作用，国家卫生健康委和国家中医药管理局制定了《公立医院高质量发展促进行动（2021—2025 年）》，现印发给你们，请认真贯彻落实。

国家卫生健康委国家中医药管理局

2021 年 9 月 14 日

（信息公开形式：主动公开）

公立医院高质量发展促进行动

（2021—2025 年）

为贯彻落实《国务院办公厅关于推动公立医院高质量发展的意见》（国办发〔2021〕18 号）要求，巩固"进一步改善医疗服务行动计划"积极成果，为实现公立医院高质量发展提供持续动力，充分发挥公立医院在保障和改善民生中的重要作用，现决定实施公立医院高质量发展促进行动。

一、总体要求

以习近平新时代中国特色社会主义思想为指导，全面贯彻党的十九大和十九届二中、三中、四中、五中全会精神，在"十四五"期间，高举公益性旗帜，坚持新发展理念，以改革创新为动力，以国家医学中心和国家区域医疗中心建设和设置为引领，以学科、人才队伍和信息化建设为支撑，以医疗质量、医疗服务、医学教育、临床科研、医院管理提升为重点，以公立医院高质量发展指数为标尺，促进我国公立医院医疗服务和管理能力再上新台阶。通过打造一批医疗技术顶尖、医疗质量过硬、医疗服务高效、医院管理精细、满意度较高的公立医院，推动我国公立医院整体进入高质量发展阶段。到2025年，初步构建与国民经济和社会发展水平相适应，与居民健康新需求相匹配，上下联动、区域协同、医防融合、中西医并重、优质高效的公立医院体系，为落实基本医疗卫生制度提供更加有力的保障。

二、重点建设行动

（一）建设高水平公立医院网络。加快优质医疗资源扩容和区域均衡布局，在"十四五"时期围绕重大疾病、医学前沿、平台专科推进国家医学中心（含国家中医医学中心）、国家区域医疗中心（含国家区域中医医疗中心）、省级区域医疗中心（含省级区域中医医疗中心）建设设置和管理工作，新建一批国家医学中心、国家区域医疗中心、省级区域医疗中心。实施"千县工程"县医院能力建设项目，县级中医医院提标扩能项目，发挥公立医院在医疗联合体中的牵头引领作用。开展中医特色重点医院、中西医协同"旗舰"医院、国家中医疫病防治和紧急医学救援基地等项目建设，促进中医医院特色发展，发挥中西医协同引领作用。到2025年，形成以国家级医学中心和国家级、省级区域医疗中心为骨干，高水平市级和县级医院为支点，紧密型城市医疗集团和县域医共体为载体的高水平公立医院网络，在疑难疾病、重大疾病及重大疫情的医疗救治、多中心研究、大数据集成、科研成果转化等方面发挥协同作用，带动城乡医疗服务体系实现高质量发展。

（二）建设临床重点专科群。以满足重大疾病临床诊疗需求为导向，实施临床重点专科建设"百千万工程"，建设国家临床重点专科群，加强特色专科、平台专科、薄弱专科建设，以专科发展带动诊疗能力和水平提升，加强中医优势专科建设，提升中医内涵和疗效，为开展先进医疗技术、高难度手术和疑难复杂疾病诊疗提供支撑。加强对中西部地区薄弱专科建设的政策倾斜力度。依托国家医学中心、国家区域医疗中心与高等院校、科研机构开展合作，探索多学科交叉融合，培育一批在医疗技术、医疗质量、临床研究等方面具有国内外一流水平的优势专科，引领我国医疗技术快速发展。到2025年，建成一批国家级、省级和市县级临床重点专科，区域专科医疗服务同质化水平显著提升。

（三）建设高质量人才队伍。深化医教协同，强化医院教学和人才培养职能，对接医疗技术、临床科研、医院运营等不同领域人才需求，加快公立医院高质量人才队伍建设。加强急需紧缺专业人才的培养，支撑相应高水平临床专科能力建设。加强公共卫生与临床医学复合型人才培养，支撑公立医院实现医防融合。建立符合中医药特点的人才培养模式，强化中医药特色人才队伍建设。加强国家中医疫病防治和紧急医学救援队伍建设，打造高水平中医疫病防治队伍。优化专业技术人才队伍结构，形成专科发展互相支撑、专业结构配比合理的人才队伍。加强公立医院行政管理人才培养，尤其要加强负责医院运营、信息化建设、经济管理等精细化管理人才队伍建设，不断提高管理人员的政治素质、专业能力和管理水平。到 2025 年，基本建成支持公立医院高质量发展的专业技术和医院管理人才队伍。

（四）建设"三位一体"智慧医院。将信息化作为医院基本建设的优先领域，建设电子病历、智慧服务、智慧管理"三位一体"的智慧医院信息系统，完善智慧医院分级评估顶层设计。鼓励有条件的公立医院加快应用智能可穿戴设备、人工智能辅助诊断和治疗系统等智慧服务软硬件，提高医疗服务的智慧化、个性化水平，推进医院信息化建设标准化、规范化水平，落实国家和行业信息化标准。到 2022 年，全国二级和三级公立医院电子病历应用水平平均级别分别达到 3 级和 4 级，智慧服务平均级别力争达到 2 级和 3 级，智慧管理平均级别力争达到 1 级和 2 级，能够支撑线上线下一体化的医疗服务新模式。到 2025 年，建成一批发挥示范引领作用的智慧医院，线上线下一体化医疗服务模式形成，医疗服务区域均衡性进一步增强。

三、能力提升行动

（一）实施医疗质量提升行动。完善医疗质量管理与控制体系，加强各级质控中心建设与管理，进一步完善医疗质量控制指标体系，十八项医疗质量安全核心制度不断巩固。以年度"国家医疗质量安全改进目标"为指引，推进目标管理。实施手术质量安全、病案内涵提升等相关专项行动。推进二级及以上公立医院病案首页、医学名词、疾病诊断编码、手术操作编码实现"四统一"，充分利用信息化手段开展医疗质量管理与控制，加快公立医院临床路径管理制度建设，鼓励医院利用信息化技术扩大处方审核和点评的范围，合理诊疗和合理用药指标不断改善。公立医院通过国家级、省级临床实验室室间质评的项目数和通过率持续提升，不断推进检验结果互认和检查资料共享。认真开展医疗机构依法执业自查工作，落实依法执业主体责任。

（二）实施患者体验提升行动。推动公立医院"以疾病为中心"向"以健康为中心"的转变，建立患者综合服务中心（窗口），推进健康管理、健康教育、疾病预防、预约诊疗、门诊和住院等一体化服务，形成公立医院医防融合服务新模式。建立健全预约诊疗、远程医疗、临床路径管理、检查检验结果互认、医务社工和志愿者、多学科诊疗、日间医疗服务、合理用药管理、优质护理服务、满意度管理等医疗服务领域十项制度，中医医院深入实施"方便看中医，放心用中药"行动，医疗服务指标持续改善。建立针对疑难复杂疾病、重大突发传染病等重大疾病的救治与管理制度，形成患者接诊、治疗、转诊、管理的科学流程。不断加强胸痛、卒中、创伤、危重孕产妇、危重儿童和新生儿等救治中心建设，构建快速、高效、广覆盖的急危重症医疗救治体系。以医联体为载体、以信息化为支撑，不断增强医疗服务连续性，将患者安全管理融入医院管理各个环节，实现持续改进。做好医患沟通，完善医疗纠纷预防和处理机制。

（三）实施医院管理提升行动。提升医院内部管理规范化水平，坚持和加强党对公立医院的全面领导，健全现代医院管理制度，凝练支撑高质量发展的医院先进文化。明确公立医院工作制度和岗位职责，落实各岗位工作要求和重点任务，形成分工明确、密切协作、高效运行的管理体系。提升医院管理精细化水平，建立基于数据循证的医院运营管理决策支持系统。建设耗材和药品入销存、物价、特殊医保提示、项目内涵、基本药物提示等全链条信息管理体系，实现闭环管理。以大数据方法对医院病种组合指数、成本产出、医生绩效等进行从定性到定量评价，提高效率、节约费用。探索医院后勤"一站式"服务，建设后勤智能综合管理平台，全面提升后勤管理的精细化和信息化水平，降低万元收入能耗支出。提升医院运营管理水平，建立健全全面预算管理、成本管理、预算绩效管理、内部审计机制，规范开展风险评估和内部控制评价，优化医院内部辅助性、支持性服务流程，促进资源有效分配和使用，确保医院管理科学化、规范化、精细化。加强医院安防系统建设，提升医院安全秩序管理法治化、专业化、智能化水平。

（四）实施临床科研提升行动。建立临床需求导向的科研机制，对接生命科学和生物医药领域前沿科技，聚焦新发突发重大传染病、罕见病、心脑血管疾病和恶性肿瘤等重大疾病，瞄准精准医学、再生医学、人工智能、抗体与疫苗工程、3D打印等，有效解决医学科学领域的"卡脖子"问题。强化科研攻关对重大公共卫生事件应对的重要支撑作用，坚持临床研究和临床诊疗协同，科研成果服务临床和疾病防控一线。完善医学创新激励机制和以应用为导向的成果评价机制。依托国家医学中心和国家区域医疗中心建设一批高水平的医药医疗设备、器械的临床研究基地和科研成果转化基地。支持公立医院牵头或参与联合建立研发机构、科研成果转移转化中心。

四、组织实施

（一）加强组织领导。各省级卫生健康行政部门（含中医药主管部门，下同）要充分认识促进公立医院高质量发展的重要意义，结合实际研究制定推进各项重点任务的时间表、路线图，积极协调相关部门为公立医院高质量发展创造良好的政策环境。各公立医院要把握发展契机，主要负责同志亲自抓，结合现状加强统筹谋划，明确阶段目标，努力实现"三个转变、三个提高"，为广大人民群众提供优质高效的医疗服务。

（二）建立评估机制。国家卫生健康委和国家中医药管理局将结合公立医院高质量发展评价指标体系与公立医院绩效考核指标体系，研究形成公立医院高质量发展指数并进行年度评估。评估通过线上线下相结合、以线上为主的方式，避免增加基层负担，评估结果以适当方式公布。

（三）同步推进改革。地方各级卫生健康行政部门要在抓好公立医院高质量发展的同时，通过深化改革破解体制机制问题。要大力推进分级诊疗体系和医联体建设，解决分级诊疗体系和医联体建设面临的体制机制问题。深入推进公立医院绩效考核，发挥绩效考核与高质量发展促进行动的协同作用，形成推动公立医院改革发展的合力。

（四）做好总结宣传。各级卫生健康行政部门要及时总结工作经验，加强对工作成效的宣传，为公立医院高质量发展营造良好的社会舆论环境。国家卫生健康委和国家中医药管理局将结合发展指数年度评估结果，对高质量发展的医院典型经验进行宣传推广，发挥示范引领作用，带动公立医院整体实现高质量发展。

参考文献

[1] 云应用之医疗云简介（语言中文网）.

[2] 电子健康档案、电子病历等（360 百科）.

[3] 王韬. 医院信息化建设[M]. 北京：电子工业出版社，2017.

[4] 孙虹. "互联网+"时代智慧医院建设[M]. 北京：电子工业出版社，2017.

[5] 上海申康医院发展中心，上海同济医院，同济大学复杂工程管理研究院. 上海市级医院智慧后勤管理系统建设与运维指南：面向更安全、更高效、更韧性和更人性化的管理需求[M]. 上海：同济大学出版社，2020.